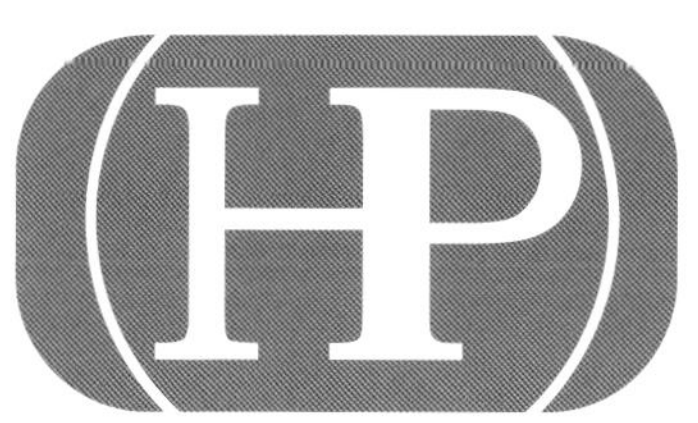

用心研创　值得尊重

皮书研创

不在于发现新大陆，而在于分享新方案

侯胜田教授

“健康经济与管理系列”总主编

健康经济与管理系列

健康产业蓝皮书

中国健康产业发展报告（2023）

侯胜田　主　编
郑秋莹　王志刚　蒋　锋　副主编

中国商业出版社

图书在版编目（CIP）数据

中国健康产业发展报告 . 2023 / 侯胜田主编 . -- 北京：中国商业出版社，2023. 6

（健康经济与管理系列 . 健康产业蓝皮书）

ISBN 978-7-5208-2508-5

Ⅰ . ①中…　Ⅱ . ①侯…　Ⅲ . ①医疗保健事业—产业发展—研究报告—中国— 2023　Ⅳ . ① R199.2

中国国家版本馆 CIP 数据核字（2023）第 099742 号

责任编辑：管明林

中国商业出版社出版发行

（www.zgsycb. com 100053　北京广安门内报国寺 1 号）

总编室：010-63180647　编辑室：010-83114579

发行部：010-83120835/8286

新华书店经销

北京博海升彩色印刷有限公司印刷

*

710 毫米 × 1000 毫米　16 开　23 印张　386 千字

2023 年 6 月第 1 版　2023 年 6 月第 1 次印刷

定价：188.00 元

* * * * *

（如有印装质量问题可更换）

《中国健康产业发展报告（2023）》

编　委　会

《中国健康产业发展报告（2023）》

研创课题组

组　　长： 侯胜田

副 组 长： 郑秋莹　王志刚　蒋　锋

课题组成员：（按姓氏笔画排序）

马宝英　王　力　王　鹏　王天琦　王华楠
王志刚　王志涛　王秀兰　王静雯　叶培汉
白　林　白思敏　冯居君　宁伟东　师东菊
刘　彩　刘骁汉　刘浩然　刘群秀　许明飞
孙布克　孙海珍　孙敦振　牟红安　杜学礼
李　妍　李　享　李艺清　李瑞锋　杨　丽
吴澜涛　余智玲　汪吟寒　宋金霞　张丽君
张　军　张　维　张　勰　张腾月　陈　宁
陈林海　陈欣雅　陈谦峰　欧阳静　郑秋莹
赵千项　赵旺芊　胡一凡　段丞玮　侯胜田
夏凡林　党志梅　徐　敢　徐　婷　郭　昆
郭丽君　黄启萍　黄新生　曹宇博　董美佳
董恩宏　蒋　锋　韩雪飞　焦科兴　舒梦婷
慕　晓　慕国兴

#《中国健康产业发展报告（2023）》主要编撰者简介

侯胜田 管理学博士，北京中医药大学管理学院教授、国家中医药发展与战略研究院健康产业研究中心主任。兼任上海交通大学健康长三角研究院健康旅游研究中心主任、北京中医生态文化研究会健康旅游专业委员会会长、世界中联国际健康旅游专业委员会副会长、中国老年学和老年医学学会国际旅居康养分会副主委、世界中联医养结合专业委员会副会长、中国中医药信息学会医养居分会副会长、“健康经济与管理系列”蓝皮书总主编。研究方向：健康经济与管理、健康旅游、战略与品牌管理、医院领导力与管理。发表论文90余篇，出版专著和教材20余部，承担过多项国家级和省部级社科基金课题。主持研创《中国中医药健康旅游目的地发展指数》《中国康养旅居目的地发展指数》《中国森林康养基地发展指数》《中国温泉康养基地发展指数》等中国大健康产业指数系列。

郑秋莹 管理学博士，北京中医药大学管理学院副教授、健康与医药产业管理教研室主任，国家中医药发展与战略研究院研究员，美国Bentley University访问学者。主持国家自然科学基金、北京市社会科学基金等省部级以上课题多项，入选北京高校青年英才计划、北京市国家治理人才项目。兼任国家自然科学基金委同行评审专家、科技部现代服务业评审专家、《管理评论》及《心理科学》等期刊同行评审专家。

王志刚 工商管理博士，北京和君咨询有限公司合伙人、和君医药医疗事业部副总经理，中国医院协会民营医院管理分会特聘专家。曾任中华中医药学会民间特色诊疗技术研究分会副秘书长、北京彼得·德鲁克管理学院特聘教授。具有三十年企业管理、投融资和资本运作、管理咨询的实践经验，近年来主持完成中国人寿、阳光保险集团、中信医疗、华北医疗集团、国投健康等多个重大项目。主要研究领域：中国医疗健康产业政策、消费医疗发展战略、大健康产业投资、健康管理与健康保险等。

蒋　锋 医学博士，上海交通大学健康长三角研究院健康旅游研究中心副主任。兼任清华大学医疗管理评价研究所副研究员、办公室副主任，中国研究型医院学会医院品质管理分会常务副秘书长，全国家庭医生联盟副秘书长，中国医院品质管理联盟副秘书长，中国国际健康旅游联盟副秘书长，《Frontiers in Psychology》客座主编，《健康旅游绿皮书》常务编委、副秘书长，《Current Social Sciences》编委，《中国农村卫生事业管理》杂志编委，《中国全科医学》杂志青年编委。主要研究方向为健康旅游、卫生政策、公共精神卫生。

摘　要

《中国健康产业发展报告（2023）》是《健康产业蓝皮书》系列第一本关于中国健康产业发展的综合报告。本报告注重专业性、实证性、前瞻性、时效性、热点性，基于中国健康产业发展现状和大量数据，总结归纳典型区域健康产业发展经验与创新发展模式，分析健康产业细分市场发展现状，把握中国健康产业未来趋势。本报告旨在推动中国式健康产业可持续高质量发展，对于了解健康产业进展，制定区域健康产业发展规划，强化地方政府、企业的专业品牌形象，具有参考价值。

《中国健康产业发展报告（2023）》是健康产业领域的重大研究成果。本报告采用文献研究、实地研究、问卷调查、专家访谈、案例分析等综合研究方法，从中国健康产业总体发展现状、各典型区域、各细分市场发展情况，以及健康产业政策、人才培养与科研合作、投融资等多个维度进行了研究与分析；报告还介绍了典型优秀县域健康产业发展经验，并探讨其对中国健康产业发展的启示。

本报告共分五个部分，具体由22篇报告构成。第壹部分总报告（HB.01）系统梳理了中国健康产业的总体发展概况、部分典型区域发展情况，并对健康产业部分细分市场进行分析，总结归纳了健康产业在发展过程中存在的主要问题。建议中国健康产业发展应加快产业融合进程、推动产业多元化发展，坚持因地制宜发展、强化区域特色优势，加强创新研发能力、多层次丰富产品体系，健全人才储备体系、提高人员综合素质。在此基础上，报告对健康产业的发展趋势和前景进行了展望，认为中国式健康产业将迎来智能化、数字化时代，健康产业发展将更加凸显中医药特色。

第贰部分区域发展篇（HB.02—HB.04）对中国典型区域健康产业发展状况进行了分析和介绍。《京津冀健康产业发展现状与前景展望》（HB.02）分报告通过梳理相关资料，从京津冀健康产业的背景、规模、特色品牌及区域协同发展角度进行分析，深度剖析了京津冀地区健康产业存在的问题，并提出增加需求型政策的使用、发展健康产业的衍生行业、建立健康产业人才培养体系、提升北京优质产业资源的辐射效应、加强产业协作实现健康产业资源的合理配置利用等针对性建议。《长三角地区健康产业发展现状与前景展望》（HB.03）分报告从政策举措、发展模式、产业布局三个方面简要回顾了长三角地区健康产业的发展现状，梳理了长三角地区健康产业在发展过程中存在的问题，并结合社会经济、现代技术的发展及客观实际情况，提出了长三角地区健康产业的集群化与规模化、特色化与规范化、智慧化与信息化、专业化与科学化、平台化与融合化等发展趋势。《江西省健康产业发展现状与前景展望》（HB.04）分报告对江西省健康产业发展区位优势进行了系统性分析。并建议打造以“热敏灸”和“盱江医学”为核心的江西省特色健康产业链，进一步挖掘产业相关价值，加快特色产业融合，注入科技血液，打造一条集旅游观光、市场开发、产品营销于一体的特色健康产业模式。

第叁部分细分市场篇（HB.05—HB.10）由6篇分报告组成，主要介绍健康产业典型细分领域的发展现状和未来趋势。《中国药品流通市场发展现状与对策建议》（HB.05）分报告通过深入分析中国药品流通市场发展现状，发现存在中小型医药企业占据多数，产业集中度偏低，药品流通市场城乡布局不均衡，法律法规有待完善，药品监管人才队伍有待优化，药品生产研发投入不足，同质化药品市场竞争激烈等典型问题，并提出强化药品流通市场集中度、规范医疗机构的用药标准、构建药品流通的追溯系统、改善药品流通秩序、提升市场竞争力等针对性发展建议。《中国药品研发行业市场现状与发展政策建议》（HB.06）分报告对中国药品研发行业市场进行了概述，并根据当前发展问题指出中国药品研发行业未来应支持药品研发和创新活动的可持续性，加快实现医药产业高质量发展，健全政产学研用协同创新体系和协作机制，兼顾国际科技前沿热点和基础科学研究，系统解决好药品研发和创新中的基础性、关键性、前沿性和战略性技术问题，加快推动中国从制药大国向制药强国跨越。《中国中医药健康产业发展现状与对策建议》（HB.07）分报告对中国中医药健康产业的发展现状进行了梳理，总结阐释了中国中医药健康产业存在的主要问题。通过对中国中医药健康产业发展状况进行分析总结，将其归纳为完整型、优势型和单一型三大类型共九种基本模式，系统提出加快中国中医药健康产业发展的对策建议，旨在推动中国中医药健康产业高质量、可持续发展。

《中国健康管理市场发展现状与对策建议》（HB.08）分报告指出中国健康管理产业市场需求潜力巨大，但发展仍处于起步阶段，目前中国健康管理行业还存在着发展不平衡、医疗保障体系不完善、健康产业体系不健全、健康管理人才缺乏、自主创新能力不强等突出问题，并针对这些问题提出健全医疗保健服务体系、促进医疗资源合理配置、大数据助力明确服务对象需求、健康科普提高居民健康素养、发展中医药特色健康产业等建议，以期助力中国健康管理产业高质量发展。《中国医疗器械市场发展报告》（HB.09）分报告运用文献研究等方法收集中国医疗器械市场的相关文献，从中国医疗器械市场的发展现状、中国医疗器械市场的行业环境等多方面进行分析，提出中国医疗器械市场的发展建议。《第三方医学影像中心发展现状与对策建议》（HB.10）分报告呈现了国内外第三方医学影像行业的发展背景，通过梳理第三方医学影像行业发展的现状以及相关的政策环境，认为第三方医学影像行业总体发展态势良好，业务呈现多元化发展趋势，发展前景广阔。

第肆部分综合发展篇（HB.11—HB.14）包括 4 篇分报告，分别对康养服务产业实践、中医药健康产业人才培养、健康产业热点研究与趋势、健康产业园区建设等研究进行系统性介绍。《康养服务产业化实践中问题、趋势与投融资模式选择》（HB.11）分报告指出康养服务产业中观和企业微观层面上行业发展欠佳，主要体现在养老项目社会投资不足、经营状况欠佳、服务水平较低、供给需求结构失衡等。行业需要坚守投资与成长的长期理念，构建可持续运营商业模式与内生性价值增长的投融资模式，抓住产业调整和周期上升机遇。《中国中医药健康产业人才培养模式与对策研究》（HB.12）分报告重点梳理了中医药健康产业人才培养的内涵与外延，对其发展规模、发展优势、发展趋势、发展困境、发展机遇等方面进行分析，并对中医药健康产业人才培养的重要性与意义、培养目标与方向、存在的问题及基本路径等进行阐述，旨在为中医药健康产业人才培养提供参考和思路。《基于 CiteSpace 的健康产业研究热点与趋势》（HB.13）分报告运用 CiteSpace 软件进行可视化分析，直观得出有关“健康产业”研究的研究机构、作者、关键词主体聚类和研究趋势，发现中国健康产业研究层次不断提升，研究方向呈多样化发展，但目前仍存在研究机构地域局限化、跨地区合作度不高、研究作者之间缺乏合作的问题。报告认为未来健康产业研究重点将拓展到中医药健康旅游、互联网健康服务与管理、健康产业融合发展等方向，研究方法将更加丰富。《中国健康产业园区建设现状及发展对策建议》（HB.14）分报告从研究中国健康产业园区建设要素入手，运用文献调研和实地调研的方法，对中国健康产业园区建设面临的宏观环境以及现状进行深入剖析，发现目前中国健康产业园区建设存在只重数量不重质量、边规划边开发等问题，并据此提出建设独具特色的高质量健康产业园区的具体路径，进而促进中国健康产业园区健康有序发展。

第伍部分县域产业篇（HB.15—HB.22）包括 8 篇分报告。本部分报告介绍了中国县域健康产业竞争力重要评价工具并对中国部分典型县域健康产业发展现状进行了系统性分析，总结优秀发展经验与技术路径，以期为中国县域健康产业高质量发展提供参考。《中国县域健康产业竞争力评价报告》（HB.15）分报告运用文献研究、问卷调查等方法，经专家推荐选取 7 个具有一定代表性的县域地区为研究对象，并对其健康产业竞争力进行多维度评价，系统分析其在产品实力、产业规模、创新能力、人力资源、基础设施、经济实力、政府支持、产业效益 8 个维度的发展情况。数据分析发现，县域健康产业发展主要存在区域间发展不平衡、科研创新能力偏弱、人才队伍建设薄弱、政策法规相对滞后等问题，并提出了推动产业融合、加强科技创新、健全人才队伍、强化政策扶持等针对性的对策和建议，以期为县域健康产业的后续发展提供参考与支持。《陕西省咸阳市秦都区健康产业发展调查报告》（HB.16）分报告介绍了陕西省咸阳市秦都区在健康企业发展、健康品牌与产品研发、健康产业项目开发、健康产业单位建设等方面不断推动健康产业提质增效的发展经验，并提出未来本区域健康产业领域研发创新能力和成果转化需进一步加强，医疗卫生服务能力和健康服务资源优化程度仍有提升空间，信息技术与健康产业领域应有效融合。《黑龙江省牡丹江市林口县健康产业发展调查报告》（HB.17）分报告调研了牡丹江市林口县健康产业发展情况，采用文献研究、问卷调研等方式收集区域建设、健康产业发展等相关资料，结合林口县区域特色与自然优势，深入分析认为该地区应重点加强健康产业园区建设，提高健康产业领域科研资源丰富程度以及加强对健康产业的财政投入力度等，促进林口县健康产业实现突破与提升。《甘肃省庆阳市西峰区健康产业发展报告》（HB.18）分报告详细介绍了西峰区健康产业发展的产业基础及区位优势，并根据目前发展现状建议西峰区未来应大力巩固产业基础、加强产业协同、增强科技扶持、引导健康产业聚集、打造陇东地区健康产业发展的桥头堡。

《海南省琼中县健康产业发展调查报告》（HB.19）分报告结合琼中县自然环境与生态资源、卫生健康资源、旅游资源、特色文化资源、乡土风情、知名品牌等基本情况，对其健康产业进行 SWOT 分析，采纳国内外的先进健康产业发展实践经验，对琼中县发展健康产业提出做好总体规划统筹、共建共享、加快补齐短板、科技赋能、优势资源融合医学资源等发展路径，以期助力琼中县健康产业高质量发展，增强人民群众的获得感和幸福感。《甘肃省陇西县健康产业发展报告》（HB.20）分报告认为陇西县作为千年药乡拥有多个国家品牌，其产业园和中药材小镇正在得到发展，软件设施和硬件设施建设取得阶段性成果。未来陇西县要以新发展理念打造大健康产业链，推动陇西县大健康产业不断发展，建设有特色的地方大健康产业，大力促进健康产业和其他产业协同发展。《河南省武陟县健康产业发展调查报告》（HB.21）分报告从特色产品开发、健康产业园布局、研发能力、健康服务基础与区位交通优势等方面描述了武陟县健康产业的发展现状，并提炼了武陟县打造县乡村三级养老服务体系、生物医药产业蓬勃发展、构建“四大怀药”完备产业链等健康产业发展特色与亮点。同时梳理了武陟县健康产业发展面临的问题与挑战，提出了加强组织领导、加大扶持力度、建立多元投资体制、培养专业人才队伍等加快武陟县健康产业发展的对策与建议。《江苏省昆山市健康产业发展调查报告》（HB.22）分报告结合江苏省昆山市健康产业发展背景，在分析昆山市健康产业发展环境的基础上，深入分析了昆山市健康产业发展现状、趋势及目前存在的主要问题，提出了构建多层次多元化健康产业体系、立足优势、特色发展、增加投入、健康与养老产业结合、加大人才培养力度等针对性措施建议。

关键词： 健康产业；中国式；高质量发展；典型区域；细分市场

目　录

壹　总报告

贰　区域发展篇

叁　细分市场篇

肆 综合发展篇

伍 县域产业篇

壹

总报告

HB.01 中国健康产业发展概况与未来趋势展望

侯胜田[①]

摘　要： 近年来，国家高度重视健康产业发展，做优做强健康产业已经成为满足人民群众美好生活需要和推动经济社会发展的重要抓手和有效举措。本报告系统梳理了当前中国健康产业的总体发展情况、典型区域健康产业发展现状和健康产业细分市场状况，总结分析了健康产业在发展过程中面临的主要瓶颈，提出加快产业融合进程、推动产业多元化发展，坚持因地制宜发展、强化区域特色优势，加强创新研发能力、多层次丰富产品体系，健全人才储备体系、提高人员综合素质等针对性建议。并根据现有发展情况对健康产业未来发展趋势进行分析展望，认为“十四五”时期中国健康产业将迎来全方位发展，健康产业将迎来智能化、数字化时代，健康产业发展将更加凸显中医药特色。在政府政策支持力度不断加大、社会资本积极参与的背景下，中国式健康产业将步入高质量发展阶段

关键词： 健康产业；区域发展；市场分析；发展趋势；中国式

引言

健康是人类社会发展的重要基础，也是人类社会进步的强大动力。伴随着社会发展和经济增长，人们的生活水平显著提升，对健康的追求也愈加强烈，人们的健康观念已经从传统的疾病治疗转变为积极提高生命质量。在此背景下，发展健康产业已经成为满足人民群众美好生活需要的重要抓手和有效举

① 侯胜田，管理学博士，北京中医药大学教授，国家中医药发展与战略研究院健康产业研究中心主任，上海交通大学健康长三角研究院健康旅游研究中心主任。研究方向：健康经济与管理，中医药发展战略，医院领导力与管理，康养旅居。

措。此外，由于健康产业辐射面广、产业链长，不仅涵盖了医疗卫生服务业和医药器械制造业等传统行业，还涉及健康旅游、智慧医疗、健康管理等新兴行业，因此发展健康产业不仅可以保障民生，而且有助于推动经济高质量发展，增强国家综合实力，对于加快转变经济发展方式、进一步增强经济活力及推进经济结构调整等具有重要意义。

国家高度重视健康产业发展，2015 年，中共十八届五中全会明确提出健康中国成为统领健康相关领域改革发展的国家战略，此后，国家又陆续出台了《"健康中国 2030"规划纲要》《促进健康产业高质量发展行动纲要（2019—2022 年）》《"十四五"国民健康规划》等政策文件，并将"做优做强健康产业"作为 7 个方面任务之一进行重点部署，党的二十大报告也强调要"推进健康中国建设，把保障人民健康放在优先发展的战略位置，完善人民健康促进政策"，健康产业已经迎来重要的战略机遇期。

由于中国健康产业正处于发展初级阶段，关于健康产业的概念和内涵尚未统一，2019 年国家统计局发布了《健康产业统计分类（2019）》，首次在政策文件中对健康产业作出了定义。本研究团队综合《健康产业统计分类（2019）》对健康产业的定义，结合产业实践经验，将健康产业定义为：以医疗卫生和生物技术、生命科学为基础，以维护、改善和促进人民群众健康为目的，为社会公众提供与健康直接或密切相关的产品（货物和服务）的生产活动集合。并在实践过程中将其分为两种类型：一类偏重社会效益，主要推动者是政府和非营利机构；另一类是实现社会保障目的的同时更追求经济效益，主要由市场机制确保供给。本报告的研究对象是更加强调经济属性，由市场生产和提供健康产品和服务的健康产业。

本报告系统梳理讨论了中国健康产业总体发展情况、区域健康产业发展情况和细分市场状况等健康产业领域热点话题，提出推动产业多元化发展、强化区域特色优势、加强创新研发能力、健全人才储备体系等针对性建议，并根据现有发展情况对健康产业未来发展趋势进行分析展望，以期为推进中国式健康产业的进一步发展提供参考性建议。

一、中国健康产业总体发展现状

健康产业是具有巨大发展潜力的新兴产业，并且已经成为21世纪能够推动全球经济发展和社会进步的“黄金产业”。在经济社会发展、人口老龄化加剧、亚健康人群数量剧增、群众健康意识提高和政策红利等因素的驱动下，中国健康产业迅速发展壮大，并取得了一定成绩，主要体现在产业规模不断扩大、产业结构进一步优化、科技创新不断突破、产业融合纵向推进等方面，中国式健康产业发展已经进入高速路。

（一）产业规模不断扩大

中商情报网数据和《2022易凯资本中国健康产业白皮书》数据显示，2016—2021年中国健康产业市场规模已经由3.2万亿元增至10万亿元左右，其中2021年与药品有关的市场规模约为2.5万亿元，医疗器械和诊断市场规模约为1万亿元，医疗服务、数字医疗以及泛健康市场规模为5.5万亿~6.5万亿元。2022年5月由国务院办公厅印发的《“十四五”国民健康规划》提到，预计到2025年中国健康服务业总规模将超过11.5万亿元，《“健康中国2030”规划纲要》预计到2030年健康产业将达到16万亿元，这表明健康产业正在成为推动国民经济快速增长的重要引擎。

（二）产业结构进一步优化

健康产业是随着健康理念延伸而形成的健康关联产业的集合。自21世纪初健康产业理念传入中国以来，国内健康产业发展受到社会各界的重视，经过数十年发展，健康产业已经形成了五大基本产业群体，分别是以医疗服务为主体的医疗产业，以医疗器械、医疗耗材和药品产销为主体的医药产业，以保健食品产销为主体的保健品产业，以健康体检、健康咨询、康复调养和健康促进为主体的健康管理产业，以及以养老服务、老年教育为主体的养老产业，其中，医疗服务和医疗器械占主导地位[1]

（三）科技创新不断突破

健康产业是高度专业化的高科技产业，与生命科学、信息技术等学科发展息息相关，因此推动健康产业发展必须不断注入科技创新这一无限动力[2]。2022年1月，国家发展和改革委员会公布了2021年（第28批）新认定国家企业技术中心名单，其中医药健康类国家企业技术中心共有183家。目前，中国在重大疾病和传染病防治、慢性病预防、肿瘤防治、医疗诊断、创新药物开发、认知科学、生物信息学、转化医学等领域都取得了重要进展。在药品研发方面，中国已经完成一批大品种药物技术改造升级，构建了以平台和技术体系为核心的国家药物创新体系，新药研发能力大幅提升；在医疗器械生产方面，磁共振成像（MRI）、彩超、CT等高端医疗器械已经成功实现国产化，脑起搏器、手术机器人、血管内超声等创新产品取得重大进展，具有自主知识产权的康复辅助器具产品的市场占有率大幅提升；在医疗服务方面，基因检测、干细胞治疗、免疫治疗等新型医疗服务技术加快发展；远程医疗、智慧医疗、AI辅助诊断等技术迅速突破，在防疫阻击战中贡献了重要的力量。为鼓励和加快健康产业科技发展，国家层面也陆续发布了《"十三五"健康产业科技创新专项规划》《"十三五"中医药科技创新专项规划》《"十四五"卫生与健康科技创新专项规划》等文件，从政策上为未来健康产业科技创新指明方向。

（四）产业融合纵向推进

随着社会发展，新的问题不断涌现，以传统的医疗服务业作为主导行业的健康产业难以单独解决问题，因此为适应社会发展，健康产业领域中各细分行业相互渗透、相互融合，产业形态之间的边界逐渐模糊，不断形成新兴业态。当前，新一代信息技术快速发展，互联网、云计算、生物技术和工程技术等与医疗健康领域的深度融合日趋紧密，使健康产业技术不断升级、产业链条持续延伸，催生出了"健康+互联网""健康+大数据""健康+人工智能"等多种形式，极大地满足了人们对健康的需求[3]。此外，作为现代服务业和幸福产业的重要组成部分，健康产业与旅游、体育、文化等产业的融合发展态势也日益凸显。其中，为引领健康旅游产业快速发展，国家相关部门陆续发布《关于促进中医药健康旅游发展的指导意见》《关于促进健康旅游发展的指导意见》等，并积极评选国家中医药健康旅游示范区和国家健康旅游示范基地，以期更好地带动健康旅游业发展。健康产业的融合发展已经成为促进经济高质量发展、推动产业转型升级的“双引擎”。

二、中国健康产业区域发展分析

在国家大力支持下，各地区也紧抓机遇，积极推动健康产业发展。为充分发挥自身优势，打造核心竞争力，各地区多采取差异化发展策略，因地制宜错位发展，已初步形成“东部沿海集聚高端、中西部特色发展”的产业布局[3]。京津冀、长三角、粤港澳等经济较发达地区由于具有丰富的优质资源，因此以生物制药、高端服务为代表的智力密集型产业多集中于此[1]。中西部地区受经济、位置、人才等因素影响，主动采取差异化特色化发展路径，依托自身特有的生态环境、自然资源和人文特色，积极推动中医药、民族医药产业发展，并涌现出了中医药健康旅游、森林康养等健康产业新业态。本报告总结梳理了中国典型区域健康产业发展现状，以期为其他地区健康产业发展起到示范作用

（一）京津冀地区健康产业发展现状

自京津冀协同发展战略实施以来，北京市、天津市、河北省三地通过优势互补、园区共建、产能共享等多种方式积极推进健康产业协同发展，并已取得显著成效。京津冀地区拥有丰富的医疗卫生资源、教育资源和科研资源，为健康产业发展提供了坚实基础。2021 年京津冀地区共有医疗卫生机构 104937 家，占全国医疗卫生机构数量的 10.17%；拥有卫生技术人员 970143 人，占全国卫生技术人员数量的 8.6%，均处于国内较高水平。

京津冀地区由于拥有众多全国领先的医药和生物工程等专业科研院所和国家重点实验室，高度重视药品研发、技术转化等环节，具有充足的科技、人才和资金优势，在国家政策引导及生物制药技术升级等因素驱动下，生物医药产业已经成为京津冀地区发展健康产业的主导产业，并逐步形成了覆盖生物药、中药、医疗器械的全产业链板块。近年来，京、津、冀三地积极建设集产品研发、高端生产制造、国际健康旅游等于一体的多功能健康产业园区[4]，如中关村科技园区大兴生物医药产业基地、天津滨海新区、石家庄高新技术产业开发区等[2]，聚集千余家医药企业，打造研发创新基地，形成产业集聚优

势。2022 年年底，由京、津、冀三地共同申报的“京津冀生命健康集群”，已成功入选工业和信息化部公布的国家先进制造集群名单，成为目前国内唯一一家跨省联合的先进制造业产业集群。根据企业需求，集群会组织生物医药领域重点原料药和化学试剂的供给对接，同时，深化与高校合作，探索联合高校、医院、企业等共建产学研医共同体。

（二）长三角地区健康产业发展现状

长三角地区是中国经济发展最活跃、开放程度最高、创新能力最强的区域之一，是“一带一路”与长江经济带的重要交会地带，在国家现代化建设大局和全方位开放格局中具有举足轻重的战略地位。2022 年，长三角地区的生产总值达到 29.03 万亿元，约占全国的 24%，区域经济发达，是拉动中国经济发展的关键力量。此外，随着航运、机场群等便捷高效的现代综合交通运输体系的建成，长三角地区的交通枢纽位置优势更加突出。经济发达、交通便捷等优势为长三角地区发展健康产业提供了有利条件。

长三角地区依托自身优势整合各项资源，集中了丰富且优质的科研资源、人才资源、国际化的企业与医疗机构、先进的产业技术等，带动了医疗卫生、生物医药、高端医疗服务、医疗器械等重点产业的发展[1]。其中，上海市作为亚洲医学中心城市，拥有优质的医疗资源和先进的医学技术，目前已经建立了一批国内领先、具有国际影响力的临床专科，血液病学、心血管病学等 16 个优势学科在全国处于领先地位，肿瘤免疫与癌基因组学等领域达到国际先进水平，并成功打造了新虹桥国际医学中心、上海国际医学园区等多个高端医疗服务园。江苏省是生物医药大省，2022 年全省生物医药产业实现产值超 5000 亿元，同比增长超过 9%，产值领跑全国，规模总量占全国的 1/8。安徽省高度重视生命健康产业，并将其作为省重点支持的十大新兴产业之一。目前，安徽省已初步形成了皖北（以中药、化学药医药流通为主）、皖中（以生物医药、高端医疗器械现代医疗为主）、皖南（以康老旅游、体育休闲、健康食品为主）各具特色的三大产业集聚区，并拥有众多国家级及省级重点创新平台和转化应用平台。浙江省也高度重视生物医药产业发展，在建设全球先进制造业基地的决策部署中，明确将生物医药列入标志性产业链，要求打造全国生物医药产业制造中心。

（三）川渝地区健康产业发展现状

川渝地区位于中国西南部，是西部经济最发达的地区。虽然和京津冀、长三角等地区相比，川渝地区在人才、资本、科研等方面存在一定差距，但其具有环境迥异、历史悠久、自然和文化资源丰富等独特优势，尤其是拥有丰富多样的中药资源。川渝地区以特色的中药材为抓手，积极探索差异化发展路径，并衍生出了中医药健康旅游等新兴业态，形成了竞争优势。

四川省植被类型多样，中药材种类繁多，拥有“中药之乡”“中药材之库”“无川不成方”的美誉[5]，丰富的中医药动植物资源为四川省发展中医药健康旅游提供了物质支持。同时，四川省政府也高度重视中医药健康旅游的发展，通过《关于促进中医药健康旅游发展的指导意见》启动了中医药健康旅游示范区认定标准编制，积极推动并打造攀西阳光康养旅游、川北森林康养旅游及川南中医药旅游等精品线路。目前，四川省已在成都市等 14 个市（州）建设了一批中医药健康旅游精品示范点，推荐申报国家中医药健康示范区 4 家、示范基地 14 家、示范项目 29 家[6]，其中都江堰市成功获批首批国家中医药健康旅游示范区。重庆市南川区中药材栽培历史悠久，是“中国玄参药材产业之乡”，同样于 2017 年 9 月成功入选首批国家中医药健康旅游示范区创建单位名单。经过多年发展，南川区已经建成多个市级中医药众创空间、中医药技术创新平台和院士专家工作站，引进金木集团中医药全产业链等项目；培育天麻等康养名特产品 25 种，研制出 8 大系列 400 多个特色药膳菜品；成功打造金佛山环线路中医药养生度假和大观园环线乡村康养、药食同源体验旅游路线 4 条，建成三泉温泉度假小镇等康养景点 15 个，推进市药物种植研究所 3A 级旅游景区创建。

三、中国健康产业细分市场分析

健康产业体系庞大，覆盖多个领域，贯穿一二三产业。从行业兴起时间来划分，目前中国健康产业具体可以分为以医疗卫生行业、医药行业等为代表的传统型健康行业，和以健康管理、健康旅游和智慧医疗为代表的新兴型健康行业。

（一）传统型行业市场分析

1. 医疗卫生行业

医疗是保障民生的重点行业，也是健康产业的重要组成部分[7]。2023年2月，国家统计局发布的《中华人民共和国2022年国民经济和社会发展统计公报》显示，截至2022年年末，全国医疗卫生机构总数达103.3万个，比2021年增长约0.2万个，其中医院在医疗卫生服务体系中起着最重要的作用，共有3.7万个，民营医院数量占比超过半数；基层医疗卫生机构98.0万个，专业公共卫生机构1.3万个。在人员配备方面，2022年年末全国卫生技术人员共有1155万人，比2021年增加22万人，其中执业医师和执业助理医师440万人，注册护士520万人。

中商产业研究院整理的数据显示，中国医疗服务的市场规模持续壮大，已经由2016年的329.1百亿元扩大至2020年的509.9百亿元，年复合增长率为11.5%。2022年国际会计师事务所普华永道发布报告指出，2021年中国医疗服务交易规模超过千亿元，达到6年以来的最高位，中国医疗卫生行业正处于蓬勃发展阶段。

2. 医药行业

《"健康中国2030"规划纲要》将医药行业划分为医药制造业和医疗器械制造业。在国家坚持创新驱动发展，深入实施制造强国的战略下，中国医药行业规模持续扩大，产业转型加速，发展动能强劲，创新能力不断提升。观研天下数据中心整理的数据发现，2020年中国医药制造业专利申请数、发明专利申请数及有效发明专利数分别为29107件、14633件、56784件。根据东吴证券研究所整理的数据，在创新药研发方面，中国创新药上市数量显著增加，2020年创新药物获批上市数量为45个，是2016年的9倍。根据Frost和Sullivan数据，近年来中国医药行业市场持续增长，2016—2020年中国医药行业市场规模从1.33万亿元增长至1.79万亿元，其中三大领域中，生物药发展迅猛，规模占比逐年提升，2020年达20.84%；中药规模占比稳定，保持在25%左右；化学药处于转型阵痛期，市场占比有所回落（详见图1）。

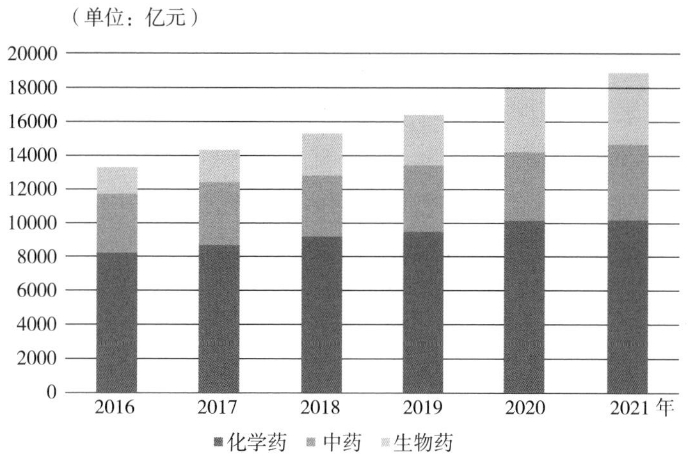

数据来源：前瞻产业研究院

图 1　2016—2021 年中国医药行业规模及增长情况

中国是全球第二大医疗器械市场，医疗器械制造业发展前景良好。据相关研究机构统计，2016—2021 年，医疗器械市场规模从 3916 亿元增长至 9081.5 亿元，预计 2030 年市场规模将超过 22000 亿元。2020 年以来，医疗器械行业及时提供了大量诊断试剂、呼吸机、防护服、各类防护口罩等防护用品，为抗击新冠疫情发挥了不可替代的作用。在中国医疗器械行业规模稳定增高的同时，医疗器械行业集中度也在不断增强。2022 年，中国医疗器械规模以上生产企业营业收入占全行业的比重已经超过 60%，其中，上市医疗器械企业超过 163 家。

3. 中医药行业

中医药作为中国独有的瑰宝，是中华民族的宝贵财富，发展中国式健康产业必须高度重视中医药行业发展。2015 年以来，中国对中医药行业每年均有利好政策出台，从战略规划方向给予中医药行业指引，对中医药行业的发展起到了重要的推动作用。华安证券研究所整理的数据显示，2019 年中医大健康市场规模为 9170 亿元，预计 2030 年中医行业规模将达到 22420 亿元。2015—2021 年，中国中医医疗卫生资源不断丰富，中医医疗卫生机构数量呈稳定增长态势，中医医疗卫生机构数量由 2015 年的 46541 家增长至 2021 年的 77336 家，其中中医医院是中医医疗服务领域的主要组成部分。

在中药行业方面，中成药在中国医药市场中占比较大。中航证券研究所整理的数据显示，2019 年中国中成药市场规模为 5386.55 亿元，同比增长 7.55%，占据中国医药市场 32.1% 市场份额。中成药作为中国中药市场中第一大品类，近年市场规模稳定增长，预计 2025 年市场规模可达 7879.30 亿元。中药饮片是中国中药产业第二大市场，2019 年中国中药饮片市场规模为 1932.50 亿元，同比增长 12.69%。中药材是中医药发展的生命线，近年来中国中药材市场规模呈平稳增长趋势，2019 年中药材市场规模达到 1653 亿元，随着中药材需求幅度和市场价格提高，中药材未来市场空间有望得到进一步提升。

（二）新兴型行业市场分析

1. 健康管理行业

健康管理行业立足于“以健康为中心”的服务理念，近年来发展迅速，已成为中国新兴朝阳产业。在大健康理念普及、保健意识普遍提高的背景下，人民群众对健康的需求也逐渐升级，健康管理逐渐向精细化、线上化发展，疾病预防和慢病管理的需求也显著扩大。相关研究机构指出，中国健康管理市场规模已经从 2015 年的 2480 亿元增长至 2020 年 8503 亿元，其间年复合增长率为 27.9%；健康管理服务机构当前已接近一万多家，从业人员保守估计 50 万人，其中非医学服务的机构 60 万家，从业人员 3000 万人。并预测中国健康管理市场规模将在 2025 年达到 21898 亿元，年复合增长率为 20.8%。

2. 健康旅游行业

健康旅游是为满足人们日益增长的健康服务需求，在健康产业中健康服务业和旅游业不断相互融合，逐渐衍生出的新兴业态。20 世纪 90 年代以来，中国开发了一系列疗养度假、温泉浴、泥浴、沙浴、日光浴等医疗保健旅游产品，健康旅游市场前景广阔。相关数据显示，国内健康旅游市场规模已经从 2014 年的 408 亿美元增长至 2018 年的 1186 亿美元，增长速度迅猛。另外，中国越来越多的地区开始重视疾病治疗型旅游产品的开发，将秀丽的自然旅游资源、完备的旅游基础设施、日益提升的医疗条件和服务水平，以及独特的中医治疗技术和康复保健手段等优势条件有效整合，开发了以中医药治疗为特色的疾病治疗旅游产品，在一定程度上促进了中国中医药健康旅游的创新发展。观研报告网显示，中国中医药健康旅游行业市场规模已经从 2015 年的 946.8 亿元增长至 2019 年的 3132.9 亿元，年复合增长率为 34.8%。

3. 智慧医疗行业

近年来，以互联网、大数据、云计算、人工智能等为代表的信息技术迅猛发展，推动了数字经济与医学健康产业的深度融合，逐渐催生出“互联网+医疗健康”的新模式和新业态。2020年，中国智慧医疗行业规模已突破千亿元大关，智慧医疗行业将进入智能化、高效化、规模化发展的高速增长期。2021年，中国智慧医疗行业应用规模已达650.4亿元，较上年增加108.4亿元，同比增长20.00%。《2023—2028年全球及中国智慧医疗行业市场现状调研及发展前景分析报告》指出，2022年国内智慧医疗应用规模已达到780.5亿元，预计未来智慧医疗行业将继续高速发展。

四、中国健康产业发展面临的挑战与发展策略

（一）中国健康产业发展面临的挑战

1. 产业发展相对滞后，产业布局有待优化

近年来，中国健康产业在国家政策支持下迅速崛起，各地方政府也纷纷响应国家号召积极发展健康产业，使得健康产业规模不断扩大、产业融合发展粗具规模。然而与美国、日本等发达国家相比，中国健康产业仍处于起步阶段。相关数据表明，美国健康产业占GDP比重已超过15%，日本等其他发达国家的健康产业占GDP比重也超过10%，而中国健康产业占GDP比重仅为4%~5%[8]，健康产业对国民经济的贡献力度相对较弱。另外，中国健康产业发展较为松散，产业链仍以传统行业为主，健康产业资源主要集中在传统的医疗卫生行业，健康管理、健康旅游和智慧医疗等新兴行业仍处于初级发展阶段[9]。

2. 区域发展不平衡，缺乏特色与创新

区域健康产业发展不平衡主要体现在三个方面：一是各地区间产业发展不平衡；二是城乡之间产业发展不平衡；三是区域产业同质化严重。虽然近年来全国各地均在推动健康产业快速发展，但是受经济水平、科研资源、人才资源等因素影响，总体来看，东部地区健康产业发展水平明显高于中部和

西部[9]，尤其是上海市、江苏省、浙江省等东部沿海地区发展实力更加强劲。在城乡之间，资源分布面临不均衡的严重问题，优质资源多集中于省会城市和发达城市，而偏远地区和贫困地区的医疗资源和康养设施配备不足。且相比城市，县域地区健康产业龙头企业和知名品牌更加匮乏，高附加值产品较少。此外，由于受地理位置限制，相邻地区的健康产业资源相近，在产品开发上容易出现品种雷同、同质化严重等问题，缺乏区域特色，不利于形成竞争优势[10]。

3. 创新能力有待加强，产品层次比较单一

科技创新是推动健康产业发展的根本因素之一，能够为健康产业可持续高质量发展提供重要的技术支持。虽然近年来在国家深入实施创新驱动发展的战略部署下，中国科研水平与创新能力明显提升，但是和美国、日本等发达国家相比，中国健康产业的科技创新水平仍然有待加强，主要体现在企业、产品和人才几个方面。在企业建设方面，中国健康产业领域的企业多数自主创新能力较为薄弱，龙头企业较少，缺少高端产业孵化和服务平台[11]，国家级重点实验室数量也较为匮乏。在产品研发方面，中国医药制造业仍以生产仿制药为主，同质化竞争严重，产品体系比较单一，且对国际进口产品的依赖性较强，创新药研发能力依然有待提高。在人才引进方面，由于相关配套政策不健全，不能为人才提供良好的工作环境和发展平台，不能有效提高科研人员的研发主动性，甚至会造成人才流失，不利于推动健康产业创新发展。

4. 高端人才相对匮乏，产业竞争力亟待提升

人才是推动产业高质量发展的第一要素，然而作为辐射面广、产业链长的综合性产业，目前中国健康产业领域内专业人才较为短缺，尤其是智力密集型产业的创新研发人才、复合型经营管理人才严重匮乏，制约了中国健康产业快速发展。在医疗卫生资源方面，优质卫生人员存在配备不足、分配不均等问题，基层卫生人才匮乏，人员素质不高，不能满足基层群众对健康服务的基本需求。此外，中国目前尚未建立健全健康产业专门的人才培养体制和机制，缺乏人才激励和流动等制度[11]，高层次、创新型研发人才严重短缺，导致优质拳头产品的研发能力薄弱，不能形成强有力的竞争力。面对国内日益增长的康养需求，国内持有营养师、健康管理师、康复理疗师等证书的健康管理人才缺口巨大，难以满足健康产业长远发展的需要。

（二）中国健康产业发展策略

1. 加快产业融合进程，推动产业多元化发展

健康产业覆盖领域众多，多元化发展结构有助于健康产业平稳有序发展。当前，中国健康产业仍以传统的医疗服务行业和医药行业为主要发展领域，还存在着发展不充分的问题。为进一步优化产业布局，相关政府部门不仅要对生物医药、医疗器械等当前发展较好的尖端产业加强质量优化、加快创新驱动，而且必须加大对健康旅游、健康管理、养生康养等新兴行业的扶持力度，鼓励和引导新兴行业快速发展。同时也要有效合理利用各项资源，持续推动健康与养老、旅游、健身、互联网等产业的深度融合，改造升级传统业态，壮大大健康新业态、新模式，提高健康产业集聚效应和辐射能力，逐步形成集养生、保健、康复、健身、旅游、休闲和医疗于一体的健康体系。

2. 坚持因地制宜发展，强化区域特色优势

为有效解决区域健康产业发展不平衡问题，打破由资本、人才、地理位置等因素带来的限制，各地区应坚持差异化、特色化和区域化的发展路径，结合自身的资源禀赋特征，因地制宜错位发展，从而实现全国健康产业稳步发展的同时减少同质化，使得各地均能形成竞争优势，最终全面提高中国健康产业的核心竞争力。其中，东部沿海地区可以结合当地发达的经济水平和科技研发能力，重点发展生物医药产业、医药制造业等，并充分发挥地域优势，面向国际发展外向型经济，提高中国健康产业的对外开放水平[1]。中西部非沿海地区或其他不发达地区可以将健康产业与当地的自然资源、人文文化、生态环境等得天独厚的优势条件相结合，开发新型产品和项目，如云南省腾冲市充分利用当地温泉资源，成功打造温泉康养品牌，广西壮族自治区巴马瑶族自治县利用其长寿文化带动当地养生养老产业发展，少数民族地区也将当地文化、特色医药与健康产业相融合，开发出带有少数民族风俗特色的健康产品，形成独特优势等。

3. 加强创新研发能力，多层次丰富产品体系

为满足现阶段中国健康产业发展需要，应坚持科技创新驱动健康产业结构调整和企业转型升级。第一，要加强对研发人才队伍的培引力度，通过多种培育、激励措施，吸引并鼓励更多人才投身于新型产品研发和生产中，提高健康

产业领域的成果产出。第二，加大对健康产业先进领域科技研发的支持力度。首先要加强政策扶持，健全放开市场准入政策，为创新型企业提供优惠政策支持，推进相关鼓励性政策落实落地。其次要鼓励并引导健康产业领域内的权威科研机构、实力雄厚的生产企业、知名品牌学府之间建立产学研协同发展的合作平台[12]，推动科研成果转化和推广应用。此外还要加快健康产业园区的建设，以园区为载体，将资金、技术、人才、企业等各类资源聚集于此，有效发挥集聚效应，培育出高新技术企业，并不断提高资源的有效利用率[13]。第三，要进一步加强对关键技术的突破力度，推动传统产品改造升级，不断提升产品质量，丰富产品功能，打造出具有核心竞争力的拳头产品。第四，要充分借助信息技术，推动健康产业向信息化、数字化、智能化发展[14]。

4. 健全人才储备体系，提高人员综合素质

中国健康产业发展正步入关键时期，建立完备的人才储备体系是推动健康产业高质量发展的重要抓手。一是应加大对专业人才的培养力度。高校是培养人才的主要阵地，因此培养健康产业专业人才首先要从学科建设入手，鼓励和支持相关高等院校紧密围绕健康产业的需要，进一步探索专业设置，拓展健康产业领域相关专业教育，重点建设与生物科技、医药制造相关的学科专业[15]。企业是健康产业从业人员最终发挥作用的承载平台，为提高人才的实践能力，政府部门要积极鼓励并引导校企合作，搭建产学研合作平台，不断提高健康产业人才的综合素质。二是要积极引进高品质优秀人才。建立健全完备的人才引进机制，制定优厚的福利待遇和保障政策，提供广阔的发展平台，建立有效的激励机制，同时解决优质人才在住房、医疗补贴、配偶就业等方面的问题，为其解决后顾之忧，从而吸引并留住人才，并不断激发他们的创造力。

五、中国健康产业未来发展趋势与前景展望

中国健康产业萌芽于20世纪80年代，伴随科学技术的进步和人们对健康观念的不断转变，历经90年的发展，健康产业早已成为国家支柱产业之一，并将成为未来带动经济增长的新引擎。当前，中国健康产业面临良好的发展机遇和形势，产业规模不断扩大，科技创新不断突破，产业融合持续推进，各地区也已初步形成“东部沿海集聚高端、中西部特色发展”的产业布局。健康产

业的有序稳定发展不仅满足了人民群众日益增长的健康需求，而且带动了社会经济的增长与进步。虽然和发达国家相比，中国健康产业发展仍然处于初级阶段，但在需求持续增加、政策不断赋能的背景下，未来中国健康产业将迎来良好的发展趋势，主要体现在以下几个方面。

第一，“十四五”时期中国健康产业将迎来全方位发展。《中华人民共和国国民经济和社会发展第十四个五年规划和2035年远景目标纲要》从制度体系、机构设施、核心制造、创新突破、数字建设和环境安全6个方向出发，对中国健康体系建设提出了新的要求，将人民健康上升到战略高度。同时，贵州省、浙江省、重庆市等各地区也积极响应国家政策，纷纷发布“十四五”期间健康产业发展规划。在政策利好的驱动下，中国健康产业必将迎来全方位、全周期发展。

第二，中国健康产业将迎来数字化、智能化时代。《“十四五”优质高效医疗卫生服务体系建设实施方案》提出要深度运用5G、人工智能等技术，打造国际先进水平的智慧医院，建设重大疾病数据中心。工业和信息化部、国家卫生健康委员会也确定了987个5G+医疗健康应用试点项目。未来大数据、云计算、人工智能与移动通信等新技术将深度赋能健康产业，移动医疗、远程医疗、智慧养老、慢病管理等数字化健康手段将快速发展，从而有效提升健康产业的服务质量和效率。

第三，以中医药为特色的健康产业将蓬勃发展。中医药是中华民族的瑰宝，是中华民族优秀文化的重要组成部分。几千年来中医药为中华民族健康繁衍生息做出了巨大的贡献，并且对世界的文明进步产生了积极影响，在新冠疫情防控中，中医药更是发挥了其独特优势。为推动中国式健康产业高质量发展，中医药特色必将持续凸显。

健康产业依托其独特的公益属性和经济属性，不仅可以提高人们的身体素质和生活质量，而且有利于推动经济发展和社会进步，将庞大的老龄人口变成扩大内需、推动发展的新引擎。此外，其多产业融合的发展特点也为各地区转型经济发展方式、促进高质量发展提供了良好的机遇。后疫情时代，随着人们健康观念的进一步加强，健康产业也将迎来新的发展机遇，随着政府政策支持的力度不断加大、社会资本的积极参与，中国式健康产业将加速发展未来可期。

参考文献

[1] 杨玲，鲁荣东，张玫晓．中国大健康产业发展布局分析［J］．卫生经济研究，2022，39（6）：4–7.

[2] 董微微，崔丽红，曹馨洁．京津冀健康产业协同发展现状与对策研究［J］．城市，2021（12）：45–56.

[3] 黄美霓，卢昕，刘晓飞．健康产业发展现状及发展路径探析［J］．产业创新研究，2023（1）：81–83.

[4] 沈艳兵，单晨，黄璐琳．“十四五”京津冀大健康产业协同发展研究［J］．城市，2021（5）：3–10.

[5] 郑强，杨长平，冯贤贤，等．“十三五”规划下我国中医药养生旅游发展研究——以四川省为例［J］．四川旅游学院学报，2017（3）：47–50，100

[6] 陈远莉，沙莎．基于 RMP 理论下四川都江堰中医药旅游发展策略研究［J］．四川旅游学院学报，2019（6）：59–62.

[7] 张三保，陈堰轩．大健康产业发展现状与前景［J］．企业管理，2021（9）：58–63.

[8] 赵莹．我国大健康产业发展现状及推进建议［J］．中国国际财经（中英文），2017（23）：15–16.

[9] 陆杰华．做优做强健康产业的策略选择［J］．人民论坛，2023（1）：56–59.

[10] 何莽．中国康养产业发展报告（2019）［M］．北京：社会科学文献出版社，2020.

[11] 丁小宸．美国健康产业发展研究［D］．长春：吉林大学，2018.

[12] 程显扬．中国健康服务业发展研究［D］．沈阳：辽宁大学，2020.

[13] 李姗姗．浅谈我国大健康产业之现状及发展策略［J］．特区经济，2019（10）：121–123.

[14] 李欢，张城彬．国际大健康产业发展路径研究［J］．卫生经济研究，2021，38（3）：9–13.

[15] 施芳芳．我国健康产业发展的对策研究［D］．保定：河北大学，2017.

贰

区域发展篇

HB.02 京津冀健康产业发展现状与前景展望

刘　彩[①]　段丞玮[②]　汪吟寒[③]　刘骁汉[④]　曹宇博[⑤]

摘要：京津冀地区因经济发展水平较高、资源丰富、地理位置优越且居民健康素养水平较高，具有发展健康产业的优势。本研究通过梳理相关资料，从京津冀健康产业的背景、规模、特色品牌及区域协同发展角度进行分析，发现存在政策类型相似、产业结构内部发展不均衡、专业人才培养起步较晚、区域及行业发展缺乏统一规划，存在盲目多元化投资现象、自主研发能力较弱，高端领域中竞争力不强等问题。因此建议：增加需求型政策的使用，拉动京津冀地区健康产业的发展；发展合理的卫生费用增长，发展健康产业的衍生行业；建立健康产业人才培养体系；提升北京优质产业资源的辐射效应，做好区域统一规划，调整发展定位，加强产业协作实现健康产业资源的合理配置利用。

关键词：京津冀；健康产业；卫生费用；人才培养

《健康产业统计分类（2019）》首次对健康产业进行定义：是指以医疗卫生、生物技术和生命科学为基础，以维护、改善和促进人民群众健康为目的，为社会公众提供与健康直接或密切相关的产品（货物和服务）的生产活动集合[1]。随着京津冀地区协同发展重大战略进一步实施和深入推进，其健康产业集聚已明显呈现[2]。北京、天津两地具备了较多的医药资源和健康人力资源；京津冀药品、医用器械等生产业务的主营收入与利润，在三地发展高技术行业过程中占有的比例都很大[3]；产业基础雄厚且拥有较多的健康旅

① 刘彩，管理学博士，天津中医药大学管理学院副教授，研究方向：中医药健康管理与政策。
② 段丞玮，天津中医药大学管理学院本科生，研究方向：健康服务与管理。
③ 汪吟寒，天津中医药大学管理学院本科生，研究方向：劳动与社会保障。
④ 刘骁汉，天津中医药大学管理学院本科生，研究方向：健康服务与管理。
⑤ 曹宇博，天津中医药大学管理学院本科生，研究方向：公共事业管理。

游及健康养老需求等优势。本研究从产业政策、区域经济、社会文化等角度梳理京津冀地区健康产业的发展背景；描述健康产业规模现状；介绍该地区健康产业特色品牌；并从医疗服务设施供需协调的角度对京津冀地区健康产业的协同发展进行分析，探索目前发展中存在的问题并提出对策建议。

一、京津冀健康产业市场环境

（一）政策环境

按照不同的目的与方式，可将政策分为三种类型：需求型政策、供给型政策和环境型政策[4]。需求型政策是指政府为刺激经济体中的商品和服务需求而实行的经济政策，主要表现为政府购买及外包等形式；供给型政策是政府直接向健康产业提供人才、投资或进行场地建设等方式；环境型政策主要通过建立法律规章制度等方式影响健康产业。本研究从京津冀三地政府官方网站及统计局官方网站选取健康产业相关政策，主要是从临床服务、中医药服务、健康素养、医药制造、健康产业链、健康保险、医药销售等几个渠道收集政策文本，分析京津冀地区健康产业发展的外部环境。政策文本包括指导意见、实施意见、公告、规定、行动计划、合作协议等直接反映政府意志的文件（见表 1）。

表 1　京津冀健康产业发展相关政策文件

涉及方面	发文年度	文件名称	主要内容
中医药健康产业协同发展	2014 年	《天津市卫生局关于促进中医药健康服务业发展的意见》	加快天津市中医医疗服务发展，健康管理及相关服务等为主要内容的中医药健康服务业发展，满足人民群众日益增长的健康服务需求
	2015 年	《河北省中医药健康服务发展规划（2015—2020 年）》	进一步加快河北省健康服务业发展，基本建立中医药服务体系
	2022 年	《天津市中医药强市行动计划（2022—2025 年）》	全面建成与天津社会主义现代化大都市功能定位相匹配的中医药产业集群，打造中医医疗高地、传承创新高地、人才高地、产业高地、文化高地。走出一条符合规律、引领方向、体现特点的中医药传承创新发展之路，人民群众对中医药的认可度、获得感进一步提升，中医药传承创新能力进一步增强，中医药产业的支柱地位进一步强化

续表

涉及方面	发文年度	文件名称	主要内容
卫生事业协同发展	2015 年	《京津冀卫生计生事业协同发展合作协议》	落实京津冀三地之间的临床检验结果互认，落实京津冀三地专业技术人员继续教育学分互认，推动管理干部和专业技术人员交流任职
	2017 年	《北京市促进卫生与健康事业改革发展 2017 年度行动计划》	扩大京津冀三地临床检验结果互认范围，推动医学影像检查资料共享
	2022 年	《河北省“十四五”健康老龄化行动计划》	加强京津冀医疗服务合作。完善京津冀三地医疗卫生政策协同，推动京津冀医疗机构临床检验结果互认、医学影像检查资料共享和跨省异地就医门诊医疗费用直接结算
医药健康产业发展	2016 年	《关于促进河北省医药产业健康发展的实施意见》	全面提升河北省医药产业核心竞争力，促进医药产业持续健康发展
	2016 年	《关于支持河北省大健康新医疗产业发展的意见》	引导和支持河北省大健康新医疗产业快速发展，打造新的经济增长极，更好地满足人民群众多样化、多层次的健康需求
	2018 年	《北京市加快科技创新发展医药健康产业的指导意见》	到 2020 年，全市医药健康产业规模稳步增长，新药研发能力继续保持全国领先，全行业研发投入占主营业务收入比重达到 6% 以上；产业布局和产业结构持续优化，新一代健康诊疗与服务产业创新集群规模不断扩大，产业智能化水平显著提升 推进京津冀医药健康产业协同发展。引导医药健康产业在京津冀地区有序布局，发挥各地比较优势，完善产业链上下游协作发展机制，推动形成产业链完整、各类要素优化配置的发展格局
	2021 年	《北京市加快医药健康协同创新行动计划（2021—2023 年）》	推动京津冀协同创新发展。瞄准医药健康产业链价值高端和上下游关键技术环节，实施“强链工程”，支持领军企业在津、冀地区布局和建设原料药、加工制造等相关基础设施，形成京津冀供应链产业集群，提升产业链协同水平。建立京津冀公共卫生应急体系，加强区域协同，建设公共卫生应急物资的研发、生产、物流全链条储备体系
健康衍生产业发展	2016 年	《关于推进健康天津建设的实施意见》	要以健康文化建设为重点，积极引导支持健康产业发展，推动养老、旅游、互联网、健身休闲、食品、农产品等六方面融合发展，全面提升健康文化和产业创新水平
	2017 年	《“健康北京 2030”规划纲要》	发展多元化健康产业。重点支持多元化社会办医，健康产业创新发展，加快健康产业与体育、旅游和文化等其他产业融合发展。到 2030 年，健康产业与相关产业实现融合发展，形成一批具有较强创新力和国际竞争力的健康企业

续表

涉及方面	发文年度	文件名称	主要内容
健康衍生产业发展	2022 年	《河北省“十四五”国民健康规划》	推动京津冀健康协同发展。落实党中央国务院关于京津冀协同发展的工作部署，优化京津冀医疗卫生资源布局，加强公共卫生合作，共建京津冀疾病防控一体化合作平台，完善重大疫情和突发公共卫生事件联防联控工作机制，提升区域疾病防控能力 加快健康制造业发展。鼓励有条件的地方建设医疗装备应用推广中心，打造医疗装备产业集群。围绕健康促进、慢病管理、养老服务等需求，重点发展健康管理、智能康复辅助器具、科学健身、中医药养生保健等新型健康产品 推动健康产业融合发展。健全互融、互动、互促的“健康+”产业新体系，积极引入多元投资主体，大力推动卫生健康与旅游、养老、体育等产业融合发展。充分发挥中国河北自由贸易试验区政策优势，积极推动生物产业和细胞治疗的融合发展。打造一批高端健康产业集群，加快建设医药基地、康养胜地、健康旅游示范区、康养旅游聚集区和特色康养小镇
健康保险发展	2016 年	《北京市人民政府办公厅关于加快发展商业健康保险的实施意见》	扩大健康保险产品供给，丰富健康保险服务，使商业健康保险在深化医药卫生体制改革、推进健康服务业全面发展

（二）经济环境

在京津冀协同发展背景下，三地人均 GDP 呈现上升趋势；2015—2020 年京津冀地区人均可支配收入、人均消费支出与人均医疗保健支出情况均呈现逐年上升的趋势，为其在健康产业的支出提供了经济基础，为健康产业的发展提供了良好的经济环境（见图 1、图 2）。作为潜力巨大的经济资源，预计到 2030 年，中国健康产业市场总额将增至 16 万亿元[5]。

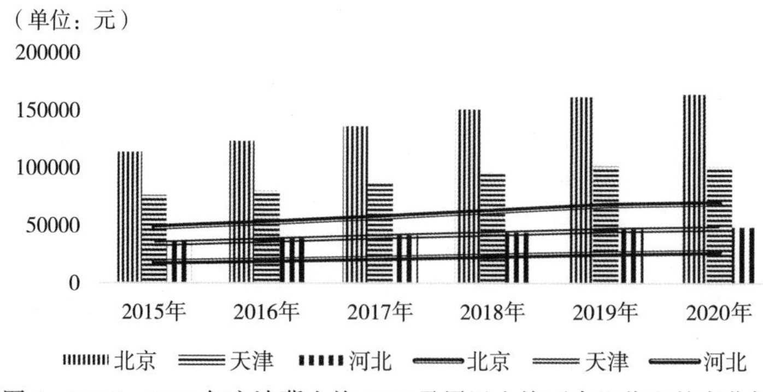

图 1　2015—2020 年京津冀人均 GDP 及居民人均可支配收入的变化情况

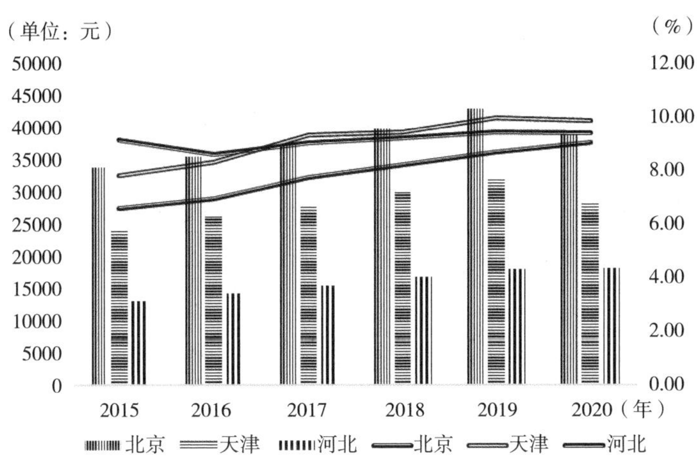

图 2　2015—2020 年京津冀地区居民人均消费支出及医疗保健支出占比

根据陈英耀等[6]学者的研究，投资健康有利于降低疾病负担，提高劳动生产，从而促进经济。本研究发现，2020 年京津冀地区社会卫生费用的所占比例达到全国平均值以上，政府卫生费用和个人现金卫生费用的所占比例低于全国平均水平。其中，北京的基本卫生支出占医疗总费用的比例超过 59.86%，天津的卫生费用比较 2015 年相比有所增加（见表 2）。控制卫生费用，加大政府对健康产业的投资，是京津冀地区未来的发展趋势。

表 2　2015 年和 2020 年京津冀卫生总费用构成

地区	年份	政府卫生支出		社会卫生支出		个人现金卫生支出	
		绝对数（亿元）	占比（%）	绝对数（亿元）	占比（%）	绝对数（亿元）	占比（%）
北京	2015	445.81	24.30	1069.88	58.31	319.07	17.39
	2020	809.83	26.74	1812.81	59.86	405.62	13.39
天津	2015	202.24	26.86	317.37	42.16	233.19	30.98
	2020	191.61	21.11	452.13	49.82	263.83	29.07
河北	2015	552.58	29.68	622.13	33.42	686.78	36.89
	2020	848.36	27.64	949.29	41.43	949.29	30.93
京津冀	2015	1200.63	26.99	2009.38	45.16	1239.04	27.85
	2020	1849.80	28.78	3006.31	46.77	1571.69	24.45
全国	2015	12475.28	30.45	16506.7	40.29	11992.65	29.27
	2020	21941.90	30.40	30273.67	41.94	19959.43	27.65

数据来源：2016 年《中国卫生健康统计年鉴》和 2021 年《中国卫生健康统计年鉴》。

（三）社会文化环境

如图 3 所示，2013—2020 年京津冀三地 65 岁以上老年人口数量越来越多，65 岁以上人口比重由 2013 年的 9.19% 上升到 2020 年的 13.89%，说明这些地区老龄化日趋严重且增长速度较快，由老龄化社会释放的健康产业需求量会大幅增加。同时，中国人均预期寿命已经从 1949 年的 35 岁提高到了 2021 年的 77 岁，慢性病患者的生存期不断延长，不但会降低患者的生存质量，还会增加患者的疾病经济负担。本研究统计了 2008 年、2013 年和 2018 年中国居民两周患病率情况（见图 4）。京津冀地区居民两周患病率逐渐升高，增加了居民的卫生服务需要。

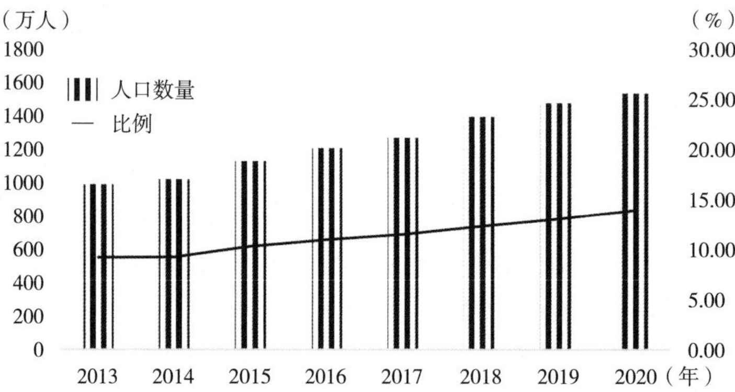

图 3　2013—2020 年京津冀地区 65 岁以上人口数量及比例

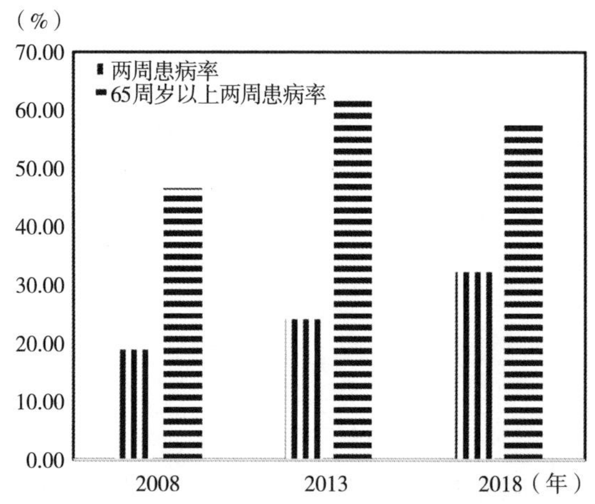

图 4　京津冀地区居民两周患病率及 65 岁以上居民两周患病率

数据来源：2013—2021 年《北京市统计年鉴》《天津市统计年鉴》《河北省统计年鉴》《中国卫生健康统计年鉴》《中国卫生计划生育统计年鉴》及北京市统计局官网等网站。

（四）资源环境

自然资源方面，河北省域内中药材资源丰富，种类多达1700余种。河北北部和西北部山区野生药材资源丰富，2017年河北中药种植面积达262万亩，中药材种植面积排名全国第7，是中国大健康产业材料的供给保障基地[7]。天津市域内中药品种多达800余种，涉及动物类、植物类、滋补菌类等176科品种。有44种资源蕴藏丰富的中药材，其中优质中药资源19种，为天津地区中药材种植品种的选择提供了依据。北京市域内中药资源多达900余种，涉及植物、动物、矿物等186科品种。北京市门头沟、西山地区拥有丰富的中草药资源，质量较高。

品牌资源方面，京津冀地区拥有较多从事健康产业的品牌企业，本研究对部分健康产业品牌进行了汇总，如表3所示。

表3 京津冀地区健康产业品牌

省份	健康产业品牌	主要业务内容
北京	中关村生命科学园	生命科学研究、生物技术、生物医药等
	国家蛋白质科学中心	蛋白质组学、功能、医学转化等
	北京诺华制药有限公司	新型化合药物、新型抗癌药物等
	百济神州生物科技有限公司	基础医学研发、临床医学研发、药物研发等
	同仁堂	生产丸剂、颗粒剂等
	中国医药集团	生物技术产品等
	倍利优	中老年健康产品与服务等
	御生堂	中医药产品与服务等
天津	天津天狮国际健康产业园	健康管理服务等
	天士力集团	生物医药，生物技术，健康保健产业和医疗康复、健康养生、健康管理服务业等
	中康大健康产业	医疗器械、健康咨询等
	宝基健康产业集团	医疗服务、药品批发等
	泰康保险集团	养老健康产业
河北	河北北戴河生命健康示范区	健康制造业、健康农业等
	石药控股集团有限公司	药物研发、生产、销售
	华北制药集团有限责任公司	药物研发、生产、销售

（五）人才环境

人才资源是京津冀健康产业发展的重要驱动力量。2020年，北京协和医学院设立群医学专业，目的是在提倡医学跨行、社会多部门紧密合作，以确保最大限度地提高对全人群生命周期整体的社会健康综合效益；2018年，天津中医药大学开设了健康服务与管理专业，课程涉及中医药学、临床医学、管理学、预防医学、心理学等学科领域，旨在培养具有专业健康管理知识和技能的人才；2020年，河北医科大学开设健康服务与管理专业，旨在培养满足社会多样化需求，适合健康模式转变以及大健康产业需要的高素质应用型人才；除高校外，京津冀地区的部分科研院所也在积极培养拥有医学基础的健康管理人才，推动京津冀健康产业的发展。

二、京津冀健康产业规模现状

自2015年产业协同发展战略实施以来，京津冀三地发挥区域健康产业资源优势，通过搭建产业链协同创新平台、开展诸如健康产业园区共建共享的协同发展合作项目、三地之间临床检验结果互认和异地就医医保定点医疗机构互认等多种方式，促进京津冀健康产业协同发展和进一步合作，取得了明显的成效[8]。

（一）生物医药产业基础雄厚

生物医药健康产业是中国正在着力开发的一个重要高科技新型生物领域，同时也是中国各省、市、地区的重要生物产业链之一。《“十四五”生物经济发展规划》中更是将“面向人民生命健康的生物医药”作为生物经济四大重点领域之一，并对推动医疗健康产业发展作出专门部署[9]。京津冀区域内具有充足的科技、人才、资金等政策优势，是中国生物与医药产业开发的重要地区。与京津冀三地区生物医药发展具有很大的互补性，形成以北京为核心、天津和河北为协作发展的格局[10]。

1. 京津冀三地生物医药产业现状

北京生物医药产业园区内，现已建立起“一南一北、各具特色”的生物医药发展产业空间布局。在基础科研与工程技术的研发领域，北京还拥有中国医学科学院、军事医学科学院等高端科研机构。目前，北京已经建立了生物制药、医疗技术研究和健康教育领域的集群体系[2]。

天津已逐渐建成一整套相对比较完整且科学有效的健康产业价值链，在中医药健康旅游、中药制药等领域均处于全国领先水平。建立了以天津滨海“滨城”生物医药产业聚集区为核心、西青经济技术开发区、武清国际健康产业园、静海中日健康产业园等生物医药特色产业体系。根据《天津市生物医药产业发展“十四五”专项规划》，预计到2025年，天津生物医药产业总产值将突破1000亿元[11]。

河北生物医药工业中心主要设在石家庄市高新区和开发区、北京沧州渤海新区、雄安新区等地，已形成了石家庄市国际生物产业基地、安国现代中医药产业园、北京沧州渤海新区生物医药工业园等国家重点生物医药工业园群，有华北制药、以岭制药、中国石药集团等国内百强企业，其中中医药产业发展最为突出，中药注射液产量居全国首位，连翘、柴胡、黄芪、知母、黄芩等中药材产量居全国前列[12]。本研究整理了京津冀地区生物医药产业园及产业园区概况（见表4、表5）。

表4 全国生物医药产业园区百强榜中的京津冀部分园区

全国排名	产业园区名称	所在城市
1	中关村科技园区	北京
3	北京经济技术开发区	北京
15	石家庄高新技术产业开发区	石家庄
19	天津经济技术开发区	天津
28	天津滨海高新技术产业开发区	天津
45	北辰经济技术开发区	天津
48	武清经济技术开发区	天津
60	西青经济技术开发区	天津

数据来源：火石研究院。

表5 京津冀生物医药产业园区概况

区域	产业方向	省份
中关村科技园区大兴生物医药产业基地	生物医药	北京
北京经济技术开发区	健康管理与服务	北京
北京天竺空港经济开发区	重大疾病药物	北京

续表

区域	产业方向	省份
北京林河经济开发区	生物医药	北京
北京亦庄永清高新技术产业开发区	生物医药	北京
天津滨海新区	医药健康	天津
西青经济技术开发区	特色中成药	天津
武清经济技术开发区	化学制药、生物医药、医疗器械	天津
津南经济开发区	大健康、医疗器械	天津
北辰经济技术开发区	中药、医疗器械	天津
京津合作示范区	健康医疗	天津
中日（天津）健康产业发展合作示范区	大健康	天津
沧州渤海新区	生物医药	河北
河北雄安新区	现代生命科学和生物技术	河北
石家庄正定新区	医疗健康	河北
石家庄高新技术产业开发区	生物医药、现代中成药、医疗器械	河北
石家庄经济技术开发区	生物医药、化学制药、医疗器械、现代生物医学	河北
廊坊经济技术开发区	生物医药	河北
燕郊国家高新技术产业开发区	医疗器械	河北
河北白洋淀科技城	生命科学、现代农业与健康服务	河北
定州市高新技术产业开发区	生物医药	河北
河北兴隆经济开发区	中药材种植、中成药	河北
安国现代中药工业园区	现代中医	河北
固安肽谷生命科学园	生命科学	河北
北戴河生命健康产业创新示范区	生命健康	河北

2. 京津冀生物医药产业实力全国对比——以京津冀、长三角、珠三角地区为例

本研究选出了京津冀、长三角、珠三角地区进入百强榜的企业及排名。从表 6 可知，在 2021 年中国医药工业百强榜中，京津冀、长三角、珠三角 3 个区域共有 61 家企业上榜，占比 61%。前 10 位中占据 8 席；前 20 位中占据 15 席，不仅总体占比大，且大企业优势明显。从各区域数量与占比看，长三角 35 个，京津冀 21 个，珠三角 5 个（见表 6）。

表 6 2021 年度中国医药工业百强榜（京津冀、长三角、珠三角部分）

排名	企业名称	所在区域	排名	企业名称	所在区域
1	中国医药集团	京津冀	43	天士力控股集团	京津冀
2	华润医药控股	京津冀	44	普洛药业股份	长三角
3	广州医药集团	珠三角	45	浙江华海药业股份	长三角
4	上海复星医药集团	长三角	47	艾康生物技术（杭州）	长三角
6	扬子江药业集团	长三角	48	深圳市海普瑞药业集团	珠三角
7	上海医药集团	长三角	53	华立医药集团	长三角
9	石药控股集团	京津冀	54	浙江康恩贝制药	长三角
10	江苏恒瑞医药股份	长三角	56	深圳东阳光实业发展	珠三角
12	中国远大集团	京津冀	58	先声药业	长三角
13	拜耳医药保健	京津冀	59	石家庄四药	京津冀
14	诺和诺德（中国）制药	京津冀	61	悦康药业集团	京津冀
15	正大天晴药业集团	长三角	62	浙江仙琚制药	长三角
16	阿斯利康制药公司	长三角	63	信达生物制药（苏州）	长三角
17	赛诺菲（中国）公司	京津冀	66	上海勃林格殷格翰药业	长三角
20	上海罗氏制药公司	长三角	68	上海创诺医药集团	长三角
22	珠海联邦制药股份	珠三角	69	江苏苏中药业集团	长三角
23	新和成控股集团	长三角	70	中美上海施贵宝制药	长三角
24	丽珠医药集团	珠三角	73	浙江九州药业	长三角
26	杭州默沙东制药公司	长三角	78	南京健友生化制药	长三角
31	江苏豪森药业	长三角	79	北京泰德制药	京津冀
32	华北制药集团	京津冀	81	江苏康缘药业	长三角
33	石家庄以岭药业	京津冀	83	中国医药健康产业股份	京津冀
34	费森尤斯卡比（中国）	京津冀	84	神威药业集团	京津冀
35	浙江东方基因生物	长三角	86	甘李药业股份	京津冀
36	北京诺华制药公司	京津冀	88	百特（中国）投资	长三角
37	中国北京同仁堂集团	京津冀	90	江苏恩华药业股份	长三角
38	天津市医药集团	京津冀	92	上海莱士血液制品	长三角
39	江苏济川控股集团	长三角	93	江苏奥赛康药业	长三角
40	浙江海正药业股份	长三角	95	京新控股集团	长三角
41	天津红日药业股份	京津冀	99	卫材（中国）投资	长三角
42	浙江医药股份	长三角			

数据来源：中国医药工业信息中心。

3. 2021年京津冀医疗器械产业与长三角、粤港澳大湾区实力对比

根据表7，长三角、粤港澳大湾区、京津冀医疗器械产业2021年产值分别为2740.6亿元、1903.4亿元和1210.2亿元。与长三角、粤港澳大湾区相比，京津冀地区医疗器械产值还有较大差距。但其增速为5.7%，远高于长三角以及粤港澳大湾区的-3.4%和-13.2%，是三大区域中唯一产值正增长的地区。在企业总数上，长三角地区、粤港澳大湾区、京津冀地区分别为181996家、136738家和86044家，考虑到长三角地区为两省一市，长三角地区和粤港澳大湾区并未有明显差距，京津冀的医疗器械企业数量则明显低于另外两个地区。此外，三地在企业结构上并未出现明显差别（见表7）。

表7　2021年京津冀、长三角、粤港澳大湾区医疗器械产业实力概况

地区	产业总值（亿元）	产业总值增速（%）	企业总数量（家）	生产企业数量（%）	高新技术企业数量（%）	科技型中小企业数量（%）	经营企业数量（%）
长三角	2740.6	-3.4	181996	4.4	1.2	1.4	93.0
粤港澳大湾区	1903.4	-13.2	136738	3.5	1.1	1.3	94.1
京津冀	1210.2	5.7	86044	4.1	1.0	0.9	94.0

数据来源：国家药监局、各省（自治区、直辖市）药监局官方网站。

（二）医疗卫生资源

自2015年京津冀产业协同发展战略实施以来，京津冀地区政府及相关部门发布了一系列政策促进区域卫生事业的发展，如《京津冀卫生计生事业协同发展合作协议》《京津冀医疗保障协同发展合作协议》等，同时开发“京廊810”“京衡名片”等推进京津冀医疗卫生事业协同发展，充分利用三地医疗卫生资源进行优势互补。目前，京津冀三地已初步落实临床检验结果互认等工作，正逐渐完成三地定点医疗机构互认，协同管理工作[13-14]。

2020年，京津冀三地医疗卫生机构总数为103376家，占全国总数的10.1%，较2015年提高了0.54%。其中，北京市、天津市、河北省分别为10599家、5838家、86939家，较2015年分别增加了628家、315家、8345家，增长率均高于全国平均水平（见图5）。

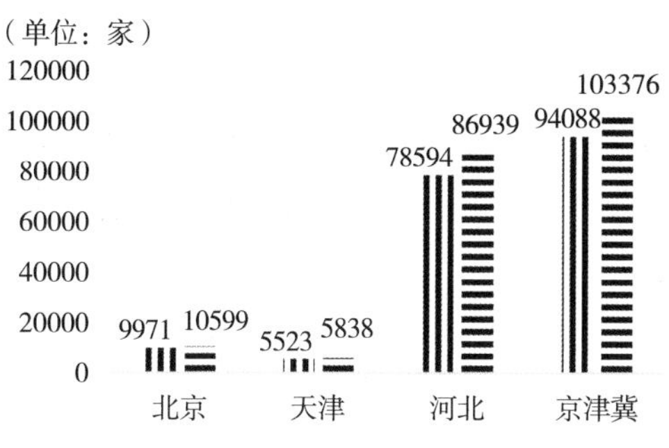

图 5　2015 年、2020 年京津冀医疗卫生机构数量

2015 年和 2020 年，京津冀地区每千人口医疗卫生机构床位数总体低于全国平均水平，病床使用率呈下降趋势。2020 年，京津冀三地医院病床使用率分别是 60.90%、61.60% 和 70.80%，低于全国平均水平；北京、天津两地平均住院日高于全国平均水平（见表 8）。

人才培养方面，京津冀地区建立了三地医疗卫生人才交流与合作机制，开展三地专业技术人才继续教育学分互认、医院一对一帮扶、首都名医走基层等一系列促进京津冀医疗卫生人才交流与合作的活动[13]。2020 年京津冀地区共有卫生人员 116.6 万人，占全国卫生人员 8.6%。京津冀地区每千人口卫生人员 10.56 人，高于全国平均水平 9.54 人。其中，北京、天津、河北每千人口卫生人员数量分别为 15.9 人、10.32 人和 9.04 人。2015—2020 年京津冀地区每千人口卫生人员数量增长速率为 23.22%，全国平均水平为 23.42%，相差 0.2%，增长速率基本一致（见图 6）。

表 8　2015 年和 2020 年京津冀地区病床使用率

地区	每千人口医疗卫生机构床位数（张）		医院病床使用率（%）		平均住院日（天）	
	2015 年	2020 年	2015 年	2020 年	2015 年	2020 年
北京	5.10	5.80	80.60	60.90	10.9	9.9
天津	4.43	4.92	81.60	61.60	10.9	9.6
河北	4.65	5.92	83.60	70.80	9.1	9.3
全国	5.07	6.44	85.40	72.30	9.6	9.5

数据来源：2016 年、2021 年《中国统计年鉴》。

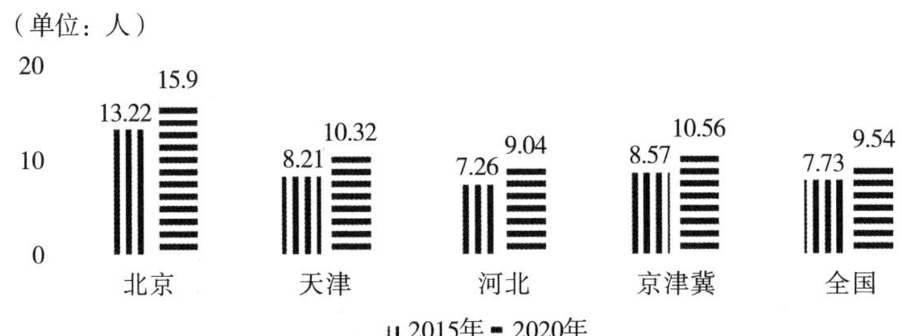

图6　2015年和2020年京津冀地区每千人口卫生人员数量

数据来源：2016年、2021年《中国统计年鉴》。

2020年，京津冀地区卫生总费用为7004.91亿元，较2015年增加2555.87亿元，占全国比例为9.7%。人均卫生总费用6381.25元，远高于全国平均水平，较2015年增加2326.35元（见图7）。

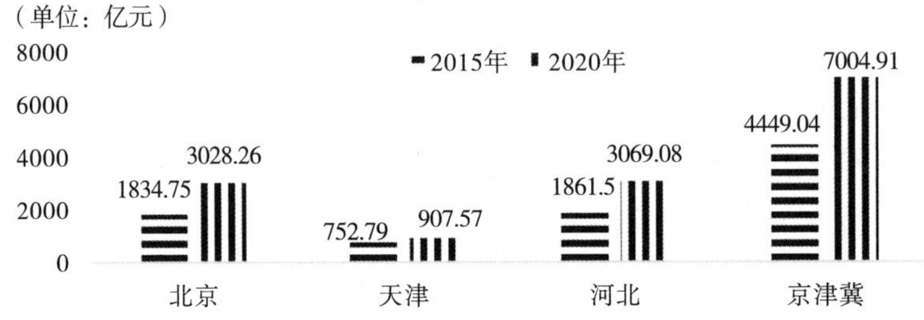

图7　2015年和2020年京津冀卫生总费用

数据来源：2017年《卫生和计划生育统计年鉴》和2022年《中国卫生健康统计年鉴》。

三、京津冀健康产业特色品牌

（一）河北北戴河生命健康产业创新示范区

1. 园区介绍

北戴河生命健康产业创新示范区开启了大健康产业园区发展的创新性探索。将“医、药、养、健、游”相结合，园区积极推进生命健康服务业、生命健康制造业、绿色健康农业的发展，推动大健康产业的快速发展[15]。示范区创建为国家战略，同时纳入河北“十三五”规划，推动园区多元化发展。助力京津冀生物技术发展，提供创新转化基地，提升医疗服务质量，聚集高端医疗服务，建设世界一流水平滨海康养区。

2. 园区发展

自 2015 年以来，示范区在申请通过前便开始积极推进园区建设。园区内北大未名集团投资建设的项目已经成为全球最大的细胞制备中心，于 2016 年 11 月 17 日正式生产运营，为园区细胞医疗研究提供了强大支持，将推动京津冀大健康产业的联动发展，中心整体建设水平符合中、美、欧三方标准，以细胞科技为重点，研究多种疾病的治疗方案。

2017 年 5 月，《北戴河生命健康产业创新示范区推进工作方案》正式发布，旨在促进该园区的可持续发展[16]。围绕国家区域医疗中心的发展战略，2020 年 11 月，园区与北京医院合作建立北京医院北戴河心脑血管病医院，打造京津冀心脑血管病医疗中心。2021 年 6 月，园区进驻由中国 14 家一流水平医疗产业园共同构成的全国大健康产业园共同体，将积极推动园区发展，吸引国际优质医疗资源，促进学术科研交流，推动资源共享，进一步推动中国大健康产业发展。

3. 辐射发展

北戴河生命健康产业创新示范区建设带动了北戴河新区多个高端旅游，推进了众多健康产业项目，举办过多届生命科学峰会，康养论坛以及旅游产业发展大会等众多重要会议，还主办过帆船帆板、马术、网球等大型比赛。

（二）天津天士力集团

1. 企业概况

天士力控股集团创建于 1994 年，是一家以大健康产业为主线的国际化科技企业集团。生命医学产业是天士力控股集团专注发展的产业体系。企业立足大生物医药、再生医学与生物医学工程，坚持高新、高智、高端化发展。以复方丹参滴丸为代表的系列现代中药国际化引领产业实现标准化、智能化。企业创造了世界领先的高速滴丸生产线和中药数字化智能提取生产线，先进制造平台入选工业和信息化部“2016 年智能制造试点示范”，获首批全国“两化”融合管理体系评定，荣膺国务院批准设立的第四届“中国工业大奖”。以可选性刚需、公允性自费、科技性升级为定位，前瞻布局细胞治疗、互联网慢病 + 数字疗法、高强度聚焦超声技术等新业务，围绕重大慢病防、诊、治、康打造集成解决方案，建立健康管理功能网。

2. 产业体系

（1）天士力医药：该企业现代中药，化学药、生物创新药的药物组合，创新健康管理解决方案，涵盖了健康里程内的全部环节，为病人及家属提供个性化、全病程的综合集成医学解决方案。

（2）大健康产业：2020 年 7 月，天士力控股集团和河北安国市政府签署了合作协议，双方的合作会更加深入，做到优势互补，积极促进京津冀地区健康产业发展，加快安国数字化中药都的发展，促进安国中药都成为中医药产业的前沿高地。积极推动“数字本草”发展，推动安国数字中药都聚商交易平台建设；搭建客户交流交流平台，提供优质服务，推动京津冀健康产业的联动发展。该企业旗下的帝泊洱生物茶集团将茶文化传承、科技创新、建筑艺术聚合，积极推动健康旅游发展。2018 年，天力士帝普洱生物茶谷获得国家 AAAA 级旅游景区认定。旗下吉林天士力矿泉饮品有限公司以制药标准生产健康饮品，推动现代化健康饮品发展。

（3）天士力医院是天津市医保定点服务机构，获批开通天津北辰区首家民营互联网医院，拥有互联网医院医保服务资质。该企业打造了以互联网医院和慢病管理平台为入口聚智大健康“医药患险”一站式闭环健康服务平台，开发线上健康咨询、门诊续方、健康管理、定药等功能，智能管理电子健康档案、处方线上流转、医保联网与在线结算、库存的自动匹配与自动化药品分拣、高质量药品配送。构建起诊前诊中诊后的一体化服务新体系，形成了线上线下联动的数字健康功能网，推动大健康产业数字化平台发展。

（4）天士力国际：企业利用全球资源，共享健康，积极融入国家“一带一路”倡议，推动中药现代化、国际化发展，进军国际市场，利用国际市场资源，研发大产品，“培育世界级大药”，建设整合国际化医学服务模式。

天士力科普教育基地：该企业建设了科普教育基地，面向社会各界人士普及包括中医药科学、中医药历史文化、中医药智能制造、中药材种植、健康管理、资源性功能食品等在内的大健康科普知识、传播大健康科学思想科学文化，弘扬科学精神、促进大健康科普事业发展，有利于促进大众从关注疾病提升为关注健康，从关注生命安全提升为关注生命健康，促进大健康科学理念传播。该基地以提高公众大健康意识和认知水平为目标，先后开展了“让中医药在疫情防控中贡献更多中国智慧”等 20 多项主题科普活动。

四、京津冀健康产业协同发展分析

本研究基于探索 2021 年京津冀地区的截面数据，运用耦合协调模型，分析 2021 年京津冀三地医疗服务设施供需的耦合协调程度，掌握京津冀地区医疗服务设施的供需耦合关系，为卫生事业及健康产业协同发展规划提供依据。

（一）资料与方法

1. 指标选取与数据来源

本研究参考杨茜茜等[17]的研究，医疗服务设施需求子系统方面，选取京津冀地区常住人口数、老年人口抚养比、文盲人口占 15 岁及以上的比重、人均可支配收入、每千人口卫生技术人员数共 5 个方面作为评价标准；医疗服务设施供给子系统方面，选取卫生机构数、卫生技术人员数、卫生机构床位数、地区生产总值 4 个方面作为评价标准（见表 9）。本研究的医疗服务设施数据来自 2022 年《中国卫生健康统计年鉴》、2022 年《北京市统计年鉴》、2022 年《中国统计年鉴》及北京市统计局网站等，无缺失值。

2. 分析方法

（1）指标的权重确定

本研究将指标分为正向和逆向指标，鉴于低文化人口占 15 岁以上比重越低、表示居民受教育程度越高，一定程度上表示医疗服务设施效率越高，所以将其设定为逆向指标，其余均为正向指标。公式中，X_{ij} 表示 i 省 j 指标的原始数据；X_{ij}' 表示标准化后的数据。对数据做无量纲化处理，使指标具有可比性。采取熵值法计算权重指标，公式如下：

$$X_{ij}'=\frac{X_{ij}-X_{\min}}{X_{\max}-X_{\min}} \quad （正向指标） \tag{1}$$

$$X_{ij}'=\frac{X_{\max}-X_{ij}}{X_{\max}-X_{\min}} \quad （逆向指标） \tag{2}$$

$$P_{ij}=\frac{X_{ij}'}{\sum_{i=1}^{n}X_{ij}'} \tag{3}$$

$$E_j=-\ln(m)P_{ij}\ln(P_{ij}) \quad (4)$$

$$e_j=1-E_j \quad (5)$$

$$W_j=\frac{e_j}{\sum_{i=1}^{m} e_i} \quad (6)$$

（2）综合评价模型

采用综合评价模型分别计算北京、天津、河北三地医疗服务设施供需的综合得分值。公式如下：

$$S_k=\sum_{i=1}^{m} W_j X_{ij} \quad (7)$$

其中 W_j 表示系统第 j 项指标的权重；S_k 为系统综合评价指数，S_k 越大表示系统发展水平越高。

（3）耦合协调函数

耦合度是指两个（或两个以上）系统通过来自自身和外界的各种相互作用而彼此影响的现象[18]。本研究将医疗服务设施供给子系统中各指标的综合发展值表示为 S_1，将医疗服务设施需求系统中各指标的综合发展值表示为 S_2，两系统间的耦合度计算公式为

$$C=\sqrt{\frac{(S_1 \cdot S_2)}{(\frac{S_1 \cdot S_2}{2})^2}} \quad (8)$$

$$D=\sqrt{C \cdot T} \quad (9)$$

其中，$T=\alpha F(X)+\beta G(Y)$，取 $\alpha=0.5$，$\beta=0.5$ 表示医疗服务设施供给能力子系统与医疗服务设施需求子系统的重要性。为了更直观地体现京津冀地区医疗服务设施供给与需求之间的耦合协调情况，本研究引入耦合协调区间概念[19]，失调衰退区间，过渡调和区间和协调发展区间。耦合协调度值在失调衰退区间表示医疗服务设施供给与需求之间不协调；过度调和区间表示如果施加干预措施，则可以使医疗服务设施供给与需求相协调发展；在协调发展区间表示京津冀地区医疗服务设施供给与需求合格（见表 10）。

表 9　医疗服务设施供给与需求指标及权重

指标层	一级指标	指标权重	指标性质
医疗设施供给	卫生机构数	0.408	正向
	卫生技术人员数	0.185	正向
	卫生机构床位数	0.251	正向
	地区生产总值	0.154	正向

续表

指标层	一级指标	指标权重	指标性质
医疗设施需求	常住人口数	0.243	正向
	老年人口抚养比	0.154	正向
	文盲人口占 15 岁及以上的比重	0.156	逆向
	人均可支配收入	0.187	正向
	每千人口卫生技术人员数	0.258	正向

表 10　医疗服务设施协调发展程度和等级

耦合协调度（D）	$0 \leqslant D < 0.4$	$0.4 \leqslant D < 0.5$	$0.5 \leqslant D < 0.6$	$0.6 \leqslant D < 0.7$	$0.7 \leqslant D < 0.8$	$0.8 \leqslant D < 0.9$	$0.9 \leqslant D < 1$
协调区间	失调衰退	过度调和	过度调和	协调发展	协调发展	协调发展	协调发展
协调等级	失调	濒临失调	勉强协调	初级协调	中级协调	良好协调	优质协调
协调类型	$S_1 > S_2$	需求损益	需求损益	需求滞后	需求滞后	需求滞后	需求滞后
	$S_1=S_2$	供需共损	供需同步	供需同步	供需同步	供需同步	供需同步
	$S_1 < S_2$	供给损益	供给损益	供给滞后	供给滞后	供给滞后	供给滞后

注：S_1，S_2 分别表示医疗服务设施供给综合指数和医疗服务设施需求综合指数。

（二）结果

1. 京津冀地区医疗服务设施供给与需求的综合评价指数

2021 年，京津冀三地医疗服务设施需求综合评价指数大于供给综合评价指数的有北京和天津，表现为“供不应求”状态；河北医疗服务设施供给水平较高，供给综合评价指数大于需求综合评价指数，表现为供过于求的状态（见表 11）。

2. 京津冀地区医疗服务设施供给与需求的耦合度分析

耦合度值的大小取决于医疗服务设施供给与需求相互发展及相互依赖的程度[20]。本研究结果显示，京津冀地区耦合度值均大于 0.7，其中，北京、河北两地耦合度值均大于 0.9（见表 11），说明京津冀地区医疗服务设施供给与需求两个子系统相互依赖程度较为密切。

3. 京津冀地区医疗服务设施供给与需求的耦合协调程度及类型

基于表 11 中 2021 年医疗服务设施供给水平与需求水平各项指标的权重，运用综合指数法计算出 2021 年京津冀地区医疗服务设施供给与需求的综合得分，在此基础上采用耦合协调模型计算出2021年京津冀地区医疗服务设施供给与需求水平耦合度、协调指数与耦合协调度（见表11）。京津冀2021年年底医疗服务设施部分地区进入协调发展区间，其中，河北发展到了优质协调，北京发展到了中级协调，天津仍为过渡协调区间中，属于濒临失调状态。京津冀地区医疗服务设施的供需耦合协调类型如下：北京属于供给滞后型，天津属于供给损益型，河北属于需求滞后型。

表11　2022年京津冀地区医疗服务设施供给与需求的耦合协调度及类型

项目		北京	天津	河北
综合指数	S_1	0.318	0.101	0.998
	S_2	0.781	0.421	0.698
耦合度		0.906	0.788	0.984
协调指数		0.549	0.261	0.849
耦合协调度		0.706	0.453	0.914

五、京津冀地区健康产业存在的问题

（一）相较于供给型和环境型政策，需求型政策较少

政策作为外部环境，对健康产业的发展起重要作用。本研究发现，目前京津冀地区有关健康产业的政策表现为供给型政策、环境型政策占主要地位，需求型政策文本较少，这在一定程度上会影响京津冀健康产业的综合发展，特别是在供给侧结构性改革的经济发展大背景下，需求端政策的作用逐渐凸显出来。

（二）产业结构内部发展不均衡，作为核心产业的生物医药居于绝对主导地位，其他衍生产业处于初级阶段

健康产业内涵丰富，涉及的产业领域较为广泛，其中核心产业是生物医药。本研究发现，京津冀地区目前医药产业园区中大多数企业属于生物医药企业，大健康企业数量较少，有限的资源发展生物医药产业可能会造成健康衍生行业如健康养生、健康旅游、康复保健、商业健康保险等发展不充分，造成健康产业内部结构发展不均衡。同时，本研究发现京津冀地区居民卫生费用呈现

上升趋势，且卫生费用增长速度与生产总值增长速度接近甚至超过地区生产总值的现象出现。本研究认为可能与居民传统的“重治疗、轻预防”“重医疗、轻健康管理”的理念有关，从而使京津冀地区居民个人卫生支出呈上升趋势。

（三）健康产业专业人才培养起步较晚，培养市场和社会需求的健康产业人才尚处于摸索阶段

健康产业发展，专业人才是最重要的资源[21]。李金玉等[22]学者在全国做的研究发现，中国健康产业人才缺乏，具有医学背景的健康管理师和营销人才以及有食品营养专业背景的医药研发人员等需求较大。周肖英等[23]学者在无锡的研究发现健康产业的人才培养远不能满足社会需求。马晓濛[24]对中国健康产业人才的供需状况进行研究发现，中国高等医学院校缺乏与健康产业相关专业的人才培养。本研究发现，京津冀地区高等院校培养健康产业相关专业人才较少，起步相对较晚，绝大多数都是医学高等院校开设健康产业人才培养，但由于医学人才培养缺乏弹性且周期较长，已经无法满足健康产业广阔的市场需求。以中医药健康产业为例，所需人才包括中医健康管理师、中医护理人才、针灸推拿人才、中医药营销人才、中药种植人才等，但由于中医学自身学科性质，学习周期较长，不能及时弥补市场需求。

（四）资源的区域配置和发展协调水平尚低、协同性较差

根据宋永志[25]的研究，京津冀地区区域医疗卫生资源协同性较差，本研究通过综合指数发现，北京、天津两地医疗服务设施出现供不应求的现象，而河北医疗服务设施表现为供过于求的现象，有研究显示，天津、河北以及其他区域的人口在北京就医情况大约占据了北京总就医数量的40%，这也导致了北京每年的卫生服务需求增加。本研究认为，可能与卫生服务的供给弹性较小有关，根据图6及图7的结果，河北每千人口卫生人员数量、人均卫生总费用较北京、天津较少，卫生服务基础较弱，在短期内较难增加卫生服务供给量，可能致使河北的优质健康医疗资源配置不充分，增加异地就医的现象发生，造成患者的间接疾病经济负担增加的同时可能会导致京津冀地区健康产业发展不均衡。本研究通过耦合协调度发现，北京、天津两地协调水平较低，通过上述综合指数发现，北京、天津两地需求水平的综合指数大于供给水平的综合指

数。本研究认为，可能由于异地就医的存在，导致北京、天津两地需求水平远超过当地的供给水平。

（五）区域及行业发展缺乏统一规划，存在盲目多元化投资现象

建设“医、药、养、健、游”五位一体的大健康产业集群需要各环节均衡发展，根据赵龙[26]学者的研究，秦皇岛是一个传统沿海旅游城市，示范区2016年设立，起步较晚、基础薄弱，产业链不够丰富。缺乏全方位多层次的康养产业体系，专业人才、医疗资源等健康产业因素缺乏。旅游观光与医药康养的水平相差较大，造成实现产业融合较为困难；作为以中医药为核心的药企，近年天士力生物大力发展西药，投资生物药和化学药。同时发展这三大模块在资金规划、人才结构、研发重点、市场研判等方面出现冲突。生物药和化学药的研发需要大量资金，在大批传统药企通过资本推动企业发展时天士力生物上市失败。为投资扶持集团酒业等公司，将天士力股份质押，但酒业公司上市失败。

（六）自主研发能力较弱，高端领域中竞争力不强

本研究发现，京津冀地区在医疗器械方面与长三角、珠三角地区相比存在一定的差距，医疗器械产值较长三角地区与港澳大湾区相比存在较大的差距。沈艳兵等[27]学者在“十四五”京津冀大健康产业协同发展中发现，京津冀地区存在产业结构趋同、重大基础设施重复等问题，与本研究的结果相似。目前，京津冀地区在医疗器械高端领域仍属于探索阶段，虽然某些医疗器械已经有重大突破，但自主研发能力较弱，自主创新的品牌仍聚集在中低端品牌市场。且目前京津冀地区的医疗器械产业创新系统还未能与健康产业相联系。

六、京津冀地区健康产业发展的对策建议

（一）增加需求型政策的使用

政府在卫生监督体系运行良好的情况下，可以制定相关的需求型政策并保证经济活动向有利于国家或社会目标实现的方向进行。在健康产业的医药卫生

领域中，药品的“带量采购”政策是较有代表性的需求型政策，适当扩大药品和医疗器械的带量采购政策。国家发展和改革委员会统计显示，2022 年，京津冀地区已开展共 12 批次药品和医用耗材一体化集中带量采购，取得了显著的成效，有效地减轻了参保人员跨省异地就医“跑腿”“垫资”负担；使用更为多元化的购买方式，针对基本药物使用采购方式购买，针对数量少的急需药物，在采购过程中使用询价、招标和定点相结合的方式采购。同时，京津冀三地政府应深化国际贸易政策，发展健康产业外包行业，拉动京津冀地区健康产业的发展。

（二）实现卫生费用的合理增长

正确地对待自身健康问题，不仅是健康教育的主要内容，也是社会发展和卫生事业发展进步的重要体现。龚小芸[28]发现，老年人口抚养比与卫生费用支出呈正相关，同时，王连杰等[29]学者发现，健康状况对家庭和个人接受医疗以及较高的支出有重大影响。因此，本研究建议对不同年龄、不同健康状况的老年人实施有针对性的、分类化的健康服务。如对年轻老年人（WHO 将 60—74 岁定义为年轻老年人）或健康状况良好的老年人采取疾病预防和康复以及健康管理服务，对于 75 岁以上老年人及中重度健康问题的老年人提供日常的护理、诊疗临终关怀等服务，提高生活质量的同时，降低疾病的经济负担，控制卫生费用。同时，针对中国农村地区及低收入群体老年人，政府需要改革和完善医疗保险制度，发展商业健康保险及社会医疗保障制度，缩小城乡老年人医疗参保之间和收入有差距的老年人医疗参保之间的差距。针对日渐增加的健康产业规模和健康服务业，本研究建议京津冀三地政府应提高居民的健康素养，避免由于信息不对称造成的对健康产业领域的过度利用，从而造成健康产业的卫生费用增加。同时，相关部门如能积极吸引健康产业衍生行业进入京津冀地区，通过优化健康产业衍生产品供给、改善健康产业相关行业市场环境、加强健康产业相关产品市场精准监管，其市场潜力将不可预测。

（三）建立健康产业人才培养体系

健康产业人才的缺乏是阻碍京津冀地区健康产业发展的重要因素之一，因此需要重视健康产业的培训。首先，健康产业基地与各大医学和综合院校建立合作关系，开设实习基地，提供就业岗位的同时，培养应用型的健康产业领域建设人才；在各院校人才培养中，现有课程基础上加强医学和管理学相关课程比重，提升管理学课程重视程度[30]。高校既要基于该领域学生医学知识及技能，又要培养管理学的思维，能够统筹健康产业领域的资源分配，培养具有多学科知识的新型应用型人才；建立培训机构，对社会上对健康产业有兴趣并希望从事该项工作的人群进行培训，从而增加京津冀地区健康产业领域专业人才的供给，更好地适应需求的增加；对于规模较大的健康产业园区可以通过引进人才或分派优秀员工进行国外深造，增加自身技能的同时提升了健康产业服务的质量。通过上述方式培养出一批具有医学及健康相关知识，又具有管理能力及服务能力的复合型人才，为京津冀地区健康产业的发展作出贡献。

（四）提升北京优质产业资源的辐射效应

首先，加强北京在健康产业资源聚集中的辐射驱动作用，从而提高健康产业资源的积累能力。一方面，北京在卫生资源聚集达到一定规模后，应该防止卫生资源的过度拥挤造成的浪费，可以通过挑选优秀的医务工作者与河北医疗机构开展远程会诊、在河北建立分院的形式进行帮扶。另一方面，定期举办学术交流活动，河北医疗机构的医生可以定期安排当地优秀的医务工作者进京学习交流，以提高河北医疗服务质量，减少患者的外流，从而降低患者的疾病经济负担。其次，郭庆斌[31]等学者发现，中国在卫生资源配置问题上存在“俱乐部”效应。本研究发现，京津冀地区也同样存在“俱乐部”效应。本研究建议，京津冀地区政府及相关部门在制定基本准入制度及相关法律法规的基础上，仍需进一步为卫生资源增长创造良好的环境，允许卫生资源的流动，加强卫生资源服务体系建设，从而加快健康产业资源服务体系的建设，基本卫生服务的区域配置应以流动人口数量为重点。

（五）做好区域统一规划，调整发展定位，加强产业协作

确立相互支撑的发展定位，完善示范区产业体系，健全康养产业链，推动医药和康养产业协作发展，打破单一地理性聚集，加强内部关联，完善服务体系，合理配置资源，增加有效供给，通过医疗机构等的合作，聚合有健康管理和养生需求的消费群体，提升服务质量；优化服务环境，要利用自身优势，发挥历史悠久的疗养资源[27]，打造区域特色，发展“疗养胜地”的品牌优势，

避免同质化，突出区域优势才能在外部竞争中快速发展。

中药和生物药、化学药存在着巨大差异，作为传统中药企业要坚持中药独家品种研发，专注研发的同时不能忽略经典方剂的发掘；合理调整战略规划，发展茶业、投资白酒，已经偏离中医药健康发展初衷，影响企业中药的研发，资本运营投资具有不确定性，在发展中药成熟产业的基础上做重点投资，避免盲目多元化投资。

参考文献

［1］健康产业统计分类（2019）［J］. 中华人民共和国国务院公报，2019（23）：32–45.

［2］董微微，崔丽红，曹馨洁 . 京津冀健康产业协同发展现状与对策研究［J］. 城市，2021（12）：45–56.

［3］魏巍，张慧颖 . 政策工具视角下的京津冀健康产业政策文本量化比较研究［J］. 中国卫生政策研究，2018，11（7）：54–60.

［4］张招椿，胡海源，陈川，等 . 政策工具视角下我国家庭医生政策量化分析［J］. 中国全科医学，2019，22（10）：1139–1146.

［5］中共中央，国务院 .“健康中国 2030”规划纲要［Z］.2016.

［6］陈英耀，吕军，Stuart O.Schweitzer. 控制卫生费用还是投资于健康：兼论健康产业模式［J］. 中国医院管理，2003（4）：1–3.

［7］郑玉光 . 河北省中药资源发展报告（2019）［M］. 北京：经济日报出版社，2021.

［8］邵艳梅，刘志强 . 京津冀医疗保障协同发展路径研究［J］. 经济研究参考，2017（62）：28–33.

［9］国家发改委官网 .“十四五”生物经济发展规划系列解读四［EB/OL］.（2022–5–13）https：//www.ndrc.gov.cn/xxgk/jd/jd/202205/t20220510_1324456.html.

［10］赵朝霞，雍兰利 . 试论京津冀新兴产业链协同与优化布局——以生物医药产业为例［J］. 河北师范大学学报（哲学社会科学版），2023，46（2）：116–118.

［11］天津市工业和信息化局 . 关于印发天津市生物医药产业发展“十四五”专项规划的通知［EB/OL］.（2021–11–12）https：//gyxxh.tj.gov.cn/

ZWGK4147/ZCWJ6355/wjwj/202111/t20211112_5702172.html.

［12］李炳亮，常之魁.河北省大健康产业（2019）研究报告［J］.社会科学论坛，2020（6）：82-102.

［13］山东、北京、天津、河北、辽宁五省市卫生计生委.京津冀鲁辽签署协议推动卫生健康协同发展［EB/OL］.https：//www.gov.cn/xinwen/2018-10/11/content_5329596.html.

［14］北京市医保局、天津市医保局、河北省医保局关于印发《京津冀医保协同发展2022年工作要点》的通知［EB/OL］.（2022-6-22）http：//ylbzj.hebei.gov.cn/content/2161.

［15］国家发改委正式批复《北戴河生命健康产业创新示范区发展总体规划（2016-2030年）》［J］.城市规划通讯，2016（20）：3.

［16］河北省人民政府办公厅关于印发北戴河生命健康产业创新示范区推进工作方案的通知［J］.河北省人民政府公报，2017（5）：56-63.

［17］杨茜茜，张翔.我国医疗服务设施供需耦合协调度研究［J］.中国卫生经济，2020，39（12）：39-43.

［18］梁锦峰，杨茜茜.我国中医药服务能力与区域经济的耦合协调度研究［J］.卫生经济研究，2021，38（5）：22-26.

［19］张凤銮，李妍，张金秋，等.我国东中西部地区中医药人力资源供需耦合协调度研究［J］.卫生软科学，2022，36（5）：22-26.

［20］马迪，韩欣慰，杜金，等.山东省基层医疗卫生服务能力与区域经济的耦合程度评价［J］.中国卫生资源，2022，25（3）：363-366.

［21］Tan X, Zhang Y, Shao H. Healthy China 2030, a breakthrough for improving health［J］.Glob Health Promot，2019，26（4）：96-99.

［22］李金玉，刘英.服务于大健康产业的人才需求分析［J］.中国经贸导刊（理论版），2017（20）：65-66.

［23］周肖英，俞茹云，林莉莉.健康管理专业人才培养需求现况调查及分析［J］.卫生职业教育，2021，39（13）：130-132.

［24］马晓濛.基于职业教育视角下的健康产业人才培养模式探讨［J］.国际公关，2019（11）：119.

［25］宋永志.京津冀医疗卫生资源配置的协同研究［J］.产业与科技论坛，2022，21（20）：193-194.

［26］赵龙．北戴河生命健康产业创新示范区产业体系构建研究［D］．秦皇岛：燕山大学，2020.

［27］沈艳兵，单晨，黄璐琳．“十四五”京津冀大健康产业协同发展研究［J］．城市，2021（5）：3–10.

［28］龚小芸．人口因素影响中国医疗卫生费用支出的途径研究［J］．经贸实践，2018（17）：31–32.

［29］Wang L, Tang Y, Roshanmehr F, et al. The Health Status Transition and Medical Expenditure Evaluation of Elderly Population in China［J］.Int J Environ Res Public Health, 2021, 18(13): 6807.

［30］刘彩，袁红霞，杜思瞳，等．健康服务与管理专业人才需求与培养模式研究［J］．中国卫生事业管理，2022，39（3）：204–207.

［31］Guo Q, Luo K, Hu R. The Spatial Correlations of Health Resource Agglomeration Capacities and Their Influencing Factors: Evidence from China［J］. Int J Environ Res Public Health, 2020, 17（22）: 8705.

HB.03 长三角地区健康产业发展现状与前景展望

杜学礼[①] 许明飞[②] 汪颖霞[③] 舒梦婷[④] 郭丽君[⑤]

摘要： 健康产业已成为引导经济发展和促进社会进步的重要产业新动能，长三角地区是医疗卫生资源丰富、健康产业门类齐全，已成为中国健康产业发展的引领区域。随着长三角地区一体化国家战略的推进，对长三角地区健康产业的发展进行前瞻性的思考和布局，具有重大的现实意义。本文从政策举措、发展模式、产业布局三个方面简要回顾了长三角地区健康产业的发展现状，梳理了长三角地区健康产业在发展过程中存在的健康产业的理论研究有待深入、医疗卫生资源总体供给不足且高值健康产业发展仍较为薄弱、专业型及复合型人才相对短缺、相关法律法规不够完善、行业标准有待进一步明确、健康产业的研发优势没有有效转化为产业优势、产业整合度不高等问题与挑战。文章最后结合社会经济、现代技术的发展及客观实际情况，提出了长三角地区健康产业的集群化与规模化、特色化与规范化、智慧化与信息化、专业化与科学化、平台化与融合化等发展趋势与前景。

关键词： 长三角地区；健康产业；生物医药产业；发展模式；趋势展望

随着生物技术和生命科学的发展进步，健康产业已成为引导经济发展和促进社会进步的新动能。长三角地区作为中国经济发展活跃、开放程度高、创新能力强的区域，在健康产业发展大局中也扮演着重要的角色、担当着重大使命。[1-3] 长三角地区医疗卫生资源丰富、健康产业门类齐全，正在推进形成以

① 杜学礼，管理学博士，上海健康医学院副研究员，研究方向：生物医药产业、健康服务与管理等。

② 许明飞，医学硕士，上海市卫生和健康发展研究中心副主任，研究方向：生物医药产业、健康服务业等。

③ 汪颖霞，管理学博士，上海健康医学院助教，研究方向：社会学、卫生事业管理等。

④ 舒梦婷，本科在校生，上海健康医学院，研究方向：健康服务与管理等。

⑤ 郭丽君，管理学博士，上海健康医学院教授，研究方向：健康服务与管理、养老产业规划等。

上海为主轴、江浙皖纵深腹地为依托的整体性、一体化的产业布局。通过回顾长三角地区健康产业发展现状，建立长三角地区健康产业协同发展机制，培育和发展长三角地区健康产业的新模式或新业态，为中国健康产业的发展积累先行先试的经验、树立发展典范具有重要意义。

一、长三角健康产业发展现状

（一）政策举措

健康产业的高质量发展，为推动长三角地区社会经济发展注入了新动能，也成为各地政府在经济发展规划中的重要着力点。各省市的相关部门结合自身实际，制定出台了一系列政策规划，为大力发展健康产业提供了良好的政策环境。研究团队以“健康产业”“生物医药”“健康服务业”“健康管理”“健康保险”等为关键词，在长三角地区各省级政府门户网站进行了文件主题相关搜索，时间范围主要限定在2021—2022年。搜索结果情况见表1。

表1　长三角地区各省市关于健康产业的政策文件一览表

省份	文件名称	发布时间	发文部门	主要内容
上海	《上海打造未来产业创新高地发展壮大未来产业集群行动方案》（沪府发〔2022〕11号）	2022年9月24日	上海市人民政府	打造未来健康产业集群，主要包括脑机接口、生物安全、合成生物、基因和细胞治疗
	《上海市人民政府办公厅关于促进本市生物医药产业高质量发展的若干意见》（沪府办规〔2021〕5号）	2021年4月20日	上海市人民政府办公厅	建立“研发+临床+制造+应用”全产业链政策支持体系，完善“1+5+X”生物医药产业基地新布局。支持领域有： ①药品领域，主要包括抗体药物、新型疫苗、基因治疗、细胞治疗等高端生物制品，创新化学药及高端制剂，现代中药等； ②高端医疗器械领域，主要包括高端影像设备、高端植介入器械及耗材、手术治疗及生命支持设备、高端康复辅具、体外诊断仪器和试剂、生物医用材料等；

续表

省份	文件名称	发布时间	发文部门	主要内容
上海				③先进装备及材料领域，主要包括生命科学领域精密科研仪器、制药装备和高端原辅料等；④其他领域，包括新型服务外包、数字化医疗（医药）产品和服务等
	《关于加快推进南北转型发展的实施意见》（沪府发〔2022〕5号）	2022年6月13日	上海市人民政府	培育生物医药、智能装备、新一代信息技术三大新支柱产业。其中关于生物医药产业，提出打通“张江研发—南北转化落地”产业创新协同机制，推动产医融合、产研融合，依托重点产业平台，打造具有核心竞争力的生命健康全产业链
	《上海市人民政府关于推进本市健康服务业高质量发展加快建设一流医学中心城市的若干意见》（沪府发〔2018〕25号）	2018年7月23日	上海市人民政府	明确上海市加快健康服务业重点领域发展的三大领域，即健康医疗、健康服务与健康保险。同时，提出构建协同发展的健康市场体系和加强健康服务业引导和支持
浙江	《促进生物医药产业高质量发展行动方案（2022—2024年）》（浙政办发〔2022〕39号）	2022年6月24日	浙江省人民政府办公厅	明确了浙江省生物医药产业发展的重点领域和空间布局，主要包括推进生物药突破性发展、推进高端医疗器械规模化发展、推进化学药高端化发展、推进现代中药传承创新发展、推进生物医药新业态新模式布局
	《关于加快生物医药产业高质量发展若干措施》（杭政办函〔2022〕59号）	2022年10月15日	杭州市人民政府办公厅	从提升创新研发能力、完善临床研究应用、促进产业集聚发展、健全生态服务体系等方面提出了杭州市重点支持药品、高端医疗器械、先进制药装备、新型服务外包、数字化医疗及医美等领域的研发、生产和服务的若干举措
江苏	《江苏省“十四五”公共服务规划》（苏政办发〔2021〕98号）	2021年12月11日	江苏省人民政府办公厅	提出高质量发展健康产业，如鼓励社会力量举办紧缺性医疗机构，支持符合条件的高水平民营医院跨区域办医，建设医研产融合的健康产业示范基地。加快发展心理健康服务，培育专业化、规范化的心理咨询、辅导机构。

续表

省份	文件名称	发布时间	发文部门	主要内容
江苏				大力发展康养融合，积极培育森林康养、温泉康养、民俗康养、田园康养、中医药康养等特色产品，提高康养服务品质和集聚发展水平，分层次建设国际化、全国性、区域性康养目的地，打造一批康养小镇等
	《江苏省“十四五”卫生健康发展规划》（苏政办发〔2021〕85号）	2021年9月30日	江苏省人民政府办公厅	提出的发展目标包括“健康产业发展水平走在前列。内涵丰富、布局合理、结构优化的健康服务业体系加快形成，健康医疗大数据产业进一步发展，大健康产业增加值占国内生产总值比重进一步提升，成为国民经济重要的支柱产业”
	《关于促进全省生物医药产业高质量发展若干政策措施》（苏政发〔2021〕59号）	2021年9月16日	江苏省人民政府	提出到2024年，全省生物医药产业发展规模保持全国领先地位，攻克一批制约生物医药产业高质量发展的关键核心技术，建设一批世界一流生物医药企业，汇聚一批顶尖科技人才和团队，形成一批具有核心竞争力的生物医药产业集聚区和专业化园区，打造全国领先、全球有影响力的生物医药产业集群
	《江苏省“十四五”新型城镇化规划》（苏政办发〔2021〕48号）	2021年8月13日	江苏省人民政府办公厅	提出支持泰州等建设大健康产业集聚发展示范区
	《南京江北新区“十四五”发展规划》（苏政办发〔2021〕43号）	2021年8月9日	江苏省人民政府办公厅	打造生命健康产业集群。构建“医药研教康养”产业生态圈。以基因技术和细胞治疗为主攻方向，坚持健康服务与生物医药“双轮驱动”，发展“高端医疗+健康养老+医教研”一体化模式，促进“医药研教康养”融合发展，构建全生命周期健康服务体系。建设精准医疗创新和服务高地。打造生物医药创新基地

续表

省份	文件名称	发布时间	发文部门	主要内容
江苏	《江苏省“十四五”消费促进规划》（苏政办发〔2021〕38号）	2021年8月3日	江苏省人民政府办公厅	提出持续扩大健康消费。鼓励健康类产品和服务消费，放宽健康服务领域市场准入，支持互联网医疗服务在就医、健康管理、养老养生等领域协同发展。鼓励和支持社会资本发展健康体检、专业护理、养生康复、心理健康、母婴照料等多样化健康服务业态，发展集健康文化、养生保健、体育健身和休闲旅游等多种功能融合的“健康+”消费新模式
	《江苏省“十四五”现代服务业发展规划》（苏政办发〔2021〕34号）	2021年7月19日	江苏省人民政府办公厅	到2025年，全面建成覆盖全生命周期、结构合理的健康服务业体系，为全面推进健康中国建设打造“江苏样板”
	《国家城乡融合发展试验区（江苏宁锡常接合片区）实施方案》（苏政办发〔2021〕14号）	2021年3月3日	江苏省人民政府办公厅	提出探索生态产品价值实现机制，大力发展健康产业。大力推进产业生态化、生态产业化，提升发展的含金量、含绿量、含新量。加快形成健康城区、南京国家农业高新区、健康特色小镇、健康田园乡村的多层次复合化健康产业发展格局；进一步加快健康产业项目建设
安徽	《安徽省人民政府办公厅关于加快促进养老产业发展的意见》（皖政办〔2022〕16号）	2022年12月30日	安徽省人民政府办公厅	聚焦养老照护、康复辅具、适老设施、老年教育、老年旅游等重点领域，推动养老与医疗、文旅、体育等多业态深度融合

从表1可以看出，在近两年的时间里，以江苏省出台的健康产业政策最为密集。从政策内容上看，大多是聚焦在生物医药、康养结合等领域。从产业布局上看，长三角地区的健康产业既存在产业结构布局上的重叠，也有结合自身实际来布局的特色差异，如浙江省除了布局生物医药产业之外，还在医疗旅游、养生休闲等领域进行前瞻布局。从文件的发布机构看，大多均为省级政府直接发文，这体现了长三角地区各省市对健康产业发展的重视，对健康产业而言也是一个前所未有的机遇。

（二）发展模式

“健康中国战略”的全面实施，有力地推进了产业融合发展，既包括健康产业内部各行业的融合，也推动了健康产业跨行业跨领域的深度融合。长三角地区的三省一市依托自身优势，紧密结合自身实际，初步探索形成以下三种发展模式。一是以健康产业高端技术为重点，医教研高质量一体化发展。长三角地区积极引进国际化的医疗机构和技术品牌供应商，并结合高校数量众多、医疗机构密集、地理位置优越等优势，全力打造健康产业集聚区，积极承接和培育健康产业核心领域，如大力发展生物医药、高端健康服务等特色产业。二是以特色资源和发展模式创新为依托，实现多元化、差异化发展。如浙江省凭借区位优势，发掘当地特色资源，在健康旅游、康养等领域建立了系列优势，形成局部产业高地。三是以传统工业转型升级为动力，聚焦多业态协同发展，如上海市、浙江省等地均将生物医药产业的发展作为战略新兴产业支柱之一，并不断延伸产学研等产业链，又如安徽省、浙江省通过智慧健康升级，在旅游区中扩展康养、疗养等服务。[4，5]

以浙江省为例，在具体实践上有如下举措：一是加强健康意识、积极转变健康理念。坚持医防结合，积极建设“预防—治疗—康复—疗养”的全链条健康服务体系；积极发展全民体育健身和户外运动健身；注重发挥生态文化优势，加快发展养生休闲产业。二是加快制度创新，引导社会资本进入健康产业。加快发展社会办护理型养老机构，支持养老机构与医疗机构合作共建，鼓励社会资本发展连锁医疗体检机构。三是坚持产业引领、积极发挥比较优势。依托省内丰富的人力、研发、资金等资源，积极发展“机器人 + 康复”“互联网 + 可穿戴 + 大数据 + 医疗健康”等产业。四是加快技术创新、促进健康产业转型升级。加快医药器械制造业转型，做大规模、做强品种、做优结构，推动医疗器械产业向数字化、高端化发展；促进中医药服务与养老、文化和旅游产业相结合。五是培育新增长点、加快特色小镇建设。利用山水资源充沛、民间资本雄厚等优势，因势利导推动以健康产业发展为重点的特色小镇建设。六是加强国际合作、注重健康产业人才培养。与国际接轨，大力引进高端特色医疗项目和管理模式。加大省内传统医学院校的专业调整力度，探索与国外知名院校联合培养高素质的健康产业管理人才。七是加强政府引导、数据驱动科技研发与成果转化。推动政府健康医疗信息系统和公众健康医疗数据相互的融

合，加快和完善浙江卫生健康科技研发与成果转化平台。[6-9]

（三）产业布局

关于健康产业的范围和分类界定，研究和讨论有很多。国内有学者认为，健康产业是以维护和增进人的健康为目标，所有与健康有直接或间接关系的产业链和产业体系都属于健康产业的范畴，包含着人们的衣食住行，贯穿于“生、老、病、死”全生命周期，不仅涉及医疗、医药、养老、保健等相关的服务、信息和产品，还涉及各级各类组织为了满足全社会人群健康而制定的方针政策法规等。[10] 总的来说，关于健康产业的界定，目前主要有三种观点：①依据三次产业进行划分，认为健康产业涵盖了制造经营业和服务产业两大类。②依据健康产业链划分，可以分为以维持健康为目的的前端产业、以治疗疾病为目的的传统产业和以促进健康为目的的后端产业三大类。③依据消费者健康消费需求划分，健康产业被分为医疗性产业和非医疗性产业。[11] 由于健康产业包罗万象，涉及的领域繁复，在统计时又归属于不同的部门条线、统计口径也不尽相同，且健康产业的下属具体产业仍在随着社会的发展而不断扩大、增加，当前也没有关于健康产业市场规模等公开发布的权威官方数据。因此，关于长三角地区健康产业布局这个话题，本文以各省卫生事业基本概况和生物医药产业这两个最为核心的要素作为代表，详见表 2、表 3。

1. 长三角地区各省（市）卫生事业简况（表 2）

表 2　长三角地区各省卫生事业简况

省市	医院（所）	基层医疗卫生机构（所）	专业公共卫生机构	床位数（张）	卫生技术人员（人）		健康检查人次数（人次）	居民年平均就诊次数（次）	卫生总费用（亿元）
					总数	千人口卫生技术人员数（人）			
上海	426	5656	103	160378	229524	9.2	8059332	10.72	2634.22
江苏	2030	33387	619	548560	713111	8.13	17361702	6.7	4917.28
浙江	1485	33021	406	369875	585554	8.85	18112442	10.26	3815.64
安徽	1338	27629	466	411023	462015	7.12	7661734	5.96	2438.43

注：数据来源为《中国卫生健康统计年鉴（2022）》。

表2表明，长三角地区各省（市）的医疗卫生服务机构数量较多，卫生资源较为丰富，但局部仍然存在不均衡的情况，如上海市、江苏省、浙江省的千人口卫生技术人员均达到8人以上，而安徽省的该项指标数据只有7.12。从对卫生服务的利用上来看，上海市、浙江省的居民年平均就诊次数为最高，分别达到10.72次和10.26次。

2. 生物医药产业

长三角地区是中国健康产业发展的最为活跃的区域之一，三省一市结合各自实际，形成了各具特色的生物医药产业集群。从省域产业来看，上海市形成了以浦东张江—周（浦）康（桥）、闵行和徐汇等区为核心的生物医药及医疗器械产业基地；江苏省已在苏州市、南京市等地形成了一批生物医药产业研发及生产基地；浙江省、安徽省则形成了以康养产业、生物医药与医疗器械产业生产与研发为特点的产业聚集区。[12，13]

从产业空间分布来看，长三角区域生物医药产业发展形成了上海集聚区、沿长江集聚区、杭州湾集聚区等几大集聚区，详见表3。

表3　长三角地区产业布局及定位

	园区	产业定位
上海生物医药产业集聚区	张江生物医药基地	生物医药、医疗器械产业高端产品研发、研发外包与服务
	上海国际医学园区	生物医药及医疗器械制造业为核心
	金山工业区生物医药产业基地	原料药、生物制剂、医药中间体、药用辅料以及委托合同制造、第三方肿瘤分子诊断研究等
	奉贤经济开发区生物科技园区	化妆品生产和生物科技产业为核心
	徐汇枫林园区	医疗保健、健康管理、研发孵化和学术交流
	闵行研发和产业基地	重点发展生物制品、药物制剂、医疗器械、动物疫苗的研发和生产制造
	青浦产业基地	重点发展现代中药、药物制剂、保健品、医药包装材料制造业等
杭州湾生物医药产业集聚区	杭州经济技术开发区医药港	生物技术制药、生物医学工程以及高端医疗器械
	杭州高新区生物医药产业园	生物医药、医疗器械、医疗健康产业
	杭州天和高科技产业园	体外诊断产品、生物医药孵化等
	杭州大江东产业集聚区	创新药、智能医疗设备、器械、高端健康食品；国家级高端制剂技术、现代中药技术、抗体药物技术研发等

续表

	园区	产业定位
	杭州未来科技城健康产业示范基地	创新药、生物医药研发，覆盖医疗器械、诊断试剂、干细胞、人工智能、健康管理等众多细分领域
	宁波生物产业园	生物技术药物、创新药物、新型疫苗、体外诊断试剂及仪器、医疗器械、研发试剂、分子诊断等
	宁波梅山保税港区国际健康产业园	以医疗器械国际合作生产、高端医美产品进口、精准医疗服务为核心的全周期生命健康产业链
	绍兴现代医药高新技术产业园	高端化学药品制剂、生物技术药物、先进医疗器械、现代制药装备等
沿长江生物医药产业集聚区	苏州工业园生物医药产业园	高端医疗器械与新药制剂，形成了生物医药、医疗器械、生物技术等产业集群
	苏州医疗器械产业园	生物医学工程技术和医疗设备产业化为核心
	昆山市小核酸基地	小核酸产业、创新药物、医疗器械和生物材料、服务外包
	吴中区医药产业基地	抗生素类原料药及制剂、重组类生物药、维生素系列和钙补充剂、氨基酸保护剂等营养补充剂生产
	泰州医药高新技术产业开发区	生物技术和新医药，国内疫苗产业集聚度最高、规模最大的园区
	南京生物医药谷	药物研发及生产、医疗器械及诊断试剂、中药及健康服务、生物医药研发外包等
	南京生命科技创新园	基因工程、新药研发、生物医药服务外包、高端医疗器械及异种器官移植等
	南京钟山生命科学园	生物农业、生物医疗、生物医药、纳米生物技术
	合肥高新区生物医药基地	生物技术药、医疗器械和健康设备、化学药
	合肥经开区健康产业园	医药流通和医药、医疗器械生产
	合肥巢湖经济开发区生物医药基地	生物医药、健康医疗
	无锡（马山）国家生命科学园	生物药物、生物技术、医疗器械的研发等
	常州西太湖科技产业园	形成骨科、齿科、心血管植入物等特色医疗器械产业
	海州湾生物医药产业集聚区	主要产业方向包括抗肿瘤药物、现代中药、诊断试剂、医疗设备、医美器材、药包材等

从表3可以看出，长三角地区的健康产业已经形成规模效应明显、特色特点鲜明的空间布局形态，这得益于当地政府对健康产业的高度重视、政策的大力支持、营商环境优良等因素。但需要注意的是，在产业发展上也存在以健康管理为主的主动健康产业和健康服务业发展相对滞后、产业发展和建设上存在一定的重叠、先进技术含量高的医药产业占比仍然偏低等情况。

二、存在的问题与挑战

长三角地区汇聚了健康产业发展的多种关键资源要素，构筑了健康产业高质量发展的比较优势，如丰富的科技资源和人才资源、雄厚的医疗资源、巨大的市场空间和较高的支付能力、具有健全完整的产学医教研链条产业体系等，这些为健康产业的发展奠定了良好的基础。但健康产业在中国整体上起步就晚，面对当前复杂多变、经济下行压力较大的国际形势，区域内的竞争压力也日趋激烈，长三角地区健康产业的发展在目前仍面临一些现实且待解决的问题与挑战。

（一）健康产业的理论研究有待深入

随着社会经济的发展，居民的健康意识越来越高，对健康的需求也越来越多样化，健康产业的发展、更新，相应也越来越快。由于中国健康产业发展起步晚，虽然随着中国对健康产业越来越重视，学术界与健康产业的相关研究也越来越多，但与国外相比还相对滞后，仍未形成比较成熟的研究体系，其研究对象也主要集中在健康产业某一领域，对整个健康产业融合发展的研究相比而言较少，如关于健康产业的内涵、发展规划、发展定位等。因此，迫切需要加强理论研究，明确健康产业在国民社会经济发展中的定位与作用，加强健康产业的发展规划和理论指导，提升政府服务效能和管理水平。[14]

（二）医疗卫生资源总体供给不足、高值健康产业发展仍较为薄弱

长三角地区人口密度大，还面临着人口老龄化加剧、慢性病患者增多等诸多问题，与此同时，随着居民健康意识的不断增强，对于健康咨询、健康保健、健康管理等方面需求较为迫切[15-17]。但长三角地区健康产业的发展仍存在一系列的问题与挑战，如医疗卫生资源供给总体不足、各地区及各领域健康产业发展不均衡与不协同、产业结构与资源配置需要优化，特别是高附加值、高端健康服务业的发展仍较为薄弱，产业链前端的保健和后端的康复等发展动能较为不足等。

（三）专业型及复合型人才相对短缺

虽然长三角地区人力资源丰富，但健康产业的专业型及复合型人才仍相对短缺。健康产业属于技术密集型和专业要求高的行业领域，随着经济发展和人们健康观念的转变，居民对健康状态的追求逐步加大，尤其是专业化的健康服务相关消费在市场中的需求量和发展空间快速增长。但由于健康产业专业人才的培养周期比较长，使得人才要素供给难以满足健康产业升级发展的需要。此外，健康产业的政策性很强，再加上大数据时代的来临，具备多学科背景、掌握多领域知识的健康产业管理复合型人才短缺，也成为影响长三角地区健康产业高质量发展的重要因素。

（四）相关法律法规不够完善、行业标准有待进一步细化

中国许多地方政府都将健康产业作为未来产业结构转型升级的重要布局。但在健康产业相关法律法规体系建设过程中，很少有立足于整个健康产业的政策文件，存在法律法规体系不健全或者相关法律规范位阶不高等问题。如人口老龄化背景下，养老、保健、健康管理等领域成为健康产业的消费高地，但对于从业人员缺乏统一的准入门槛标准和规范，审查机制与监督机制存在齐抓共管的局面，行业内乱象丛生、无序竞争的情况屡见不鲜，严重影响了健康服务的安全与品质。[18] 因此，亟须加快健康产业的法律法规体系建设、细化行业标准，加强知识产权保护、强化行业综合监管，特别是针对涌现出的健康产业交叉领域新业态，更需要跨行业联合设置标准和监管机制，推动健康产业规范化发展。

（五）健康产业的研发优势没有有效转化为产业优势、产业整合度不高

长三角地区具有较强的研发优势，也保持了足够的研发投入水平，但研发优势尚未能有效转化为产业优势，高端优质健康服务资源较少，缺少规模化、国际化的民营健康服务机构，健康产业项目覆盖面虽然广泛，但是服务项目种类单一，行业整体水平低下、整合度不高。此外，商业医疗保险体系尚不完善，供方的服务设施、服务理念和服务水平与群众日益增长的健康需求仍有不小差距，这在一定程度上也抑制了长三角地区健康产业的发展。

三、前景展望

近年来，中国健康产业规模扩展迅速，面对社会人口老龄化及人们对健康需求个性化，结合现代信息技术的发展，以及长三角地区的资源特色、人才优势，长三角地区的健康产业发展前景，总体上呈现出如下趋势。

（一）集群化、规模化

产业集群是众多产业发展的必然趋势，健康产业的发展同样如此。建设健康产业示范园区，发挥集聚效应和规模效应，带动整个地区的健康产业发展并辐射周边地区，已成为经过实践检验的先进经验。高质量的健康产业集群包括研发环节、核心环节和支持环节等重要环节。[19]随着政府和市场对健康产业发展的重视，长三角地区在吸引企业研发总部、科研机构和教育机构入驻，构建设置完整的产业体系等方面做了大量工作。为了推动健康产业的高质量可持续发展，重视技术研发、丰富企业间自然的产业关联，利用产业集聚形成的规模效应，吸引并增加健康产业市场主体的数量和多样性，促进产业集群的升级和扩大，提升整体的竞争力，已成为长三角地区健康产业发展的显著特征。

（二）特色化、规范化

健康产业的产品和服务在供求过程中存在着极大的信息不对称，并且呈现出明显的供方主导特征。对于消费者来说，由于大多数人不具备健康相关的专业知识，因而在购买健康产品和服务时，很难通过自身的知识或经验来正确判断产品和服务的质量，常常是被动地接受供方的推荐或安排。[20, 21]但随着消费者健康素养的提升，且不同个体由于健康水平存在差异，导致不同个体的健康服务需求势必呈现差异性，因此就需要供给方根据不同个体的具体情况做出决策。同时，随着健康产业的发展，要在激烈的市场竞争中持续保持成功，长三角地区的健康产业就必须结合区位、资源、人文等方面的优势，充分发挥地区产业特色，打造具有区域特色的健康产业，如医疗旅游、康复养老等。

此外，随着健康产业的快速发展，行业管理与行业服务的标准会日趋规范，亟须完善的政策和法律法规来为其保驾护航：一则是为了规范市场行为、杜绝市场乱象，二则是为健康产业本身的发展提供制度保障。

（三）智慧化、信息化

现代信息技术的发展为健康产业的更新迭代提供了有力支撑。健康产业的未来发展，要为居民提供覆盖全生命周期的连续性、综合性健康服务，健康产业必须走智慧化、信息化的道路。要全面打造健康大数据平台，使危害人体健康的疾病得到更精确的预防、诊断和治疗，使研究人员能够更深层次地揭示健康产业的结构现状和发展趋势、阐述资源优化机制等问题，为政府的科学合理决策提供依据，为市场主体的更准确地把握市场、制定规划提供信息支持。如在“智慧医疗”层面，面向家庭和社区开展远程医疗和健康管理服务，形成以个人和家庭为对象，以社区卫生服务机构为依托的社区智慧医疗服务系统；在“智慧养老”层面，深化开发智慧养老云服务网络，提升优化养老服务；在“智慧体育”层面，将体育运动场所纳入管理平台，实现网上查询、预约、付款、邀约、评价等一系列应用。[19]

（四）专业化、科学化

健康产业的产业链很长，涉及的行业领域也非常多，既有医疗服务、健康服务业，也有医药制造、商业保险、康复养老等。健康产业未来发展的一定是基于科学循证、向着专业化、科学化发展。具体来讲，主要包括职业专业化、知识专业化、队伍专业化等方面。[22]要围绕健康产业所需要的专业人才或高精尖人才，做好教育培训的支持配套保障。要根据市场细分和专业领域，进一步加强健康产业专业人才队伍的建设，逐步形成多层次的教育体系，如加强养老服务、营养指导、康复治疗、健康管理、医药制造等专业人才队伍的建设；健全专业化人才的选拔和晋升机制。

（五）平台化、融合化

健康产业是典型的复合产业，具有较强的综合性和关联性。通过有效拓展产业链条，搭建边界清晰、管理有力、集聚度高、价值链长、效益显著、影响力强的健康产业发展平台，释放产业关联和波及效应，可以推动产业融合、不断提高产业集聚效应。[13]在健康中国和长三角区域一体化的国家战略指引下，长三角地区健康产业的未来发展，要充分发挥现代信息技术的优势，推动医疗服务、医学科研、药械研发协同发展；积极推动健康产业与旅游、养老、互联网、健身休闲等行业融合，催生更多健康新产业、新业态、新模式；统筹区域健康产业资源配置，优化布局分工，推进形成一批产业融合互动、功能配套衔接、资源集约共享、服务链条完整的健康产业集群。

健康产业是极具发展潜力的新兴产业。长三角地区尽管拥有发展健康产业的诸多有利条件，但为了培育具有核心竞争力的特色健康产业，避免地区间产业的同质化竞争，仍然有很长的路要走。要在保证医疗、医药等传统健康产业稳步发展的基础上，重点关注鼓励健康管理、健康保险等新兴领域发展，促进产业结构进一步优化，推动长三角地区经济增长与保障民生的有机结合。

参考文献

［1］黄蓉，傅智能．基于 CiteSpace 的大健康产业研究可视化分析［J］．社会科学动态，2020（5）：57-62.

［2］姜庆丹，蔡双燕，姜艺佼，等．基于 2011—2020 年 CNKI 的文献分析我国健康产业研究现状、热点与趋势［J］．安徽医药，2022，26（5）：900-904.

［3］李俊，王韬．大健康产业发展现状及系统性大健康工程管理的必要性［J］．智慧健康，2021，7（35）：1-5.

［4］黄华君，杜长珏，葛琦，等．大健康产业现状与发展趋势分析［J］．现代商业，2021（16）：46-48.

［5］贾让成，李龙．健康产业作为长三角区域战略性新兴产业的研究［J］．卫生经济研究，2013（8）：21-24.

［6］孙艳雯．杭州西湖区健康产业发展现状及思考［J］．统计科学与实践，2016（7）：38-40.

［7］沈骏铃．杭州余杭区健康产业发展现状及思考［J］．统计科学与实践，2018（11）：56-58.

［8］应焕红．促进后疫情时代浙江健康产业大发展［J］．浙江经济，2020（9）：46-47.

［9］任启北．构筑健康产业的湖州优势［J］．浙江经济，2017（22）：55.

［10］鲍勇．中国健康产业发展机遇和挑战：基于健康中国的思考［J］．中国农村卫生事业管理，2019，39（2）：78–82.

［11］张车伟，赵文，程杰．中国大健康产业：属性、范围与规模测算［J］．中国人口科学，2018（5）：17–29，126.

［12］唐钧．大健康与大健康产业的概念、现状和前瞻——基于健康社会学的理论分析［J］．山东社会科学，2020（9）：81–87.

［13］黄美霓，卢昕，刘晓飞．健康产业发展现状及发展路径探析［J］．产业创新研究，2023（1）：81–83.

［14］蔡嫄鑫，蔡雷鑫．基于产业经济学视角的健康产业概念探析［J］．中国集体经济，2022（8）：78–79.

［15］幸春容，胡彦君，李柏群，等．大健康产业背景下中药保健食品发展浅析［J］．中国药业，2020，29（18）：19–21.

［16］牛素珍，杨英法．健康产业融入中医药文化的战略构想［J］．学术交流，2020（10）：96–104，192.

［17］陈安琪，张洪雷，徐爱军．健康中国战略视域下中医药服务现状及对策研究［J］．中医药导报，2019，25（19）：25–28，43.

［18］罗琦，王安琪，范罗丹，等．国内居家养老服务发展现状研究［J］．卫生软科学，2019，33（11）：34–38.

［19］陈雅婷，郭清．浙江省健康产业集群生态圈能级跃升与业态协同发展研究［J］．健康研究，2019，39（1）：7–10.

［20］薛霞，王建平．上海健康产业发展态势及对策研究［J］．中国卫生经济，2016，35（3）：33–35.

［21］朱嘉梅．上海美丽健康产业发展态势及对策思考：基于上海市奉贤区的实证研究［J］．上海农村经济，2018（8）：24–26.

［22］姚瑶，崔宇杰，张延丰．上海市健康产业发展现状与对策研究［J］．中国卫生经济，2021，40（11）：63–67.

HB.04 江西省健康产业发展现状与前景展望

陈谦峰[①] 刘浩然[②] 陈欣雅[③]

摘要：江西省地处中国东南部，长江中下游南岸，风景秀美，自然资源丰富。在健康产业如雨后春笋般兴起的今天，江西省也没有落伍，虽然其健康产业领域的发展与处于第一梯队的省份仍有差距，但因其对医疗服务相关的重视程度很高，所以近年来江西省的医疗卫生服务水平呈现一个高速发展态势。江西省健康产业发展势头迅猛，但由于省内各地区经济发展程度不同，导致健康产业发展均衡性出现了一定程度的偏差，如省会南昌市，在健康产业相关领域的投入占比相对更高，其所拥有的三甲医院、养老中心、健康会所等健康产业数量也高居全省榜首，赣北地区以及赣西的萍乡市也具有在省内相对占优的健康资源。在政策调控与人才培养引进方面，江西省仍然有很长的路要走，要不断完善政策的合理性，并将政策真正落到实处，创建一个健康产业发展所需要的“温室”环境，才能真正吸引更多的相关企业与人才落户赣鄱大地。在特色健康产业方面，江西省具备得天独厚的地理优势，诸多名山大川为健康养老旅游产业提供了天然场所，以“热敏灸”和“盱江医学”为核心的江西省特色健康产业链，需要进一步挖掘相关价值，并加快特色产业融合，注入科技血液，形成一条集旅游观光、市场开发、产品营销于一体的特色健康产业模式。

关键词：健康产业；江西省；发展现状；前景展望

健康产业是中国经济产业中的一大“朝阳产业”，2020 年中国大健康市场规模已达到 13 万亿元，已跃居为全球第二大市场，在这样蓬勃发展的契机之下，江西省的健康产业规模也逐年扩大，并形成了一定影响力，但在竞争激烈

---

① 陈谦峰，医学博士，江西中医药大学中医学院副教授，研究方向：中医经典理论与临床研究。
② 刘浩然，医学硕士，江西中医药大学中医学院助教，研究方向：盱江医学的理论与实践研究。
③ 陈欣雅，医学硕士，江西中医药大学中医学院助教，研究方向：盱江医学的理论与实践研究。

的国内外市场中，江西省在相关领域仍然存在着诸多亟待解决的问题，本文就江西省健康产业发展现状与未来前景做出简要分析与思考，并提出了对江西省健康产业发展的一些建议。

一、江西省健康产业发展现状

（一）医疗卫生水平发展迅速但资源分布不均衡

近年来，江西省在健康产业发展方面呈现出较快的发展趋势。2017 年年末，全省医院卫生技术人员总数为 145569，占全省总机构人数的 61.74%，至 2021 年年末，全省医院卫生技术人员总数上升至 189774，占全省总机构人数的 62.1%，总床位数从 2017 年的 233513 上升至 2021 年的 307292。2021 年江西省卫生技术人员总数为 30.57 万人。以医疗卫生服务为例的健康产业发展情况，大致表现出稳步增长的态势，这说明江西省人民的医疗条件在逐年提高。

但通过对比分析发现，全省的医疗资源分布情况存在着不均衡现象，以南昌为中心的赣北地区医疗资源相对最为丰富，以萍乡市为中心的赣西地区医疗资源次之，赣东地区和赣南地区所分布的医疗资源相对最为匮乏，持平或低于全国平均水平（每万人拥有卫生机构床位数 67 张）。基层医疗服务方面，截至 2021 年年末，江西省共有 35216 个基层卫生医疗机构，其中包括社区卫生服务中心 587 个、卫生院 1593 个、村卫生室 27189 个、诊所（医务室）5311 个。三甲医院数量方面，截至 2021 年年末江西全省共有 53 家三甲医院，其中省会南昌市就有 20 家，而宜春市和抚州市则分别仅有 1 家三甲医院，这说明江西省在医疗卫生服务资源分配方面，存在着较大差距，仍需要进一步提升均衡性与合理性。

（二）相关政策支持但合理性与实际性相对缺乏

在健康产业的发展中，各级政府通过运用三类政策工具，对行业发展进行支持与调控，大致分为供给型、需求型、环境型政策工具。通过数据分析，江西省在健康产业中运用的政策工具，供给型政策工具达到了 54%，环境型政策工具比例为 39%，而需求型政策工具的使用，仅占 7%。通过分析三类政策工具的内部构成，供给型政策工具中基础设施建设占比最大，这说明江西省在健康产业方面基础较为薄弱，目前仍处于大力发展基础设施的阶段，但也体现了政府对健康产业基础的重视，具体包括各类健康产业平台及产业链、体育运动设施、医养结合示范基地、中药产业园等项目的建设。

在需求型政策中，消费市场培育占比达到50%，这说明政府重视人民群众对健康服务的需求，支持发展多样化的健康产业市场，但服务外包几乎缺失，导致民间企业机构几乎无法参与健康产业的发展，这一现象急需进一步的政策支持。，首先，在环境型政策工具中，策略性措施和目标规划占比很高，直接体现了政府对健康产业的规划力度，但也间接反映出百姓对健康产业的重视程度不足，在健康服务方面的消费水平仍有很大的提升空间，这说明百姓的健康观念有待提高。同时，由于媒体对新兴健康产业相关报道较少，导致消费者存在误区，在一定程度上阻碍了健康产业的进一步发展。其次，在环境型政策工具中，法规管制、税收优惠、金融支持均占比较少，这说明江西省在对健康产业的政策扶持上，仍停留在“目标”“规划”上，这些都是从宏观层面出发的政策，主要起到鼓励、引导的作用，很难落实到实际之中，而实际投入的资金与税收支持的相对不足，难以激发社会资本对健康产业的投资兴趣[1]。

同时，在面对不同种类的健康产业蓬勃发展之时，相应的法律法规也应该尽快出台，以保证市场稳定规律地发展。从政策目标来看，需求引领着健康产业的发展，但江西省在健康产业中运用的需求型政策工具的份额反而是最少的，这说明政府对健康需求的重视程度不够，政策目标与政策工具的运用不能够完全匹配，这就导致了政策分配的不合理性。与国家层面的需求型政策工具所占比例相比，江西省要低于这一平均水平，这也体现了国家层面拉动需求的一些政策，在每个省份的实施情况存在差距，有的地方并未真正落实。

（三）特色领域发展势头良好但创新性有待加强

江西省中药资源丰富，中医药文化历史悠久，全省分布中药材有3000余种，其中野生植物药资源2840余种，是名副其实的中医药大省。2019年，江西省中药产业主营业务收入达到506.83亿元、产值多年位居全国前列，中药行业销售额过亿元的优势品种36个，超10亿中成药优势品种5个。盱江医学、樟帮、建昌帮等地域中医药学流派，更是江西省的特色。在丰富的中医药资源基础之上，江西省目前正在构建“一核三带四板块”的大健康产业总体布局，以省会南昌市为核心，沿“京九高铁、沪昆高铁、向莆铁路”打造三个特色产业带，并形成“赣北休闲疗养、赣南食品医药、赣西康养户外、赣东北养生旅游”四个特色板块。

2019年，江西省首家热敏灸小镇——资溪县高阜镇热敏灸小镇诞生了，江西中医药大学与资溪县高阜镇政府签约，合力探索并打造出一种符合“健康江西”战略的新发展模式与路径，这样不仅符合“健康中国2030”规划的要求，也促进了中医药和江西省特色热敏灸在基层群众之中的传播，越来越多的热敏灸小镇，体现了江西省对特色健康产业的重视与发展。中医药旅游是江西省的一项特色健康产业，基于丰富的中药资源和秀丽的自然风景，江西省各地形成了不同特色的中医药旅游项目，如宜春樟树古海的中医药养生旅游、庐山景区的休闲养生旅游、龙虎山的道教文化体验旅游、婺源及三清山的乡村康养旅游。

这些景点每年接待游客量十分可观，但在发展健康旅游之中，也存在着与健康产业结合不紧密的问题，如在中医药健康旅游环节中，仅仅为游客展示出了原始的药材用以观赏，只体现出了中药的药用价值，旅游价值却没有被完全开发出来，也没有形成一条完整的产业链，导致中药资源利用不足，无法更好地将丰富的中医药资源转化为高附加值的健康旅游产品，无法将与中医药相关的人文景观十分契合地融合到健康旅游之中，同时缺乏对特色资源更深层次、更高级的加工和挖掘。政府应该加大对特色健康产业的宣传力度，尤其是中医药特色资源，通过新兴网络平台增加人民群众对健康旅游等特色健康产业的认识与积极性。同时，应该加大创新力度，避免停留在健康旅游的初级阶段。[2]

（四）人才培养与引进能力相对薄弱

人才是发展的主力军，同样，健康产业也离不开各方面人才的支持，目前，人才获取的途径大致分为两类：本省培养和外来引进。在本省培养方面，江西省没有一所中央部委直属高校，仅有一所“211工程”高校——南昌大学，2022年国家公布的《关于公布第二轮“双一流”建设高校及建设学科名单的通知》，全国共147所高校“上榜”，其中有7所地方高校跻身世界一流建设学科名单，而江西省只有南昌大学入选世界一流建设学科高校，且没有一所地方高校入选世界一流建设高校，在整个中、东部地区处于落后的地位，由此可见，江西省的教育资源在全国范围内处于平均水平之下，大多数高校办学实力不足，高质量人才培养数量堪忧。

与周边省份相比，江西省经济水平较低，高素质人才较少会选择江西省作为就业的目标，故目前引进高素质人才成为整个江西省人才工作的重中之重。在健康产业之中，通过对江西省政府颁布的政策分析，在供给型政策工具中，对健康产业相关高素质人才的培养力度不足，占比仅为16%，而全国的平均水平则为20%。在健康产业中，所需要的人才类型十分广泛，包括研发型人才、管理型人才、推广型人才、新平台销售人才、智能化方面人才等，江西省健康产业高素质人才在总劳动力人口中的占比较低，在科研经费上的投入也处于在全国下游水平，这就使得江西省无法持久稳定地吸引外来高素质人才，同时也不能保证新兴技术的可持续性研究发展，导致了医疗卫生科技领域的成果转化率较低，在未来的健康产业中，传统的医疗技术与高科技产品之间的结合、专业化与智能化的融合，需要大量的复合型人才，但这种顶尖人才往往很难被吸引，这就需要政府出台更加完整、规范的人才政策，在这一方面，由于江西省的经济发展水平欠佳，所以吸引外来高素质人才的难度更高，政府需进一步加大在健康产业领域的投资力度，让更多的相关人才从业于健康产业，只有加强高等教育办学水平与人才吸引力度，江西省健康产业才能持续稳步发展。[3]

（五）大健康产业均衡程度亟待提高

大健康产业是围绕着人类健康开展的具有巨大发展潜力和市场前景的新兴产业，包括医疗服务产业、医疗器械耗材产业、药品保健品产业、健康管理服务产业、健康养老产业、健康旅游产业等各项业务。当前，中国大健康产业发展仍处于初级阶段，但存在巨大的市场潜力，近年来规模不断增长，2018年，全国大健康产业总规模为6.42万亿元，在GDP中的比重为7.08%，2021年，全国大健康产业总规模达到了7.25万亿元。虽然大健康产业的发展呈现稳步上升态势，但同发达国家相比，仍然处于落后状态，美国在2009年，大健康产业规模已占其GDP的17.6%。通过分析大健康产业内部结构，中国在大健康产业中的医院医疗服务部分占了极大比例，而美国的家庭及社区保健服务占了很大一部分的比例，其次为医院医疗服务，健康管理也有着不小的比例。江西省大健康产业，同样是以医院医疗为主体，社区和家庭医疗卫生服务、生态健康旅游和健康保险的份额也需要进一步扩大。

第七次全国人口普查，江西省60岁及以上老年人口增加至762.48万人，占总人口比例上升至16.87%，人口老龄化的问题的涌现也成为康养行业的新机遇，在国外，社区养老服务在大健康产业中占比很高。2012—2022这十年间，江西省新增城市居家社区养老服务设施3671个，同步建成的农村互助养老服务设施有1.3万余个，覆盖了81%的乡村。但江西省社区养老服务网络的建设仍然不能完全满足广大老年群体，主要原因是居民依靠社区养老的意识较为薄弱、社区养老服务相关政策法规不健全、社区养老服务缺乏资金且筹集资金渠道单一、社区养老设施不完善、服务队伍水平有限等。

在健康保险方面，江西省存在着创新不足、分配不合理等问题，2018年江西省健康险保费占行业总保费的比例为15.09%，同时期的湖北省这一比例则占了16.2%，一些发达国家则超过了30%。江西省健康险主要集中于常规的医疗与疾病保险，而以老年群体市场为代表的其他两个险种市场开发力度明显不足，这说明江西省的健康保险产品开发对当地市场需求的反应不够敏锐，没有根据实际情况积极开拓养老护理保险市场，也没有积极开创新的健康保险产品。

二、江西省健康产业前景展望

（一）深化体制改革，制定行业标准

政府在健康产业发展中处于主导地位，拥有决策和执行的能力，影响着整个健康产业的发展趋势，所以需要强化政府在基本医疗卫生制度中的责任，维护基本医疗卫生服务的公益性质，江西省“十四五”卫生健康发展规划提出要建立政府主导、部门协同、全社会参与的工作机制。健全健康工作组织架构，促进有关部门的有效联动，形成高效协同的组织保障基础，建立良好的工作格局，最终落在实处，为全社会提供健康保障。江西的基层健康服务相对薄弱，所以重点在于加强基层卫生基础设施建设，优化和完善与服务功能相匹配的医疗设备和配套设施，增大社区医院的投入与建设，推动中西医协同发展，使优质医疗人才下沉，逐步完善家庭医生签约服务，有利于强化基层医疗卫生服务功能，增强卫生健康事业发展动力。

2018 年 8 月，江西省卫健委关于印发《江西省居民健康档案信息管理系统建设规范及数据标准（第一版）》的通知表示要统一规范标准、统一拍照存档、统一数据互通、统一考核评定，推进全省居民健康档案数据互联互通，最终实现健康档案数字化管理。目前，江西省信息系统的运用仍处于初级阶段，数据录入还不完全，还有很长的路需要走，政府应重视电子健康档案工作，若最终实现网络化管理，将有效地提高医疗服务质量和服务效率，优化资源配置，促进中国医疗卫生事业的发展。

21 世纪以来，随着中国经济社会快速发展和中国在世界舞台影响力的增强，健康产业走向世界的步伐也在加快，特别是中医药产业，但是其标准化的建设相对滞后，制约了健康产业向更宽领域拓展，应当更加注重对标准化工作的统筹，重视基础性的研究，制定行业标准并加强监管，定期对从事健康产品生产与服务的企业进行评分，并公开结果，考核结果良好的企业予以奖励，以激励健康产业相关企业标准化发展。

（二）融合特色优势，树立康养标杆

江西位于长江中下游南岸，地形主要以丘陵和山地为主，以自然风光闻名，名胜古迹数不胜数，如道教地龙虎山和三清山、文人墨客偏爱的庐山、“瓷都”景德镇、“世界温泉健康名镇”明月山温汤镇等，截至 2021 年年末全省已有 13 个 5A 级景区，具有非常丰富的旅游资源，也为江西省带来了十分可观的旅游收益，但其具备的潜力仍未充分发挥出来。江西省山脉众多、雨水充足、植被丰富，造就了非常好的中药材品质，成为中药大省，全国铁皮石斛产业最具发展潜力的省份便是江西省，是铁皮石斛的黄金生长区域，特有的丹霞地貌以及缓坡山地非常适宜集约化、标准化、规模化铁皮石斛栽培[4]，中医药的守正创新，中药材是关键。在古代便独创“建昌帮”特色炮制技术，加之江西省抚河一带诸多闻名于世的杰出中医名家，理论丰富、著作丰硕，形成的著名地方医学流派——“盱江医学”，致使江西省的中医药发展迅速。在健康产业浪潮兴起的今天，只有将健康产业与自然人文风光深度融合起来，才能真正实现健康旅游的利益最大化。

丰富的旅游资源以及较高的中医药水平是促进江西省健康旅游发展的关键，但如何将两者更好地结合已然成为健康产业中的关键性问题，江西省需要持续发展自然与人文相融合的健康旅游产业，努力成为全国康养旅游的新标

杆。江西省多以山峰旅游资源为主，不同地区具有不同的自然与人文特色，应当结合地域文化特色，将中医药文化与健康旅游有机结合，引导游客在旅游的同时学习中医药健康知识，并建设规模化的健康旅游产业链。江西省应继续加大道地药材品牌建设，围绕“赣十味”建设体系化的种植、加工、营销与宣传流程。逐步打造集观光旅游、健康教育、产品推广于一体的江西省特色健康旅游新模式，并建设国家中医药健康旅游示范区。

近年，热敏灸也成了江西省在全国中医药领域的一张亮丽的名片，拥有“北看天津针，南看江西灸”的美誉，是健康产业发展的一大驱动力。江西热敏灸在健康产业中同样占据重要地位，根据江西省“十四五”卫生健康发展规划，江西省应进一步提高热敏灸行业的创新发展能力，充分利用高校科研与相关方面人才优势，加速热敏灸产业的融合。

（三）优化健康服务，营造良好氛围

当前，江西省的疾病防控、健康教育、妇幼健康、应急救治、综合监督等公共卫生服务体系覆盖程度仍不够完全，基层处置突发公共卫生事件应急能力不足，群众对高质量、多样化的医疗卫生服务需求增多，为改善人民群众的就医体验，应当不断增强公共卫生服务能力，提高“互联网 + 医疗健康”服务水平，优化医疗服务模式，推动分级诊疗制度建设，减少居民等待时间，且方便居民就近就医，营造良好的就诊氛围。随着老龄化社会的到来，老年人成为健康产业消费人群的主力军，完善老年医疗资源布局迫在眉睫，当前江西省对于老年医院、康复医院、护理院、安宁疗护机构的建设力度欠缺，基础疾病多、丧失自理能力、空巢老年群体庞大，应当更加重视老年医疗服务问题，构建医养康养相结合的养老服务体系，支持养老机构开展医疗服务、医疗机构开展养老服务，推行智慧养老服务的理念和服务模式，推进养老服务的优化升级[5]。

党的十八大以来，江西省不断加大公共卫生服务体系建设，全面提升服务能力与水平，截至 2022 年年末，南昌市内有 93 所乡镇卫生院、1160 个村卫生室实现标准化建设；城镇居民住院费用实现“一站式”即时结报和“先诊疗后付费”；家庭医生签约实现应签尽签；通过互联网平台，农村地区患者实现远程问诊知名专家[6]，但仅限在南昌市得到了较好的实现，仍存在区域资源不平衡问题，则须加快各县市健康服务体系建设的步伐，促进基本公共卫生服务均等化。

（四）全面吸引人才，加强科技创新

江西省属于经济欠发达区域，人才流失严重，是因也是果，该如何吸引并留住人才是一直以来的难题，这需要政府、高校、企业共同配合。人才资源的数量与质量关键在于建立合理的人才引进政策、人才保护措施、人才培养强度、人才激励机制等[7]。首先应当加大对人才的经费投入，积极主动向全国有能力的高学历人才抛橄榄枝，提供优质的研究平台与充足的科研经费，给予坚实的生活保障，从而吸引各方面的人才，注重人才梯队的建设，特别是高新技术人才，充分给予自主权，创建团队，带动整个健康产业可持续发展。很多城市目前发布了人才引进的政策，南昌市也在落户奖励、工作奖励、创业奖励、购房奖励四个方面吸引人才，但主要问题在于是否落实到位，及时收集反馈，杜绝未落实、不诚信的现象，营造真诚、实在的城市形象，才能真正收拢人心。虽然经济机会对于吸引人才是十分重要的，但是生活品质、城市环境和文化底蕴也很重要[8]，如何持续吸引人才并令其愿意长期稳定于江西省，则需要适当改善城市的生活环境，进一步完善交通建设，增强人文关怀。除了吸引外来的人才，也应当重视对本省高校人才的培养，加大科技创新研究的投入，科技是第一生产力，提升江西省的科技水平，能极大推动健康产业的可持续发展，创造更多的就业岗位。

在健康产业推进科技创新方面，江西省仍正在做出巨大努力。推进实施科技重大专项计划、推进医学科研协同创新平台建设、推进“互联网＋医疗健康”基础设施建设，这些都是健康产业的发展过程中不可或缺的部分。在医疗卫生方面，重点临床学科的建设成为重中之重，同时也要培育一批卫生与健康重点实验室和工程技术研究中心，为健康产业的科技创新添砖加瓦。在互联网高度发达的今天，拥有完善的居民健康信息平台是必要的，“互联网＋医疗健康”可以助力健康产业的发展，使医疗卫生、康复养老、健康产品等资源得到整合与分类，使医疗健康行业更具规范化，在方便百姓的同时也激发了科技领域的创新活力。在未来的健康产业发展过程中，科技创新程度决定了发展的上限，在江西省特色中医药资源上，更应该加强科创力度与技术服务，推行种子优选化、质量标准化、种植机械化、加工自动化的新模式，进一步提升药材品质和品牌影响力，依托互联网对特色健康产品及药材进行宣传与销售。

（五）促进国际交流，拓展海外市场

在“一带一路”倡议的背景下，健康产业面临着千载难逢的发展机会，国内的健康产业也不断向国际蔓延，江西省的与健康产业相关的企业也应该抓住机会拓展海外业务，满足“一带一路”沿线国家的市场需求，但若想在激烈的市场竞争中脱颖而出，则需要更广阔的视野和更具创新性的思维在全球范围内进行资源整合与市场拓展。加强国际交流是提升自身实力的捷径，在多方面、多层次的国际交流合作中，江西省可以吸收到更好的理念与技术，借鉴世界其他国家在健康产业领域的先进事例，尤其是新兴技术领域和科技创新领域，能够加快自身的发展进程。

2022 年，中国国际大健康产业大会在江西省南昌市召开，本次论坛围绕医疗器械、生化药品、中医中药、国际医养、医疗美容、健康生活六大方面进行，旨在为全球的健康产业提供一个互相交流契机与贸易合作的平台，并提供更加高质量的服务，进一步推动健康产业的发展，促使健康行业的品牌化和专业化。国际交流的常态化，十分有利于健康产业的进步，同时应尽快建立健康产业“智库”，储备更多相关领域的人才，整合国内外人才资源，有助于打造更加专业的健康产业团队，汇聚更多的科技创新力量，加速推动江西省健康产业高质量发展。在加快国际大健康产业链互通的同时，也能将江西省的一些健康产品推向国际市场，从而推动世界范围内的健康产业链联盟的建立。积极的国际医药卫生领域交流合作共享，不仅能在技术手段、思维理念等方面给予发展欠缺的地区帮助，还能促进各地区人才的培养与合作，增加健康产业的活力，为其注入新鲜的血液。

（六）普及健康教育，提高全民素质

健康教育是提高全民健康素质的根本，将其纳入国民教育体系是必然的，把健康教育作为素质教育的重要内容[9]，从小普及健康科学知识和技能，积极倡导“每个人是自己健康第一责任人”理念，提升预防疾病在日常生活中的重要性，是提高全民素质的重要一步。为形成健康优先、预防为主、共建共享的全民健康格局和社会氛围，需不断提升全民健康意识和健康发展地位。建立于 2008 年的江西全员健康中心，是在江西省红十字

会培训中心和江西健康教育协会的指导下，在相关医疗机构的支持下，面向江西省各机关、团体、单位，进行公益性质的社会化紧急救护及健康常识宣传普及工作。这符合“健康中国 2030”战略的要求，充分发挥了网络与媒体平台的资源力量，号召广大群众进行健康知识学习，提高了全民健康素质。在普及健康养生常识的同时，修建大量的文体设施，如健康步道、骑行道、体育运动中心、公共健身设施等，也是提高公民健康素质的重要保障。

政府应积极鼓励主流媒体与医疗卫生组织合作开办各类健康科普或宣讲活动，多方面、多渠道地对居民进行健康教育，并鼓励社会力量参与，通过义诊、宣讲等方式，推动健康教育进家门、进学校、进社区、进单位，创造有利于健康的社会、经济、文化、环境和条件，形成大卫生、大健康格局，可以全面推进卫生健康事业发展。饮食与运动是居民生活中非常重要的组成部分，应全面普及膳食营养知识，推广太极拳等运动，江西省中医药氛围较为浓厚，应利用好这一优势，大力推广中医治未病的健康生活理念，使中医药文化深入人心。倡导全省居民合理饮食、积极运动、戒烟限酒，并开展心理健康摸排，切实保障居民的身心健康，做好对重点疾病、特殊疾病人群的关照。

三、小结

随着人们对健康产品需求的增加，中国健康产业发展迅速，逐渐成为 21 世纪引导经济发展和社会进步的重要产业。江西省中药材种类丰富，优质温泉、绿水青山等资源众多，健康产业基础良好，具有一定的发展优势，但目前仍然存在卫生健康体系不够完善、医疗卫生服务体系不够优质高效等问题。《江西省人民政府办公厅关于印发江西省“十四五”卫生健康发展规划的通知》表示，要坚持以习近平新时代中国特色社会主义思想为指导，坚决贯彻习近平总书记关于卫生与健康的重要论述和视察江西省重要讲话精神，紧紧围绕高质量跨越式发展为首要战略，坚持把人民健康放在优先发展战略地位，全面推进健康江西建设，为奋力谱写全面建设社会主义现代化国家江西篇章、描绘好新时代江西省改革发展新画卷提供坚实的健康保障。

参考文献

［1］闵玲．江西健康服务业发展现状及对策研究［D］．南昌：江西中医药大学，2019.

［2］于金瑞．中医药健康服务业高质量发展指标体系研究［D］．南昌：江西中医药大学，2021.

［3］邱恬．江西省地方高校人才引进问题与对策研究［D］．广州：广州大学，2022.

［4］黄颖，刘芝毅．江西这株草能否“点石成金”？［N］．江西日报，2017-10-6.

［5］廖楚晖，陈娟．大健康产业背景下智慧养老服务用户采纳因素研究——基于感知质量的视角［J］．现代管理科学，2021（5）：109-120

［6］高晖．南昌 2716 家医疗机构为百姓筑起健康屏障［N］．南昌日报，2022-8-20.

［7］吴志明．江西人才环境评价研究［D］．南昌：华东交通大学，2009

［8］张平，黄欢．集聚各方智慧　助推南昌发展［N］．南昌日报，2012-5-30.

［9］“健康江西 2030”规划纲要［N］．江西日报，2017-7-24.

叁

细分市场篇

HB.05 中国药品流通市场发展现状与对策建议

陈　宁[①]　张　军[②]　李　妍[③]

摘要： 药品是关系国计民生的特殊商品，加快中国药品流通市场发展建设，促进药品流通市场的健康、可持续发展，维护国家长治久安，是实现“健康中国”国家战略的重要组成部分。通过深入分析中国药品流通市场发展现状，发现存在中小型医药企业占据多数，产业集中度偏低；药品流通市场城乡布局不均衡；药品流通相关法律法规有待进一步完善；药品监管人才队伍有待优化；药品生产研发投入不足，同质化药品市场竞争激烈等问题。依据我国药品管理的实际情况，提出强化药品流通市场集中度，降低药品流通成本；加强农村地区用药的监管力度，规范医疗机构的用药标准；完善药品流通法律法规，加强药品监管队伍建设；构建药品流通的追溯系统，提高药品监管效率；完善药品采购流程，改善药品流通秩序；加快药品生产企业的技术升级，提升市场竞争力等对策建议，并对未来的发展前景进行了展望。

关键词： 药品流通；药品监管；对策建议

一、中国药品流通市场发展现状

（一）中国药品流通市场发展现状概述

药品安全，关系国泰民安。药品流通市场的严格监管对于“健康中国”国家战略的落实具有极为重要的意义。药品流通是指药品从生产、运输、销售、

① 陈宁，管理学博士，辽宁中医药大学、副教授、硕士研究生导师，研究方向：中医药管理。
② 张军，医学博士后，中国医科大学、教授，研究方向：肺癌早期诊断、卫生事业管理。
③ 李妍，在读硕士研究生，辽宁中医药大学，研究方向：药事管理。

医疗机构、药房等环节到达消费者手中的过程，即药品流通是生产商经过批发商销售给零售商最后到达消费者手中的过程。目前，中国主要药品流通模式为制药企业—批发企业—医疗机构 / 药店—消费者，通过医院和药店流通到消费者手上。

2021 年，商务部发布《关于“十四五”时期促进药品流通行业高质量发展的指导意见》指出，完善城乡药品流通作用，提高药品流通效率，促进药品信息化流通发展以及药品流通产业向数字化转化，医药供应链协同发展。2016 年 12 月，国务院医改办同国家发展和改革委员会等 8 部门联合印发《关于在公立医疗机构药品采购中推行“两票制”的实施意见（试行）》的通知指出，公立医疗机构药品采购中逐步推行“两票制”，鼓励其他医疗机构药品采购中和其他地区推行“两票制”，特别是综合医改试点省（自治区、直辖市）和公立医院改革试点城市要率先推行“两票制”，通过实行“两票制”压缩药品流通环节，达到降低药品虚高价格，规范市场秩序等目的。“两票制”对中小型企业影响较大，对医疗机构药房人员的管理能力要求较高。

《2021 年药品流通行业运行统计分析报告》和前瞻产业研究院分别对药品销售额、各类型药品市场销售额和物流仓库等数据进行统计公布，公布的数据显示，2021 年中国公立医院、基层医疗机构、零售药店三大终端六大市场药品销售额达 17747 亿元，同比增长 8.0%。其中，公立医院终端市场份额占比最大为 63.5%。零售药店终端市场份额为 26.9%；公立基层医疗终端市场份额为 9.6%。全国七大类医药商品销售总额 26064 亿元，药品批发市场销售额为 20615 亿元，药品零售市场销售额为 5449 亿元；2020 年中国医院市场化学药销售额占比 74.1%，生物制品占比 11.6%，中成药占比 14.3%，2021 年中国医院市场化学药销售额占比 71.2%，生物制品占比 13.6%，中成药占比 15.2%，2022 年 1—9 月中国医院市场化学药销售额占比 69.1%，生物制品占比 14.8%，中成药占比 16.1%。从 2020—2022 年三年数据来看，生物制品和中成药占比逐渐增加，化学药的占比虽然逐年在降低，但是还是占据药品销售主导地位。2022 年 1—9 月，医院药品销售额主要以抗肿瘤药和免疫机能调节药为主占据市场份额 18.9%，其次为消化道及代谢用药占 13.9%；医院本土企业市场份额占 71.6%，跨国企业市场份额占 28.4%。截至 2021 年年末，中国共有药品批发企业 1.34 万家，批发企业以国药集团、上海医药、华润医药以及九州通为主，自 2017 年以来，各个地区实施“两票制”改革，致使流通企业数量降低，

“两票制”政策促使行业集中度相对增强。

2021年中国药品销售主要以经济发达地区为主，其中广东省占据销售首位约为2.7千万元，北京市、上海市、江苏省紧随其后约为1.9千万元，除西藏自治区以中成药占据销售主导地位外，其他各省以西药类占据销售的主要地位。2021年共拥有1253个物流中心，仓库面积约1261万平方米，冷库容积为93.9万立方米，拥有专业运输车辆16454辆，在物流自动化及信息化技术方面，84.3%的企业具有仓库管理系统，79.4%的企业具有电子标签拣选系统，64.6%的企业具有射频识别设备。冷链设施所需投入高，中国的冷链法规尚不完善，冷链设备价格较高，企业对冷链物流配送的资金投入相对较低。

商务部发布的《2021药品流通行业运行统计分析报告》显示，2021年医药电商直报企业销售总额达2162亿元，占同期全国医药市场总规模的8.3%。其中，第三方交易服务平台交易额为849亿元，占医药电商销售总额的39.3%；B2B（企业对企业）业务销售额为1221亿元，占医药电商销售总额的56.4%；B2C（企业对顾客）业务销售额为92亿元，占医药电商销售总额的4.3%。值得关注的是，B2C网站活跃用户量为6581万人，平均客单价为164元，平均客品数约5个；2021年药品零售企业销售总额前100位排序等。数据显示，国药集团、上海医药、华润医药分别以主营业务收入5390.12亿元、1907.26亿元、1663.79亿元位列2021年药品批发企业主营业务收入前三；国控国大药房、大参林医药集团、老百姓大药房分别以241.56亿元、174.85亿元、158.18亿元位列2021年药品零售企业销售总额前三。中国药品流通市场产业多小散，行业集中度虽然在不断提高但还是较低、流通较为分散混乱，且流通领域存在地区差异性，药品流通模式单一，医疗机构作为主要的药品销售渠道，尤其是国家对特殊药品和处方药品的把控，使得医院在药品销售方面有绝对的优势，医药连锁企业迅速发展，“物联网+药品”等产业模式快速发展。

（二）中国药品流通市场发展中存在的主要问题

1. 中小型医药企业占据多数，产业集中度偏低

中国药品流通市场产业集中度较低，中小型医药企业占据多数，产业规模较小且产业布局分散。商务部《2021年药品流通行业运行统计分析报告》表

明，中国拥有批发企业 1.34 万家，零售连锁总部 6596 家，下辖门店 33.74 万家，零售单体药店 25.23 万家，零售药店门店总数约为 58.97 万家，其中小型药品零售门店占据多数，数量较国外发达等国家明显偏多。2021 年药品批发企业主营业务收入前 100 位占同期全国医药市场总规模的 74.5%。而在 2019 年，美国三家巨头在全美处方药销售市场所占份额超过 77.1%[2]。截至 2021 年年底，中国药店连锁率达 57.21%，美国零售药店连锁率超过 80%[3]。相较而言，中国药品流通市场缺乏领袖型的大型药品连锁零售企业。

2. 药品流通市场城乡布局不均衡

中国药品批发企业主要集中在省、市等地级经济繁荣地区，农村地区药品批发企业数量偏少，农村药品零售商大多依靠县级医药企业，相比较于城市消费者，药品从生产到农村消费者手中环节更多，基础设施落后，交通不便等使得农村或者说偏远地区物流费用较高，规模经济不显著，难以保证药品及时供应。另外，中国实行的医药一体化，致使中国公立医疗机构在处方药药品销售环节具有一定的垄断地位，也更易导致不良腐败现象产生。

3. 药品流通相关法律法规有待进一步完善

目前，中国颁发的相关药品法律法规主要有《中华人民共和国药品管理法》《药品流通监督管理办法》等，虽然对药品流通环节的监管进行了明确规定，但缺乏具有指导性和细分化的政策。《中华人民共和国药品管理法》作为中国仅有的药品监督管理的基本立法，针对当前药品安全的事故频发，国家药监局出台一系列关于药品流通的规章制度，但现有的惩罚力度还是较小，违规成本较低，近年来，部分企业不重视药品安全，问题时有频发，严重损害了消费者的身心健康。

4. 药品监管人才队伍有待优化

目前，药品监管人才队伍组建方面投资较少，相关人才政策对高等药品监管人才的吸引力不强，具有药品检测资质的人员匮乏，现有药品监管队伍人员年纪较大，缺乏创新动力。按照《全国食品药品监管中长期人才发展规划（2011—2020 年）》相关规定，监管人才结构进一步优化，到 2020 年大学本科以上人才比例达到 95% 以上；到 2020 年硕士研究生以上人才比例达到 20% 以上；到 2020 年，技术监督人才占监管人才总量的比例大幅提升，专业人才的分布和层次趋于合理。当前的专业人员比例尚未满足要求。

5. 药品生产研发投入不足，同质化药品市场竞争激烈

中国药品生产企业对新药研发投入相对不足，中小型企业占据市场多数，导致仿制药大量出现，2021 年，国家药品监督管理局药品审评中心受理注册申请药品 11658 件，新药上市许可申请 389 件；同名同方药、仿制药、生物类似药上市许可申请 1791 件，同比 2017 年增长 59.06%；仿制药质量和疗效一致性评价注册申请 908 件，同比 2017 年增长 16.13%[4]。产品作用差异小，企业依靠低价、打广告、品牌效应等抢占市场份额，导致恶性竞争出现。

二、中国药品流通市场发展的对策建议

（一）强化药品流通市场集中度，降低药品流通成本

政府应从市场和药品流通企业两方面分别入手，达到优化市场集中度，形成符合药品市场发展的模式。充分发挥市场的调节作用，依据竞争机制，对药品流通企业实行优胜劣汰，通过市场调节，达到“统一开放、竞争有序”的市场体系。对药品流通企业通过兼并、收购、联合等方式扩大产业规模，实现企业资源聚集、资本扩张，形成大型药品批发企业和连锁零售药店，达到提高药品流通产业集中度，进而降低药品流通成本的目的。

（二）加强农村地区用药的监管力度，规范医疗机构的用药标准

政府应加大对农村的药品流通支持力度，发挥不同地区的优势，对人口居住集中的村落建立专门的配送点，对人口分散的地区可委托第三方物流，鼓励并引导企业对农村市场进行扩展和投资，降低农村零售网点和药店的成本，对其进行补贴或奖励，采取直配型模式对药品进行供应，加强对农村药品的监督管理，加强偏远地区人口对于药品的认知，从而降低农村人口对假劣药的购买，确保偏远地区用药安全；此外，政府应放宽市场准入资格，加快公立医院改革，进行竞争机制维持医疗机构间的公平性，推进医药分离政策，允许处方外送。政府加大支持力度，规范医疗机构的收费和用药标准，对医院进行合理的资金补贴。

（三）完善药品流通法律法规，加强药品监管队伍建设

完善药品流通法律法规，堵住药品流通法律漏洞，构建药品监管人员问责制度，加大对违法行为的惩罚力度。完善药品注册审批流通流程，规范物流企业运输过程和药品储存的监督管理，建立现代化药品配送物流体系，按照国家出台的各项药品标准严格药品生产流通以及市场准入标准。合理调控药品市场价格，严格处罚价格不合理的药品，完善药品的价格调控制度。政府部门全面了解药品生产的成本价格，对药品成本价格进行深入调查，建立合理的药品成本标准模式，重视新药上市后的价格调整，对低价药进行政府补贴，保证其顺利提供生产和市场供应。完善药品价格管理机制，药品按照临床价值和生产成本结合进行合理定价，达到促进和鼓励创新药发展的目的。加强药品出厂价格调查，重视药品生产企业、医疗机构和零售药店等药品经销点的药品价格监督管理；提高药品流通企业的准入机制，对药品生产和制药设备进行不定期抽检，对违法行为加大惩罚力度，严厉打击违法经营药品行为，增强假药劣药整顿力度，对违法药品来源进行追踪，保证从源头打击，加强药品冷链体系建设和冷藏药品的监管；建立健全药品监管机制，加强药品监管队伍建设，适当地补贴，合理选拔人才，增强与药品相关专业的人才职位，引导药学、中药学等相关专业人才进入药品监管队伍，对相关人才进行入职培训，并定期进行技能培训，以增强其专业知识能力。

（四）构建药品流通的追溯系统，提高药品监管效率

通过互联网大数据与药品监管部门联合，提高药品监管效率，依据互联网对买卖双方进行数据收集，建立药品流通信息平台，通过引入电子监管码，实现药品编码的统一和数据在流通系统中的动态流动，构建起药品流通过程中的追溯系统，并通过协同流通，保证药品安全、高效、可监管地运送到企业手中[5]。通过药品电子标签掌握药品信息，通过互联网等媒介对药品流通进行监督管理，确保药品流通过程的公开透明。对药品广告进行严格审核，对夸大药品功效，虚假宣传等违法广告行为进行严厉打击。加快药品监管现代信息化建设，增加资金投入，扶持药品监管信息化的发展，建立、健全药品信息监管平台，对零售药店使用计算机大数据管理，通过以点带面，对县级以上的地区优先落实信息化管理。

提高药品企业进军电商平台准入资格，平台加强药品网络售卖的审核、监管和随时排查，政府建立单独的针对药品网点审核流程，对违法经营的网络药

店进行大力处罚，引导药品网店增强自身发展素质，对优秀企业进行推广奖励等。大力发展药品电子商务化和连锁经营化，物流与互联网联合发展，依靠先进的数据化系统和物流设备，确保药品流通环节的质量和配送流程合格，提升药品流通环节的效率。

（五）完善药品采购流程，改善药品流通秩序

政府应加快建立药品采购统一标准，完善药品购销模式，药品采购人员严格遵照中标价格，严禁收取药品采购代理费，药品由专人对接采购，医疗机构和连锁零售药店可与生产企业达成直供协议，减少药品采购费用，防止私下采购或非规定渠道采购药品事件的发生。通过对药品采购环节进行规划，从而建立包含商业购销体系、行业信用体系、医药物流服务体系和市场监管体系的一体化的药品采购体系。

（六）加快药品生产企业的技术升级，提升市场竞争力

药品生产企业作为药品质量的重要源头，应加大资金投入新药的研发，实现企业技术升级，提高产业市场竞争力。同时，对中小型生产和流通企业进行合并和收购，形成连锁规模化、特色化经营。生产设备关系到药品质量和药品安全，对药品生产企业的生产设备进行严格监管，生产设备应符合国家规定的标准，良好的生产设备药品成品率、合格率更高；企业完善冷藏药品储藏环境，对冷藏温度进行记录保存，使用冷藏车减少冷藏药品流通环节暴露时间，企业加大对冷藏仓库的管理，对员工进行技能培训，保证药品质量安全。对恶性竞争企业进行市场淘汰，对仿制药进行监管约束，提高药品生产企业进入市场标准。

（七）加强区域特色中药市场建设，培养特色化中药材龙头企业

各省份发展道地中药材，加强区域特色中药市场建设，培养特色化中药材龙头企业，国家鼓励中药流通企业发展，对现有中药企业进行补贴。创建中药材特殊的流通体系，完善中国集药材采收、加工、包装、储存、运输一体化的中药材现代物流体系[6]。加强中药市场监管，建设中药质量管理标准和检测，中药储存符合国家标准，规范中药投入市场准则，对中药价格、中药品质和流

通过程进行严格监管。打通中药海内外市场，促进药材对外流通，将中药材作为文化对接窗口，严格把控中药材品质。

（八）提升药品物流基础设施建设

提升药品物流在基础设施方面的建设，提升终端配送能力，做好物流配送区域中心规划，依据现存物流资源，合理规划各个区域的物流配送设施和服务范围，选择发达地区作为示范基地，以点带面带动全省份发展。对药品流通企业的物流设施进行合格化检验，完善现代物流设施，增强设备水平，加大对药品流通技术装备的研发投入和海外引入，实现药品信息追溯、包裹自动化分拣及温度控制等设施的全面布局建设。完善药品冷链物流监管规范，严格规定物流过程中的程序，形成系统的冷链运输流程，建立统一的行为执行标准，提高药品冷链车覆盖范围，加大培养拥有冷链运输职能的大型物流企业。建设数据化现代药品物流配送体系，基层卫生服务中心与现代化物流配送企业合作，实现物流企业与药品企业的信息资源共享，降低长久缺药和药品种类不齐全情况发生，满足基层人民基本的用药需求。

三、中国药品流通市场发展展望

药品流通贯穿于药品从生产环节经各级经销商、医院或者药店直到消费者手中的所有过程，随着药品电商和第三方物流的不断发展，网络化程度的不断加深，数字化药品流通线上线下结合模式将突飞猛进地发展，配合互联网时代发展需求，药品线上经营法规日趋完善，药品监管日趋智能化，药品供应配送和储存日趋透明化、专业化、智能化发展。推进并完善“互联网 + 医 + 药 + 险”产业链的建立，持续推动药品批发企业区域一体化物流建设，鼓励和引导零售药店网络平台向乡村市场下沉，加速乡村网络化流通建设，引导药品流通企业市场下沉，多数零售连锁和单体药店进入农村市场，加大农村底层医疗服务站药品种类，解决农村药品供求问题，实现偏远地区用药便捷和种类多样化。扩大乡级医院药品设施完善，持续推进农村物流基础服务建设，全面落实各个村内设置药品物流配送点；鼓励并引导中小型企业联合发展，形成强有力的企业联盟，以及形成完整的企业链条，促使企业快速发展，而部分中小型企业在竞争中逐渐被市场淘汰；药品市场格局逐渐由医疗机构转移至机构外部，零售药店与基层医疗机构占据庞大的市场空间，发达地区占药品流通市场的主要地位，西药仍占据市场流通的首要地位，对中成药和疫苗等预防性药品的需求逐渐增加。国家整体出生率下降以及老龄化状况较为严重，生活节奏加快，工作压力增大，致使保健药品的需求增加。中药作为国家继承并弘扬的传统文化，也将在不断变化的药品市场中逐渐占据多数空间。21 世纪，新一轮科技革命孕育兴起，全球创新格局发生了重大调整，产业数字化催生了新业态、新模式，“互联网 + 药品流通”健康服务新业态加速融合，是中国药品流通市场的一种创新发展模式，同时也是对中国药品流通市场监管的严峻考验，加快中国药品流通市场发展建设，促进药品流通市场的健康、可持续发展，维护国家长治久安，是实现“健康中国”国家战略的重要组成部分。

参考文献

［1］国务院医改办，国家卫生计生委，食品药品监管总局，等 . 多部门关于印发关于在公立医疗机构药品采购中推行“两票制”的实施意见（试行）的通知（国医改办发〔2016〕4 号）［EB/OL］.（2023-01-02）https：//www.nmpa.gov.cn/xxgk/fgwj/gzwj/gzwjyp/20170111171601859.html.

［2］2019 年美国零售药店行业药店数量与主要龙头企业市占率及概况［EB/OL］.（2023-3-1）https：//data.chinabaogao.com/yiyao/2020/09225161362020.html.

［3］未来智库 . 医药零售行业深度报告：转型升级加速，市场规模不断提升［EB/OL］.https：//www.vzkoo.com/document/4b5a0716c4f9d6df8a78cb2c9cc22aa9.html.

［4］国家药品监督管理局 .2021 年度药品审评报告［EB/OL］.（2023-01-05）https：//www.nmpa.gov.cn/xxgk/fgwj/gzwj/gzwjyp/20220601110541120.html.

［5］张骏鸿，张俊，杨荣，等 . 江西省药品流通安全监管存在的问题与对策研究［J］. 产业与科技论坛，2022，21（18）：219-220.

［6］杨少杰，王莉，李晞，等 . 药品流通行业发展现状研究：以云南省为例［J］. 卫生软科学，2017，31（11）：46-49.

HB.06 中国药品研发行业市场现状与发展政策建议

徐　敢[①]

摘要：中国药品研发行业整体处于“仿创结合”的模仿式创新发展阶段。药品研发新的法律法规和管理体系逐步形成，药品审评审批制度改革深入推进，自主创新生态正在优化，创新产品持续上市，更好地满足了公众用药需要，药品研发行业呈现快速增长趋势和新竞争格局。新冠疫情反映出人类社会仍然面临诸多未知的疾病和公共卫生风险，全社会发展对药品研发、安全和疗效需求有更强的期待。支持药品研发和创新活动的可持续性，加快实现医药产业高质量发展，应深入落实药品研发行业有关法律法规和政策要求，健全政产学研用协同创新体系和协作机制，兼顾国际科技前沿热点和基础科学研究，系统解决好药品研发和创新中的基础性、关键性、前沿性和战略性技术问题；通过继续深化药品审评审批制度改革和推行中长期新药研制创新专项计划，落实和发挥医药企业创新主体和技术创新核心地位；落实中药传承与创新发展，发挥中医药特色优势，推动药品研发行业尽快从模仿创新向原始创新阶段转变，加快推动中国从制药大国向制药强国跨越。

关键词：药品研发；药品审批；药品注册；药品供应保障；高质量发展

引言

药品研发是科技领域创新的集中体现，是医药行业创新的源头工作。药品研发行业大体上会经历 3 个发展阶段：跟踪仿制阶段、模仿式创新阶段及原始创新阶段[1]。中国药品研发行业目前已从跟踪仿制阶段向模仿式创新阶段过渡，

① 徐敢，管理学博士，北京中医药大学管理学院副教授，研究方向：医药管理政策和药品监管科学研究。

整体处于“仿创结合”的模仿式创新发展阶段，医药企业的药品研发水平和创新活力有了很大进步，甚至在局部管线实现“原始创新”突破。“十四五”时期，中国发展仍然处于重要战略机遇期，但机遇和挑战都有新的发展变化[2]。药品研发行业也不例外，面临国内外环境和发展形势复杂而深刻的变化，具有高技术、高风险、高投入和长周期等特点的药物研发市场将面临更多的挑战和机遇以及不确定性。本报告梳理中国药品研发行业的市场发展现状，总结分析发展存在的问题，并提出有针对性的建设性建议，为构建药品研发行业新发展格局和高质量发展提供参考。

一、药品研发监督管理和市场发展现状

随着医药研发技术的进步，全球新药研发蓬勃发展，中国医药市场和药品研发也得到了快速发展。药品研发新的法律法规和管理体系逐步形成，自主创新生态正在优化，创新产品持续上市。在一系列鼓励药品创新政策引领和支持下，药品审评审批制度改革深入推进，药品审批的效率有了明显提升，解决了药品注册审批积压问题，推进了仿制药一致性评价，研发市场呈现快速增长趋势和新竞争格局，更好地满足了公众用药需要。

（一）中国药品研发行业的市场发展和改革

1. 中国药品研发行业的发展阶段

中国从 20 世纪 50 年代至 90 年代，长期处于跟踪仿制阶段，药品研发主要是仿制国外药品并实现国产化，并初步建立起现代医药研发基础，初步实现了临床“有药用”目标。20 世纪 90 年代之后，随着中国加入世界贸易组织（WTO）以及药品专利制度完善，中国药品跟踪仿制的模式必须做出调整，药品研发逐步进入模仿式创新阶段，药品研发受到行业内外普遍关注，越来越多的仿制药和国产创新药上市，但是也出现了大量仿制药重复建设，仿制药质量不高、疗效不确定等问题，同时因为药品受审评审批效率影响，导致部分国外已上市的临床急需新药不能及时上市，仿制药和创新药都出现了不能充分满足公众“及时用上新药、好药”的供应侧矛盾[3]。为此，以 2015 年国务院印发

《关于改革药品医疗器械审评审批制度的意见》和2017年中共中央办公厅、国务院办公厅印发《关于深化审评审批制度改革鼓励药品医疗器械创新的意见》为标志，中国开启了新一轮药品医疗器械审评审批制度改革，鼓励创新药研发，激活药品研发创新活力，促进医药产业高质量发展。

2. 药品审评审批法律体系和管理政策

2019年《中华人民共和国药品管理法》修订，将深化药品审评审批制度改革、鼓励药品医疗器械创新的改革成果写入新修订的法律，并作为法律制度全面实施和落实。根据《中华人民共和国药品管理法》《中华人民共和国中医药法》《中华人民共和国疫苗管理法》，国家市场监督管理总局修订并发布了《药品注册管理办法》《药品生产监督管理办法》，国家药品监督管理局发布了《中药注册分类及申报资料要求》《化学药品注册分类及申报资料要求》《生物制品注册分类及申报资料要求》，对中药化学药品和生物制品的研制和注册工作进一步具体细化。另外，国家大力发展药品监管科学，推出一批新工具、新标准和新方法，指导药品研发。国家药品监督管理局药品审评中心从2020年至2022年年底发布的药品研发和审评的指导原则多达218个，指导原则总量已达418个，总量已接近国际先进监管机构水平[4]。另外，2017年中国药监部门加入国际人用药品注册技术协调会（ICH），并于2018年当选ICH管委会成员，中国药品注册管理制度和监管政策法规、标准、指导原则等与国际规则和实践加速接轨[5]。还有，加大药品研发和支持创新离不开新药医保准入、医保支付等配套政策支持。国家医疗保障局在推出“带量采购”政策时，为创新药的准入开辟绿色通道，有效解决了部分创新药医保支付能力不足的问题，有力促进医药研发由仿制药向创新药升级转型。

3. 促进中医药传承创新发展的政策和规定

国家高度重视中医药事业，对中医药传承创新发展做出系列部署。习近平总书记强调，要做好中医药守正创新、传承发展工作，建立符合中医药特点的服务体系、服务模式、管理模式、人才培养模式，使传统中医药发扬光大。2016年12月制定《中华人民共和国中医药法》，对中药保护与发展做出规定，在法律层面明确要鼓励和支持中药新药的研制和生产。2019年10月，中共中央、国务院发布《关于促进中医药传承创新发展的意见》，对促进中医药传承创新发展做出系列部署。2020年12月，《国家药监局关于促进中药传承创新发展的实施意见》发布，提出促进中医药传承发展的具体举措。2021 年 1 月和 4 月，国务院办公厅分别发布了《关于加快中医药特色发展的若干政策措施》《关于全面加强药品监管能力建设的实施意见》，提出要优化中药审评机制，促进中药传承创新发展。2022 年 3 月，国务院办公厅印发《“十四五”中医药发展规划》，进一步明确改革完善中药注册管理，加强开展基于古代经典名方、名老中医经验方、有效成分或组分等的中药新药研发。2023 年年初，国务院办公厅印发《中医药振兴发展重大工程实施方案》，将研发一批临床疗效好、科技含量高、创新性强、拥有自主知识产权的中药新药作为中医药科技重点项目研究；国家药品监督管理局发布《关于进一步加强中药科学监管促进中药传承创新发展的若干措施》和《中药注册管理专门规定》，中医药理论特色在中药注册管理中得到更好的体现，并对全过程审评审批加速、全生命周期产品服务、全方位监管科学创新等做工作落实。

（二）药品研发市场发展取得的成绩

1. 药品审评审批制度改革取得明显成效

2015 年以来的药品医疗器械审评审批制度改革，围绕“创新、质量、效率、体系和能力”五大主题，以解决审评积压为突破口，实行上市许可持有人制度，提高审批标准，实行提前介入、研审联动、平行检验等创新举措，推进仿制药疗效一致性评价，建立健全优先审批、附条件批准上市等系列制度，开展了核查药品临床试验数据，加强以临床为核心的审批能力建设，制定了药品专利纠纷早期解决机制，并建立药品专利补偿和链接制度。一系列政策提高了药品审批的效率，解决了药品注册审批积压严重的问题，一批创新和临床急需药品优先获准上市，为治疗疾病提供了更多更好的选择，同时激发了医药产业的动力和活力，为药品研发创新提供了强有力支撑[6]。这进一步激发医药研发的活力，促进药品医疗器械产业结构调整和技术创新，让更多的新药好药上市，满足公众医疗需要，让患者尽快用上救命药、放心药。

2. 药品研发投入和投融资环境改善

在一系列深化审评审批制度改革和鼓励药品创新的法律法规和政策支持下，医药企业更加重视药品研发，这直接影响创新市场迅速扩张，药物研制出现从仿制跟随走向源头创新的趋势，进一步激发医药创新和产业资本投资的积极性，特别是生物医药领域。医药研发支出呈现增长态势，2020 年中国医药市场在药物研发总投入为 247 亿美元，占全球药物研发支出的 12.1%。规模以上医药企业研发投入年均增长约 8%，2020 年上市公司研发费用占销售收入的比重超过 6%[7]。根据中商情报网的统计，2021 年中国生物医药市场规模约为 15912 亿元，与 2017 年相比增长了大约 11.24%。2021 年投融资事件也突破了 500 起，生物医药的投融资金额高达 1113.58 亿元，是 2016 年投融资金额的 9.61 倍。上述情况在一定程度上反映了目前中国医药研发投入不断增长，社会资本投融资活跃，特别是生物医药发展势头迅猛，社会资本也在大量向这一行业涌入的情况。

3. 药品研发创新活力得到激发和提升

随着药品审评审批制度改革持续推进，越来越多的医药企业开始将更多精力放在药品研发创新上，高质量发展和药品创新研发将成为主旋律和发展主题，药品研发已经从解决“量”的问题转移到提升“质”的问题[8]。药品加快上市注册程序持续发挥作用，创新程度高、临床价值显著、临床优势突出的创新药上市速度大大加快。特别是生物医药，在国家政策和资本市场的倾斜下，研发层次也不断提升，在基因治疗、细胞治疗和溶瘤病毒等方面都紧随国际潮流，与国际先进水平的差距逐渐缩小[1]，公众尽快用上“新药、好药”需求在一定程度上得到更好的满足。

麦肯锡 2018 年报告显示，在政策、科技发展、资本市场等多方推动下，中国医药创新活力得到激发，特别是生物医药行业迅速发展，创新生态有了很大进步，上市新药数量快速增长，中国对全球新药研发的贡献明显上升，已经跨入医药创新第二梯队[9]。2019 年，国家药品监督管理局审评通过 164 件新药上市申请，包括 10 个 1 类创新药、58 个进口原研药（含新适应症），多个用于治疗严重危及生命且尚无有效治疗手段疾病及公共卫生方面急需的新药好药完成技术审评，获批上市，更好地满足了公众的用药需求。2020 年审评通过创新药上市申请 20 个品种（1 类化学药 14 个、中药创新药 4 个、创新生物制品 2 个），审评通过境外生产原研药品新药上市申请 72 个品种。2021 年审评中有 53 件（41 个品种）注册申请纳入突破性治疗药物程序，覆盖了新型冠状病毒感染引起的疾病、非小细胞肺癌、卵巢癌等适应症；115 件注册申请（69 个品种）纳入优先审评审批程序，其中，符合附条件批准的药品 41 件，符合儿童生理特征的儿童用药新品种、剂型和规格 34 件[10]。

4. 新药研发数量和质量稳步提升

中国近年新药研发规模和在研新药数量都实现了突破，创新加速替代仿制，国产替代进口进程加快。新药临床试验、新药上市和一致性评价等申请和审评通过的数量出现逐年明显增长趋势。短缺药品监测预警、激励罕见病药物研发等措施取得实效。2017—2021 年，国家药品监督管理局药品审评中心需技术审评的各类药品的注册申请受理量，化学药年平均增长率为 22.86%，生物制品年平均增长率为 36.67%（见图 1）。2017—2021 年，创新药临床试验申请的受理量，年平均增长率为 39.34%（见图 2）；批准上市的创新药新药数量，年平均增长率达 118.99%（见图 3）。仿制药质量和疗效一致性评价工作，公布参比制剂目录 3963 个品规，2020 年审评通过批准一致性评价申请 577 件，2021 年通过一致性评价申请 964 件 278 个品种，同比增长 121.92%。“十三五”期间，国内企业新增药品生产批件 2941 个，其中首次上市新药超过 200 个。中国现有药品品种已经达到 1.8 万个，批准文号有 15.5 万个。2022 年研发企业总部位于中国大陆的、正处在活跃的研发过程的药物（包括 lisence-in）有 3716 个，在研新药数量跃居全球第二位，1000 余个新药申报临床，通过 674 件新药上市申请，其中有 47 个国产创新药获批上市，一批高端产品填补国内空白[7]。

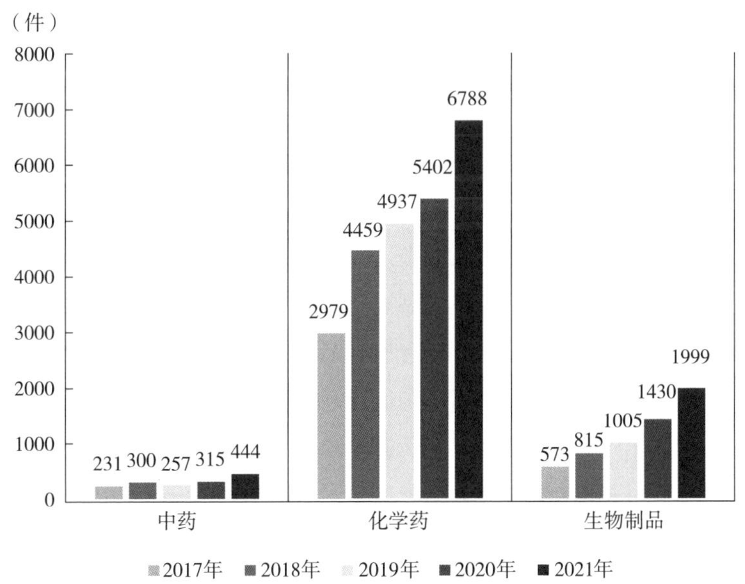

图 1　药品审评中心 2017—2021 年需技术审评的各类药品的注册申请受理量

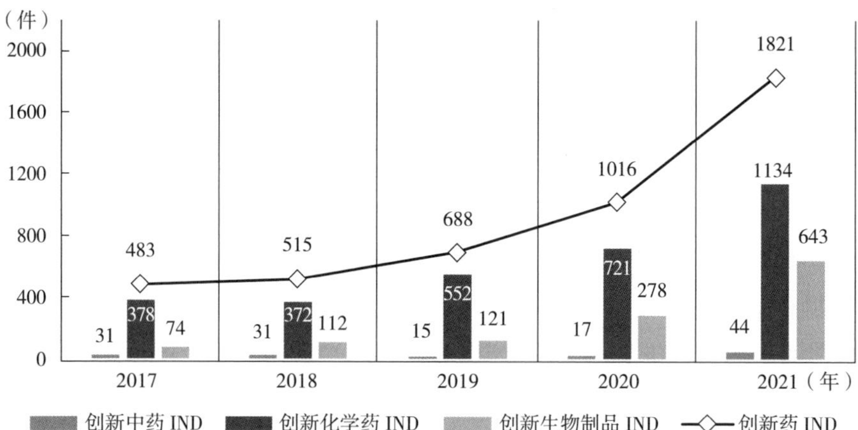

图 2　药品审评中心 2017—2021 年创新药临床试验申请的受理量

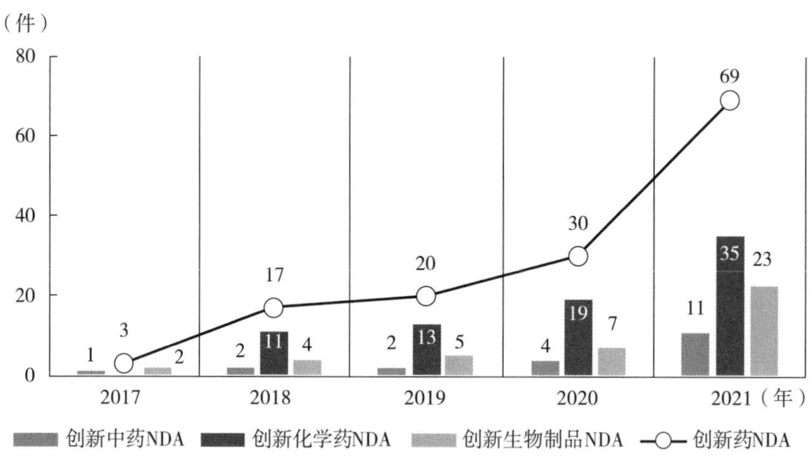

图 3　药品审评中心 2017—2021 年创新药新药上市申请建议批准量

5. 中医药传承创新发展进入新阶段

中药是中华民族的瑰宝，在新型冠状病毒疫情防控中再次证明了价值和彰显了特色优势。在优化中药审评机制、促进中医药传承创新发展有关政策的推动下，中药注册管理不断优化，符合中药特点的审评审批体系不断健全，中医药理论、人用经验和临床试验相结合的审评证据体系初步建立，促进中药传承创新发展工作取得了一定成效。中药新药创制活力增强，特别是中药注册分类和研究构建符合中药特点的技术指导原则体系，制定了药材、饮片、中药复方制剂工艺、质量研究等系列指导原则，加大了对来源于古代经典名方、名老中医验方、医疗机构制剂等具有人用经验的中药新药研究，加强中药新药源头和生产全过程质量控制，促进中药高质量发展。2019—2021 年，中国中药临床试验申请受理量、批准量和临床试验申请受理量、建议批准量连年增长。2021年，中药临床试验申请受理量、新药注册申请受理量分别为52件、14件，临床试验申请批准量和新药注册申请建议批准量分别为34件、14件，中药创新药的申请，2021年批准的中药创新药创纪录地达到了11件（见图3）[10]。

二、中国药品研发行业发展面临的问题和挑战

在肯定成绩的同时，必须清醒认识到中国药品研发行业存在的发展不平衡不充分问题，药品安全性、有效性、可及性仍需进一步提高，全生命周期监管工作仍需完善。新冠疫情反映出人类仍然面临诸多未知的疾病和公共卫生风险，社会发展对药品研发、安全和疗效需求都在不断变化和更新，并有更强的期待和诉求。

（一）基础研究和前沿创新相对薄弱

近年来，中国医药研发投入处于高速增长阶段，但是，同欧美药企相比，仍然存在一定差距。新药研究，一方面需要紧跟国际临床应用研究的科技前沿，实现模仿创新；另一方面需要重视基础研究和突破，逐步实现原始创新，才能掌握创新引领的主动权。虽然中国药品研发整体已经脱离纯仿制的阶段，进入模仿式创新阶段，但是不可回避的问题是，国内新药靶点的源头创新不足，在研靶点几乎都以追随国外已有上市产品的靶点，自主创新药物少。新药基本都是基于国外发现的靶点和机制研发出来的，前沿领域原始创新能力显著不足。在药物研究上游的发现新靶点、新机制、新方法、新工具等方面，原始创新还很薄弱[11]。究其原因，一是医药取得进步的关键是基础研究的稳定投入和高质量的产出，中国基础研究投入占研究与试验发展（R&D）投入的比重长期维持在5%左右，应用研究占比也只有10%，85%左右的R&D费用都在试验发展上[12]，而美国基础研究投入占比始终保持在15%以上[13]，这种投入模式造成我国新药创制的基础研究积累相对薄弱，新靶点、新机制和新方法等基础研究成果缺乏基础研究投入。二是我国药品研发产业热度使大部分企业、人才、资金投入政策都集中于前沿创新和资本运作，还不能从根本上扶持并加强基础学科研发，不利于中国在前沿领域自主研发和实质突破，也缺乏新

药成果导向的串联基础研究与应用基础研究[14]。

（二）国内外环境和产业格局面临调整和挑战

新药研发具有技术难度大、研发周期长、投入资金多、研发风险大等特征，随着技术发展和疾病复杂程度的提升，新药研发难度和成本进一步增加，全球新药研发成功率呈明显下降趋势，新药研发面临着成本高企、收益率下降的双重困境。新冠疫情的暴发，各国越发重视医药工业的战略地位，人才、技术等方面国际竞争日趋激烈。国际上创新疗法、创制技术和创新药物不断出现，现代医药新技术、新方法日新月异，以人工智能为代表的新一代信息技术快速发展，大数据与人工智能赋能、催化药物研发，给新药研发，特别是生物医药创新带来了历史性机遇。但经济全球化遭遇逆流，产业链供应链加快重塑，对处于跟踪式模仿的医药企业和科研院所，能否把握科学技术前沿、实现药品研发高质量发展提出更高要求。在目前国际形势，需要系统思考突围欧美国家在生物医药领域的技术垄断，加快医药研发的数字化、智能化、平台化的前进步伐，形成了新的产业格局，减轻对新药模仿创新所可能带来的挑战[12]，同时进一步推动医药产业从仿制向创新过渡的进程。

（三）协同发展创新生态尚未形成

“政产学研用”不同主体，存在立场不同和协作理念差异以及可能的信息不对称，容易造成产学研脱节，成果转移转化途径或渠道不通畅，“二次创新”不足等系列问题。目前进入临床研究的创新药物，多为追随国外已发现的靶点和先导化合物的跟踪性仿制和创新药物，且同质化重复研发导致“多、小、散”现象。特别是在一些生物技术应用的热点领域，中国与先进国家存在巨大差距。如抗体药物，中国企业几乎都只是低水平地重复开发。如 PD-1/PD-L1 和 CD19 等热门靶点，目前国内有 100 余家药企进行相关产品开发，有明显的过热和重复研究和开发现象[12]。此外，在 2015 年 7 月—2017 年 6 月的国家食品药品监督管理总局开展的药物临床试验数据自查核查工作中，现场核查发现所有申报项目几乎都存在不同程度的不真实、不完整的问题。有的选择性使用数据，弃用数据；有的原始数据丢失，数据不能溯源；有的把同种药品分为试验药品与对照药品，自己与自己对照；还有的分析仪器出厂时间晚于使用仪器分析数据的时间；有的多人血样抽取时间均为同一时间等。很多申请的数据编造痕迹明显，完全不能支持其申报药品的安全有效的结论[15]。另外，新药创新和药品研发产业，具有“高投入、长周期、高风险”的特征，高投入得有高回报，但目前中国药品研发尚未形成“高回报”的格局，同时当前的集中带量采购与医保价格谈判挤压了创新药的预期盈利空间，可能会进一步削弱投资对获得回报的预期，影响创新医药产业的可持续性发展[16]。

（四）中药传承创新发展政策体系需进一步健全

在国家一系列加强中医药传承创新政策和措施的推动下，中药产业进入新的发展期，但总体上仍存在传承不足、创新不够、作用发挥不充分等问题，中药传承创新能力有待持续增强，符合中医药特点的政策体系需进一步健全。2019—2021 年，中国中药临床试验申请受理量、批准量和临床试验申请受理量、建议批准量连年增长，但是申报和批准的数量都非常少，2017 年批准的中药创新药只有 1 件，2018 年和 2019 年只有 2 件，2020 年只有 4 件，2021 年最高，达到 11 件（见图 3）。就以 2021 年最高数据来看，经批准的中药创新药不到化学药新药的 1/3，只有生物制品新药的 1/2。在体现中国特色的传统中药开发上，被称为标志性中药的只有 1 个，即青蒿素及其系列品种。按照中药注册分类，能够体现中医药特色的新药和突破疗法的中成药都欠缺。针对肿瘤、心脑血管病、糖尿病等疾病治疗的中药创新药几乎没有。

三、药品研发高质量发展的政策建议

中国正处在从制药大国向制药强国跨越，这需要系统建设包括政策引领、资本投入、基础研究、原始创新能力、企业主体地位、专利制度保护、市场转化、合理回报收益、市场监管在内的药品研发全链条生态环境，支撑创新活动的可持续性，加快实现医药产业高质量发展。

（一）健全政产学研用协同创新体系和协作机制

《“健康中国 2030”规划纲要》提出完善政产学研用协同创新体系，推动医药创新和医药产业转型升级。国际成功经验与实践证明，政产学研用协同创新是系统提升药品研发行业创新能力的主要路径，更是当前时代背景下促进医药创新成果转化、推动医药产业发展的必然选择。健全政产学研用协同创新体系协作机制，应尽快建立以企业为主体、市场为导向、政府政策引导，行业企业主导多方合作的创新体制机制。政府在科技成果转化中的要发挥行政职能，重点是科技研发体制机制改革、规划指导、政策支持等工作；高校和科研院所作为外脑，要承担起做好基础研究、技术支撑和人才培养的责任，主动对接产业技术前沿进展和新突破，开拓新药研究产业发展新方向。医药企业要更好地和科研机构对接，实现以企业为中心的产学研相结合。同时要引入“用户”即患者的参与，提高研发研制的效果和效率，以更好地体现临床价值为导向，以患者为核心的研发理念。另外，药品研发需要高投入，研发结果受技术影响和国内外宏观经济多重影响，研发结果存在不确定。市场主体承担药品研发高投入、高风险的同时，应能够获得合理的高回报收益，从而形成良性的激励创新的市场机制，因为真正的创新，是九死一生[17]。要从药品管理法律法规、医保政策以及审评审批制度中保障医药企业的研发权益和承担高投入、高风险的同时能够获得高回报的收益。

（二）发挥医药企业创新主体和技术创新核心地位

创新是引领发展的第一动力，原创新药就是源头创新，源头创新是基础研究的技术转化，[18]；促进产学研深度融合，要明确医药企业是医药创新的主体，突出医药企业创新主体和技术创新核心地位，要推动创新要素向企业集聚，在国家规划、产业专项支持、地方科技重大专项中落实鼓励政策和创新主体地位，引导企业主动参与新药创制，提高研发的积极性，加大研发投入；在市场监管和药品监管层面，监管企业合法合规开展业务，同时在审评审批中支持创新产品能获得优先审批、产业化和市场准入。应通过鼓励优胜劣汰、扶大扶强等政策措施提高产业的规模集中度；也要支持企业通过国际合作，积极应对和参与国际竞争，学习国外先进的技术和管理经验，不断提升国内企业新药创制的能力和水平。另外，人才建设是医药行业创新驱动发展的关键因素，企业的研发创新主体地位主要体现在行业内“研发人”的创新核心主体地位，表现在企业研发人员能够以研究主体身份开展创新工作。中国医药产业培养的专业人才数量不少，但相对缺乏高端复合型人才。医药创新资源配置是通过市场机制来实现的，而依靠“命令”难以保证持续创新和突破。因此，要加大对专业人才的长期稳定支持，支持高校、科研院所和企业人才培养的选择权，重点培养行业紧缺的兼具医药学、信息技术、人工智能技术、工业工程等专业，从事靶点发现、药物发现、临床试验设计、生物药制造等方面的跨专业复合型人才和团队合作模式，促进互联网、大数据、区块链、人工智能等新一代信息技术和研发制造体系的融合，提高人才“造血”能力，支持企业多样性创新选择，提升产业的各类人才吸纳能力和创造力。

（三）继续深化药品审评审批制度改革

2015 年以来的药品审评审批制度改革措施成效显著，审评审批效率显著提升，仿制药质量和疗效一致性评价扎实推进，调动了药品研发的积极性，激发了企业创新活力。下一步还需要总结经验，进一步完善审评审批工作体系，进一步加大创新研发支持力度，鼓励更多具备临床价值的新药快速进入临床阶段，提高创新产品审评技术能力，优化应急和创新药品医疗器械研审联动工作机制，鼓励新技术应用和新产品研发，加强审评审批对创新药研发的指导。在政策支持境外新药在境内同步上市，让人民群众逐步实现同步享受全球医药创新成果，也让药品审评人员能及时接触到全球创新药物和医疗器械的前沿技术和产品。药品审评人员在审评中有机会发现国内新药创新“卡脖子”的因素和关键技术以及基础研究中亟待突破的问题，通过推进药品监管科学行动计划，推动药品创新研究新工具、新方法和新标准的研究，引领全行业系统解决国内药品研发创新的基础性、关键性、前沿性和战略性技术问题。另外，应继续推进仿制药质量和疗效一致性评价，持续跟踪监督通过一致性评价后的仿制药质量。加强生物类似药审评法规和技术标准体系建设，促进生物类似药高质量发展。在药品研制监管中，应吸取前期药品临床数据核查工作的经验教训，严格研制环节监管，严格监督执行药物非临床研究质量管理规范、药物临床试验质量管理规范，重点加强临床试验核查，确保数据真实可靠。

（四）推行中长期新药研制创新专项计划

中国于 2008 年启动实施“重大新药创新”科技专项，支持了 3000 多个课题，中央财政投入 233 亿元，加上企业投入、地方政府的支持，推动医药创新[11]。新时期，我们正经历百年未有之大变局，在单边主义、保护主义上升的大背景下，在激烈的国际竞争和公共卫生威胁下，需要针对新时期新问题、新挑战，再次推动中长期新药研制创新专项，走出一条适合国情的药品研制和创新的路子。通过专项计划，一是吸引全球医药创新要素向国内集聚，吸引全球创新药品和医疗器械率先在中国注册，提升临床研究国际化水平；二是加强专利药、中药新药、新型制剂等创新能力建设，推动治疗重大疾病的专利到期药物实现仿制上市；三是协同推动新药创制基础研究、关键核心技术突破和药品监管科学，提升自主创新能力，要把原始创新能力提升摆在更加突出的位置，把研发创新药物、新型疫苗、先进医疗装备和生物治疗技术列入协同突破关键核心技术。

（五）纵深推进贯彻落实中药传承与创新发展

中医药是“健康中国”建设的重要基础，中药是中医药发展的战略性资源，传承创新发展中药是新时代中国特色社会主义事业的重要内容。贯彻落实中药传承与创新，在现阶段需要按照《关于促进中医药传承创新发展的意见》《关于加快中医药特色发展的若干政策措施》《中医药振兴发展重大工程实施方案》《关于进一步加强中药科学监管促进中药传承创新发展的若干措施》等国家政策和文件的工作部署，深入贯彻落实和组织实施，不能长期处于“雷声大雨点小”的状态。贯彻落实中医药传承创新相关政策和规定，在继承和发扬中医药的特色和优势基础上，应加大对中医药科技创新的支持力度，坚持“传承不泥古，创新不离宗”，完善中药监管制度体系和注册审评审批制度改革。在中药监管科学发展战略和药品监管科学行动计划中，应深化中医原创理论、中药作用机理等重大科学问题的研究，开展中医药防治重大、难治、罕见疾病和新发突发传染病等诊疗规律与临床研究[6]。加强开展基于古代经典名方、名老中医经验方、有效成分或组分等的中药新药研发积极推进古代经典名方中药复方制剂的研发和注册，优化中药临床证据体系，建立中医药理论、人用经验和临床试验“三结合”的中药注册审评证据体系，积极探索建立中药真实世界研究证据体系。探索中药饮片备案、审批管理，优化医疗机构中药制剂注册管理，完善符合中药特点的评价标准体系，支持儿童用中成药创新研发，解决中药监管基础性、关键性、前沿性和战略性技术问题。

参考文献

［1］潘锋．我国生物医药行业迈入创新发展新赛道——访中国科学院院士、中国科学院上海药物研究所陈凯先研究员［J］．中国医药科学，2022，12（9）：1-3.

［2］习近平．新发展阶段贯彻新发展理念必然要求构建新发展格局［J］．求是，2022（17）：4-17.

［3］国务院．国务院关于改革药品医疗器械审评审批制度的意见［EB/OL］．（2015-08-18）［2023-02-25］.http：//www.gov.cn/zhengce/content/2015-08/18/content_10101.htm.

［4］国家药品监督管理局药品审评中心.2022年度《国内外药品技术指导原则对比研究》课题结题会顺利举行［EB/OL］．（2023-03-17）［2023-02-25］.https：//www.cde.org.cn/main/news/viewInfoCommon/8aed2f31221174542d55b449724be980.

［5］国家药监局．国家药监局召开ICH中国进程与展望座谈会［EB/OL］．（2021-04-08）［2023-02-25］.https：//www.nmpa.gov.cn/yaowen/ypjgyw/hyxx/20210408145921130.html.

［6］马飞，徐景和．勇毅创新，驰而不息推进中国式药品监管现代化［EB/OL］．（2023-03-23）［2023-02-25］.http：//www.yyjjb.com.cn/02/28/20230228160956956_16873.shtml.

［7］工业和信息化部．关于印发“十四五”医药工业发展规划的通知［EB/OL］．（2021-12-22）［2023-02-25］.http：//www.gov.cn/zhengce/zhengceku/2022-01/31/content_5671480.htm.

［8］工业和信息化部消费品司，中国医药企业协会.2020年中国医药工业经济运行报告［EB/OL］．（2021-07-23）［2023-02-25］.http：//lwzb.stats.gov.cn/pub/lwzb/tzgg/202107/W020210723348608097291.pdf.

［9］张佳星．中国新药研发力量晋升第二梯队，“十四五”如何更上层楼？［N］．科技日报，2022-03-02（3）.DOI：10.28502/n.cnki.nkjrb.2022.001023.

［10］国家药品监督管理局药品审评中心.2021年度药品审评报告［EB/OL］．（2022-06-01）［2023-02-25］.https：//www.cde.org.cn/main/news/viewInfoCommon/f92b7bdf775bbf4c4dc3a762f343cdc8.

［11］陈凯先．加强生物医药自主创新，构建人类卫生健康共同体［J］．张江科技评论，2022，35（6）：1.

［12］上海市生物医药科技发展中心．新竞争格局下中美生物医药创新对比研究［EB/OL］．（2023–02–28）［2023–03–02］.https：//mp.weixin.qq.com/s/uqnweUJtQN5fnHz4JqfiNw.

［13］陈泳洁，庄倩，褚淑贞．我国政府 R&D 投入对医药制造企业 R&D 投入的影响［J］．科技与经济，2019，32（3）：5.

［14］敖翼，濮润，展勇，等．我国新药创制的发展现状及问题浅析［J］．中国新药杂志，2020，29（1）：33–41.

［15］国家食品药品监督管理总局食品药品审核查验中心．药物临床试验数据核查阶段性报告［EB/OL］．（2017–07–21）［2023–02–25］.https：//www.cfdi.org.cn/resource/news/9137.html.

［16］代晓霞，张正元．我国向生物医药强国迈进的五大创新发力点［EB/OL］．（2022–05–27）［2023–02–25］.http：//www.ce.cn/cysc/yy/hydt/202205/27/t20220527_37625008.shtml.

［17］矢志不移自主创新，坚定创新信心，着力增强自主创新能力［J］．中国科学院院刊，2018，33（Suppl.1）：封 2.

［18］“发挥企业创新主体作用强化药品科技创新支撑”主题研讨会在京召开［EB/OL］．（2021–08–24）［2023–02–25］.http：//health.people.com.cn/n1/2021/0824/c14739–32206237.html.

HB.07 中国中医药健康产业发展现状与对策建议

杨　丽[①]　张　勰[②]　黄启萍[③]　王静雯[④]

摘要：近年来，党中央、国务院高度重视中医药发展，中医药发展上升为国家战略，中医药健康产业也进入了非常重要的发展机遇期。中医药健康产业不仅为增进人民健康做出贡献，而且成为生态产业的“新名片”、脱贫攻坚和乡村振兴的“新良方”。本文首先阐析了中国中医药健康产业发展的现状，即基于中医药健康产业的政策支持和资金投入加大、中医药健康产业的规模和产值增大、中医药健康产业标准化水平提高、中医药健康产品加工生产产值和质量提高、中医药健康服务业稳步发展等六个方面，阐析了中国中医药健康产业取得的主要成效；从未能充分利用现有资源提高中医药健康产业竞争力、中医药健康产业全面深入发展的战略目标尚未实现、中医药健康产业国际化面临挑战等四个方面出发，阐释了中国中医药健康产业存在的主要问题。其次，通过对中国中医药健康产业发展状况进行分析总结，将其归纳为完整型、优势型和单一型三大类型共九种基本模式。最后，立足于完善中医药健康产业高质量发展的顶层设计、加快“互联网 +”中医药健康产业发展、积极推进中医药健康农业标准化、推广新型中医药健康产业发展模式、增强中医药健康产业企业市场竞争力、推广中医药健康产业聚集发展等七个方面，系统提出加快中国中医药健康产业发展的对策建议，旨在推动中国中医药健康产业高质量、可持续发展。

关键词：中医药；健康产业；发展现状；对策建议

① 杨丽，应用数学（金融工程）硕士，甘肃中医药大学经贸与管理学院讲师，研究方向：健康经济学、贸易学。

② 张勰，管理学博士，甘肃中医药大学一级副教授、硕士研究生导师，研究方向：健康管理学与健康产业、卫生事业管理、人口社会学。]

③ 黄启萍，硕士研究生在读，甘肃中医药大学公共卫生学院，研究方向：健康管理学与健康产业、卫生事业管理。

④ 王静雯，硕士研究生在读，甘肃中医药大学公共卫生学院，研究方向：健康管理学与健康产业、卫生事业管理。

叁　细分市场篇

中医药是中国独具特色的健康资源，也是潜力巨大的经济资源[1]。中医药具有原创优势的科技资源、优秀的文化资源和重要的生态资源，当中医药传承创新和健康中国发展上升到国家战略以后，中医药健康产业将遇空前发展机遇期。

一、中国中医药健康产业发展的现状

（一）中国中医药健康产业取得的主要成效

1. 中医药健康产业的政策支持和资金投入加大

一方面政策支持力度加大。随着《中共中央、国务院关于促进中医药传承创新发展的意见》《"十三五"中医药科技创新专项规划》《关于促进中医药健康养老服务发展的实施意见》《中医药"一带一路"发展规划（2016—2020年）》《"健康中国2030"规划纲要》《中医药发展"十三五"规划》《中医药发展战略规划纲要（2016—2030年）》《中药材保护和发展规划（2015—2020年）》《中医药健康服务发展规划（2015—2020年）》和《国务院关于扶持和促进中医药事业发展的若干意见》等政策文件的颁布实施，中国各地区对中医药产业的发展高度重视，政策支持力度逐渐增大。另一方面从中央到地方资金投入力度加大。例如，2017年启动甘肃省建设国家中医药产业发展综合试验区，《甘肃省人民政府办公厅关于支持陇药产业发展政策措施的通知》明确提出："加快建设中药材种子种苗集中繁育基地和标准化种植基地是推进中药材规范化生产的重要举措，按照每亩2000元的标准补助良种生产基地，每亩1600元的标准补助种苗繁育基地，每亩400元的标准补助标准化种植基地。"甘肃省在2017年就兑现扶持资金4500万元[2]。同时，还积极推进重大带动性工程建设。

2. 中医药健康产业的规模和产值增大

"十三五"以来，中国中医药健康产业的规模和产量逐年增大。在欠发达地区的一些乡村，中药材种植已成为地方经济的主要收入来源。例如，2019年甘肃省中药材种植面积达4066994.57亩，较2015年增加947348.75亩，增长达到30.37%；2019年甘肃省中药材产量达1131534.71

吨，较 2015 年增加 1047787.43 吨，增长达到 92.60%；2019 年甘肃省中药材总产值达 1348010.03 万元，较 2015 年增加 469630.89 万元，增长达到 34.84% [2]。

3. 中医药健康产业标准化水平提高

随着对中医药健康产业的重视程度的不断提高，中医药健康产业标准化水平稳步提高。例如，中药材种植按照传统大宗药材向道地优生区集中、名贵珍稀药材向原生态区集中的原则，大多数地区指导中药材主产县科学规划种植面积和品种结构，在品种上重点扶持大宗道地中药材品种，在区域上重点扶持优生、适生区和道地产区，适度发展市场紧俏和资源稀缺及对生态有保护作用的品种，坚决压缩非适生区道地中药材种植面积，避免中药材种植面积盲目扩大。积极培训指导，把中药材田间生产环节作为提高中药材品质的第一车间，大力推广标准化种植。

4. 中医药健康产品加工生产产值和质量提高

一方面中医药健康产品加工生产产值提高。近年来，随着各地中药材等健康产品加工生产企业大量涌现，中国中医药健康产品加工生产总产值也呈逐年上升的趋势。例如，普通中药材在经过加工或炮制后可生产出的产品包括中药饮片、中成药、中药配方颗粒等。仅 2019 年甘肃省中药饮片加工总产值达到 367772 万元，中成药加工总产值达到 388419 万元，较 2018 年分别增加了 5397 万元、81300 万元，同比增长 1.49%、26.47% [2]。另一方面中医药健康产品加工生产质量提高。各地着力探索破解道地药材品质不纯、初加工不规范等中医药健康产品生产难题，向国家市场监督管理总局等部门，争取有利于中医药健康产业发展的政策。例如，西部一些省区争取大宗地产中药材产地初加工试点，支持中药（含饮片）生产企业在道地药材主产区建设规范化种植基地和产地加工车间，开展产地中药材的净制、切制加工。吸引广药集团、河北神威、珍宝岛药业等全国知名企业与中药材主产区政府对接洽谈，让先进的制药技术与当地道地传统的中药材品质嫁接，建立严格的源头质量控制体系，切实保障药材的“道地性”和“高品质” [2]。又如，将“当归油”列入甘肃省中药材地方标准；研究制定中药材产地加工技术指导原则（规范），研究制定当归、党参、黄芪、甘草、板蓝根 5 个产地片标准，党参、黄芪、当归 3 个种植技术规范以及岷县当归质量标准，引导大宗药材向道地产区集中[2]。从监管机制、标准体系方面有效管控中药材品质退化、掺杂掺假等风险隐患，保证了道地药材的唯一性和独特药效。

5. 中医药健康产业市场建设步伐加快和中医药健康产品销售途径、收入增多

（1）中医药健康产业市场体系建设加快。目前，围绕中医药健康产业，各地均注重突出专业市场、综合市场中医药健康产业专区和中医药健康产业大县产地市场等 3 个重点支持力度。例如，围绕中药材市场建设，甘肃省已建成规模较大的中药材专业市场，即陇西首阳中药材市场、渭源渭水源中药材贸易中心、渭源会川中药材综合市场、岷县当归城交易中心等市场[2]。

（2）中医药健康产业展会平台作用得以发挥。坚持域外展会必有中医药健康产业企业的基本要求，积极开展展览展销、健康产品交易采购等活动，各地中医药健康产业相关企业参展的占比显著提升，交易采购额稳步增长。

（3）中医药健康产品电商先机优势发挥明显。积极开展中医药健康产品网货品牌培育。例如，甘肃省先后培育出“琪祥阁”“当归人家”“岷府人家”“小吴滋补”“陇西沁草堂”“益润祥”“百信源”“聚和泰”等多个中医药健康产品网货品牌[2]。同时，积极培育中医药健康产业龙头企业和网店扩量促销增收。例如，甘肃省中药材交易中心被商务部等 8 部门列为全国现代供应链创新与应用试点企业。

（4）中医药健康产品销售收入稳定增加。各地中医药健康产品批发单位、零售单位基本保持稳定，中医药健康产品销售收入稳定增加，尤其批发营业收入逐年增加。此外，近年来，由于互联网快速发展，电商行业的迅速崛起，中医药健康产品销售从传统的线下市场交易变成了线上线下销售相结合模式，中医药健康产品电商销售额逐渐增加。

6. 中医药健康服务业稳步发展

当前，随着各级政府、社会各界对中医药健康服务业投资力度的加大和人民对中医药健康服务日益旺盛的需求，中国中医药健康服务业正在稳步向上地发展。例如，2016 年 6 月，《甘肃省中医药健康服务发展规划（2016—2020

年）》制定实施，县级基本均建有中医特色社区卫生服务中心、中医特色乡镇卫生院、中医特色村卫生室等，全省建成多个国家级中医药重点专科、省级中医药重点专科、市级中医药重点专科，甘肃省中医药健康服务业稳步发展[2]。

（二）中国中医药健康产业存在的主要问题

1. 未能充分利用现有资源提高中医药健康产业竞争力

目前，中国中医药健康产业发展面临的主要问题是如何利用现有资源提高中医药健康产业整体的竞争力。例如，张伯礼提出，大中药产业是以中药工业为主体、中药农业为基础、中药商业为枢纽、中药知识经济产业和“绿色消费”为动力的新兴产业[3]。张丽青认为，中医产业是一个集群而不是单一产业，并将中医药产业定义为：以中医理论为方向标，以传统中医药为基础，以现代科学技术及方法为动力，最终形成的具有规模化、标准化和规范化等特质的新兴健康产业群，其中包括中药农业、中药工业、中药商业和中药研究及知识产权等[4]。

2. 中医药健康产业全面深入发展的战略目标尚未实现

目前，虽然中国中医药健康产业体系已基本形成，但中医药健康产业还处于粗放型经营状态，尚未实现中医药健康产业精细化、数字化等全面深入发展的战略目标。

3. 中医药健康产业国际化面临挑战

中医药健康产业国际化面临挑战，亟待解决专业人才、标准化、贸易壁垒和知识产权等问题，如，司建平提出，大健康背景下中医药国际化面临的主要问题是中医药标准化、中医药贸易壁垒和中医药知识产权等问题[5]。

4. 中医药健康产业发展困境时有发生

中医药健康产业人才欠缺。中医药相关专业人才是中医药健康产业的发展的重中之重，而当前中医药健康产业人才缺乏的原因，主要是中医药健康产业的人才培养周期较长，受西医的冲击。同时，中医药健康产业的特色优势未能充分发挥。此外，中医药健康产业的投入保障机制存在短板，中医药健康产业信息化建设步伐缓慢。中医药健康产业发展基地区域建设不均衡。中医药健康产业链较短，附加值有限。

二、中国中医药健康产业发展的基本模式

通过对中国中医药健康产业发展状况进行分析总结，可将其归纳为完整型、优势型和单一型三大类型共九种基本模式。

（一）中医药健康产业完整型（包括两种模式）

（1）以中医药健康种植业为主，中医药健康加工生产、销售为辅的发展模式。该模式的核心要点就是以中医药健康种植业发展为中心，同时也要兼顾中医药健康产品加工生产和中医药健康产品销售及仓储、物流等产业。该模式产业链较长且相对齐全和完整。这些地域往往适于中医药健康种植，中医药健康资源、劳动力资源富集，中医药健康品类较多，且当地居民以某种或者某些中医药健康种植作为主要经济来源，同时铁路、公路等交通便利，通信、信息资源相对富集，技术力量富足。可就近收购中医药健康产品，通过适宜的气温、光照、降水等自然条件开展仓储等活动，距离中医药健康产业市场较近，便于从事中医药健康产品物流、销售等产业。

（2）以中医药健康产品加工生产、销售、仓储为重点，中医药健康种植为辅的模式。该模式则是以中医药健康产品加工生产、销售、仓储业为发展重点，但仍然也会兼顾中医药健康种植业。中医药健康产业链较长，产业链相对齐全、完整。这些区域铁路、公路、航空等大多交通便利，通信、信息、物流、存储等资源相对富集，距离大型中医药健康产品市场较近，周边技术力量富足。同时适于中医药健康种植，中医药健康产业资源、劳动力资源相对富集。

（二）中医药健康产业优势型（包括三种模式）

（1）中医药健康文化产业特色模式。该模式是以发展中医药健康文化产业为主，兼以中医药健康种植、加工生产、销售等产业。以中医药健康文化为特色，发展核心为中医药健康文化产业。中医药健康文化产业比重很大，种植、加工生产、销售等中医药健康产业比重较小，产业链相对较长，但产业链结构不够齐全。这些区域大多聚集了中医药古籍、中医药文献、文物古迹、各派

名家名说、名药名方、历代医学医案和中医药典籍及名医学术思想等资源。同时，交通相对便利，通信、信息、智力等资源富足，劳动力资源相对富集，便于从事中医药健康种植、加工生产、销售等产业。

（2）养生保健产业特色模式。该模式则是以中医药养生保健产业发展为重点，同时兼顾种植、加工生产、销售等中医药健康产业和健康养老、健康旅游、体育休闲等健康产业。以中医药养生保健为特色，发展核心为中医药养生保健产业。中医药养生保健产业比重很大，种植、加工生产、销售和健康养老、健康旅游、体育休闲等产业占比相对较小，产业链相对较长，但产业链结构还不算齐全。这些区域大多具有“食养”“水养”“沙养”“药养”等自然条件和社会环境，温泉、沙漠等自然景观和社会环境等资源相对富集。就这种模式来说，交通相对便利，通信、信息等资源富足，劳动力资源相对富集，便于从事中医药健康种植、加工生产、销售等产业以及健康养老、健康旅游、体育休闲等相关健康产业。

（3）中医药健康旅游产业特色模式。该模式重视中医药健康旅游产业的发展，以种植、加工生产、销售等中医药健康产业和养生保健、体育休闲、健康养老等健康产业为辅助发展。以中医药健康旅游为特色招牌，发展核心为中医药健康旅游产业。中医药健康旅游产业占比很大，中医药健康种植、加工生产、销售和健康养老、健康旅游、体育休闲等中医药健康产业占比相对较小，产业链相对较长，但其产业链结构并不完整。这些区域大多具有风景名胜区，中医药健康种植业发展良好，健康养殖业、杂粮等药膳优势明显。同时，铁路、公路、航空等交通便利，通信、信息资源相对富集，便于从事中医药健康旅游产业。

（三）中医药健康产业单一型（包括四种模式）

（1）中医药健康种植业为主模式。该模式是以发展中医药健康种植业为主，中医药健康产品加工生产及其销售等产业较薄弱。中医药健康种植业比重很大，相关其他产业比重很小，中医药健康产业链很短。中医药健康种植业地域大多海拔在 1500~6000 米，气候平均日照时数、年均降水量和蒸发量、无霜期、太阳光照时间、土壤类型等自然条件利于中药材的生长，并且在耕作区及耕作区周围没有带有污染的工业企业，水利条件好，是生产绿色有机中医药健康的首选区域。同时，中医药健康资源、劳动力资源富集，中医药健康品类较多，且当地居民以某种或者某些中医药健康种植作为主要经济来源，便于从事中医药健康种植等产业。

（2）以中医药健康产品加工生产业为主模式。该模式以中医药健康产品加工生产、销售、仓储业为发展要点，中医药健康种植业相对薄弱。中医药健康产品加工生产、销售及仓储、物流等占比高，中医药健康种植业占比小，中医药健康产业链较长。这些区域铁路、公路、航空等大多交通便利，通信、信息、物流、存储等资源相对富集，距离大型中医药健康产品市场较近，周边技术力量富足，便于从事中医药健康产品加工生产、销售、仓储等产业。

（3）中医药健康产品销售业为主模式。该模式就是以发展中医药健康产品销售业为核心，与之相关的其他相关产业相对较薄弱。中医药健康产品销售业占比高，其他相关产业占比较小，中医药健康产业链较短。这些区域大多距离大型中医药健康产品市场较近，铁路、公路、航空等交通便利，通信、信息、物流、存储、技术等资源相对富集，便于从事中医药健康产品销售等产业。

（4）中医药健康产品研发为主模式。该模式主要是发展中医药健康产品研发，其他相关产业力量不足。中医药健康产品研发所占比重很大，其他相关产业比重很小。这些区域周边大多建成涉医、涉药、涉农等高等院校、科研院所和医疗健康服务机构，通信、信息、智力、技术等资源相对富集，铁路、公路、航空等交通便利，便于从事中医药健康产品研发等产业。

三、加快中国中医药健康产业发展的对策建议

推动中医药健康产业高质量发展水平，以创新型中医药健康产业发展模式推广为基础，不断提升中医药健康产业链的总体水平。全面贯彻中医药产业新发展理念，推动中医药产业进入新发展阶段[6]，着力构建中医药健康产业新发展格局，是对国家中医药健康产业未来发展的要求。

（一）完善中医药健康产业高质量发展的顶层设计

尽快出台顶层设计，明确中医药健康产业发展方向、发展目标、发展模式。立足于产业特点，发展中医药健康种植、加工、营销、研发、服务等产业，科学制定中医药健康产业现代化发展规划。将中医药健康产业发展作为国

家一项重大战略产业加以发展，明确发展重点，建立健全、高效的管理机制，分阶段、分目标实施完成，逐步推进中医药健康产业现代化、国际化。

（1）强化中医药健康产业支撑。充分利用中医药健康产业发展基金，大力扶持优势中医药健康产业企业做大做强，重点扶持重点企业重点产品做大做强，积极吸引有实力的企业，不断增强中医药健康产业相关管理服务机构的组织协调能力，大力扶持发展中医药健康产业全产业链，定期召开中医药健康产业协调会，集中人、财、物、项目优势，集中解决产业发展遇到的困难和问题，全面推进中医药健康产业快速发展。

（2）加快中医药健康产业现代化步伐。不断完善中医药健康产业研发体系，增强自主创新能力；发挥中医药健康产品防治疾病的重要作用，制定一批重要的中医药健康产业基础标准和符合中医药健康产业特点的科学规范，推进中医药健康产业标准规范建设。同时，建立中医药健康产业规范化种植基地，推动规范化种植。随着中药生产技术和工艺的难关不断被突破，中医药健康产业企业规模、效益也将得到扩大与提高，中医药健康农业、中医药健康工业、中医药健康商业的现代中医药健康产业链也将日益增进，全面增强中医药健康产业现代化发展对提高人民健康水平、增加农民收入、保护生态环境等方面作用。

（3）中医药健康产业“国际化”。想要中医药健康产业走向世界，一方面应全面完善中医药健康教育体系，培养大量中医药健康产业国际化人才。针对中医药及其他健康类高等教育予以资金支持，特别是对中医药及相关健康学科的建设支持，在引进高素质中医药及相关健康人才方面提供各种便利，保证中医药健康产业人才能够“引进来”和“留得住”，通过各种方式来提升国家中医药健康学科的软实力和办学层次，完善中医药健康学科人才高等教育培养体系。在“引进来”的同时，要积极地探索“走出去”，通过改革中医药及其他健康类高等教育的办学模式，尝试与国外相关高校建立联合培养中医药健康人才的新模式，培养具有国际视野的中医药健康产业人才，促进中医药健康产业进入“一带一路”沿线国家。另一方面建立交流与合作机制，助力中医药健康产业标准化。中医药健康产业要“走出去”，就要先开展好中医药健康文化交流，利用现有的中医药健康文化品牌中有全球影响力的中国文化魅力与中医药健康文化相结合，在“一带一路”沿线国家建立传播中华中医药文化的同时，加强与世界各国在中医药健康领域的合作，借鉴学习国外先进技术和管理经验，促进中医药健康产品生产的规范化、标准化、现代化，使产品的质量标准体系符合“一带一路”沿线国家要求，助力推进中医药健康产业的国际化进程。

此外，提升中医药健康产品的研发创新能力。大力加强中医药健康产品创新，中医药健康产品创新的中心是中医药健康产业企业开发具有自主知识产权的高科技核心中医药健康产品，向广大患者展示具有正确功效、良好治疗效果和效率的中医药医疗产品，支持中医药健康产业相对集中、条件好的地区，创建国家知名品牌示范区。采取“走出去、请进来”的方式，推荐国家名中医赴相关国家讲学，支持中医药院校、科研机构与相关国家开展中医药科研合作，吸引外国公民接受中医药学历教育及参加相关类型培训。鼓励和扶持优秀中医药健康机构到境外开办中医医院、连锁诊所。同时，提升中医药健康产品技术创新能力。支持中医药健康产业生产企业与国内外高校和各类科研机构开展技术研究和创新合作，鼓励企业申报设立国家中医药健康产业工程技术发展中心，开展中医药健康产业技术创新，积极开发中医药健康体系新技术和新产品。

（二）加快“互联网 +”中医药健康产业发展

（1）强化中医药健康产业链创新构架，促进“互联网 +”中医药健康产业的协同创新。除健全中医药健康产业链体制、创新中医药健康产业链机制、制定中医药健康产业链政策法规外，还应确定中医药健康产业的发展理念、制度流程等。此外，通过信息化等渠道，延伸中医药健康产业链。

（2）基于中医药健康产业大数据平台，确保相关信息安全。推进技术手段和方法的科学化、合理化，构建中医药健康大数据信息平台，挖掘、处理、存储中医药健康产业大数据。同时，采取立法等手段，保障数据信息的安全。

（3）立足于“互联网 +”信息的特点优势，建立公众参与、长期有效的监督机制，健全中医药健康产业链的市场化监管体系。

（4）夯实“互联网 +”技术的中医药健康产业支撑基础，加快中医药传承创新发展，加大知识产权保护力度。通过大数据、信息集成和物联网等技术，推进中医药健康智能化，健全中医药智慧医疗。健全相关保护及使用制度，开展知识产权保护活动，研发中医药健康产品，发挥中医药健康诊疗优势。

（三）积极推进中医药健康农业标准化

（1）全面推行中医药健康农业标准化，加大国家中医药健康产品标准化示范基地建设，优化中医药健康种植布局，打造中医药健康产业优势区，从选地整地、种苗的选育、有机肥的替代、田间管理、病虫害防治到标准化收获，打造中医药健康农业标准化基地，确保中医药健康产品质量，提高中医药健康产品品质。

（2）以提高中医药健康产品品质为核心，加大种子种苗选优提纯，提高种子种苗质量，统繁统供力度，普及应用生态种植技术，创建一批国家级中医药健康产品特优区，建成大宗中医药健康农业绿色有机示范基地。同时，加强生产监管，实施有机肥替代化肥，推广农作物秸秆资源化利用及机械化栽种、管理、收获技术，降低生产成本，不断提升中医药健康产品品质，提高道地中医药健康产品在国内外的知名度。

（3）在基础较好的中医药健康产品主产区，以县域为主体，通过专项扶持资金，配套完善农产品产地初加工补助政策，引导中医药健康产业企业自建或以订单形式联建稳定的中医药健康产品生产基地，鼓励中医药健康产业生产企业向中医药健康产品产地延伸产业链，采取“企业 + 基地 + 合作社（种植户）”的经营模式，建成中医药健康产品加工园，推进中医药健康产品“订单式”生产和企业上下游一体化经营，提高中医药健康产业资源综合利用水平。

（四）推广新型中医药健康产业发展模式

中医药健康产业主要有三种发展模式，即传统的“种植户—中间商—企业”模式，该模式的缺点是分散种植区域，交易成本相对较高，且效率低下，并且还存在中医药健康产品来源质量无法得到有效追溯的情况。新型的模式“企业—合作社—种植户”“企业—基地—种植户”，在该模式下企业与种植大户直接签订合同。新型模式类似期货合同，买卖双方一开始便决定了最终价格，买卖双方都不会受到未来市场发展的影响，对种植户来说就不需要再去考虑卖不出去的风险，对企业来说原材料价格也得到了相应的保障。

（五）增强中医药健康产业企业市场竞争力

（1）积极推进中医药健康产业企业混合制改革。大胆引进或培育有实力的企业，以现有中药健康产业企业为主，实行联合、合并、出资、控股等多种形式的混合制度改革，加快中药健康产业的战略重组，把资源集中在优势企业上，努力打造有实力的领军企业。开发一批著名新品，以此进一步提升企业的核心竞争力。

（2）培育中医药健康产业集群。结合独特的地理位置和自然环境，充分利用国家在建设发展中医药健康产业的良好机遇和相关政策，进一步完善中医药健康产业发展的扶持政策，解决中医药健康产业发展瓶颈问题，推进中医药健康产业集聚发展。

（3）打造中医药健康产品品牌。启动中药保健品标准制定和认定工作，制定中药健康农业标准化种植技术规范，支持企业生产以中药健康产品为主要原料的药膳配方饮片。实施中药健康产品配方颗粒生产备案管理，明确中药健康产品配方颗粒的销售和使用范围。允许制造商独立定价配方颗粒产品。将中医药健康产业企业生产的配方颗粒产品纳入招标采购目录，允许各医疗和生产企业在采购时自主谈判。同时，鼓励食品生产企业围绕药食同源蔬菜及其附加值开发相关产品。

（4）提高中医药健康产品流通与电商融合水平。发挥电商先机优势，促进中医药健康产业融合发展。首先充分利用国家电子商务进农村综合示范项目的引领带动作用，推进传统企业和中医药健康种植合作社电子商务应用水平提升。其次大力培育中医药健康产品网货品牌，提升中医药健康产品的网销销量。最后持续开展电商人才培训，不断促进中医药健康产业发展。

（六）推进中医药健康产业集聚发展

中医药健康产业的升级要依靠政府，政府要为市场提供设施建设、制度建设、科研环境建设，将生产要素分配给附加值较高的产业。产业园区可以培育产业集群，发挥政府促进产业发展的作用。

中医药健康产业集群原本是资源要素主导型，随着政府不断建设大型产业园区，产业集群也正在发展为向产业园区优势主导型。因此，中医药健康产业政策在引进投资、财税支持、金融政策、研发工作等方面，政府要发挥主导作用。

（1）加大投入，引进中医药健康产业企业投资办厂，充分发挥产业园区对中医药健康产业集聚的促进作用。其成功的关键在于工业园区在财税、金融、产品研发、人才等方面的政策支持。

（2）加大中医药健康产业财税支持力度，向园区企业倾斜，降低其成本。

在企业研发费用方面，给予税收优惠和贴息补助。对与园区企业开展联合研发的科研院所和重点实验室给予资金支持。

（3）制定和实施中医药健康产业相关金融政策，协调商业银行、证券公司、创业投资基金等。提供融资服务，支持园区企业发展，让商业银行在授信额度、期限、利率、担保条件等方面给予一定政策倾斜，给予更多信贷优惠。

（4）不断推进和完善中医药健康产学研激励机制，促进中医药健康产业企业与科研院所合作，建立联合研发，在新技术应用、新产品研发、新市场开发等方面紧密合作。建立和完善鼓励具有较强学科优势的科研院所与园区企业对接、优势互补的科学技术研究机制，及时转化科研成果。

（七）在“一带一路”倡议的发展背景下助推中医药健康产业发展

（1）建立交流合作机制，提供国际中医药健康产业合作平台。第一，举办中医药健康产品国际博览会，搭建国际宣传合作平台，使相关国家认识并且认可中国中医药健康产品。第二，借助国家平台，大力推动中医药健康产品在“一带一路”沿线国家上市。第三，科研支撑，建立由高校、科研院所和上市公司组成的中医药健康产品专家智库，对“一带一路”沿线国家中医药健康产品市场发展进行深入研究，建立适合的合作机制。第四，出台涵盖财税、金融、专利、人才的制度政策。建设中医药健康产业发展基金，出台税收优惠政策，激励中医药健康产业企业研发。

（2）根据区位重点发展亚太中医药健康产业经济圈。以中亚国家为例。根据世界卫生组织报告，中亚五国的人口疾病谱发生了变化，慢性非传染性疾病如心血管疾病、高血压、高血脂等已成为中亚国家民众的头号死因。充分发挥中医药防治慢性疾病的优势，从而获得中亚国家对中医药健康产品的认可。

（3）在维持原有的中医药健康贸易国家的同时，还要不断挖掘和开拓新市场，以“一带一路”沿线国家为重点，因地制宜，调整相应的中医药健康产品结构和销售策略。

参考文献

［1］杨荣．惠州市中医药大健康产业发展的现状、问题与对策［J］．惠州

学院学报，2020（40）：1–6.

［2］张勰 . 甘肃省中医药产业发展与健康服务管理研究［M］. 兰州：兰州大学出版社，2022.

［3］张伯礼 . 扶持和促进大中药产业健康发展［J］. 中国食品药品监管，2010（5）：8–9.

［4］张丽青，司建平 . 河南省发展中医药产业的战略意义［J］. 中医学报，2011（11）：306–308.

［5］司建平 . 大健康背景下中医药国际化的策略选择［J］. 中医学报，2015，（5）：678–680.

［6］张勰，张爱玲 . 甘肃省中医药产业发展调查研究报告［J］. 发展，2022（10）：51–56.

HB.08 中国健康管理市场发展现状与对策建议

郭丽君① 徐 婷② 董恩宏③

摘要： 随着中国经济的快速发展，人民生活水平迅速提高，国民的健康意识逐渐觉醒，加之人口老龄化趋势和亚健康人群规模的扩大，健康服务需求显著增加。中国的健康管理行业为了顺应世界大的发展趋势，积极探索健康管理的发展模式，这对于提高中国全民健康水平、顺利实现“健康2030”战略目标具有重要意义。随着国家对健康管理产业支持、引导政策力度的加大，以及企业的加速布局，中国健康管理产业市场需求潜力巨大。但由于中国健康产业的发展仍处于起步阶段，目前中国健康管理行业还存在着发展不平衡、医疗保障体系不完善、健康产业体系不健全、健康管理人才缺乏、自主创新能力不强等问题突出，本研究针对这些问题提出健全医疗保健服务体系、促进医疗资源的合理配置、大数据助力明确服务对象需求、健康科普提高居民健康素养、发展中医药特色健康产业、发挥保险在健康产业中的作用、加强体医融合、推动健康管理科技创新等对策建议，供相关管理部门与同行参考。

关键词： 大健康；健康管理产业；中医药特色健康产业；健康大数据；健康保险

随着中国社会经济的不断发展和社会持续进步，人民从生活方式到生活追求都发生了逐渐的巨大变化，对健康和生命质量的追求日益增强，已经成为广大人民普遍关注的问题，人们不再满足于不生病而是追求高品质的健康生活。健康产业正是在这样的环境下，作为一种拥有巨大市场潜力、与个人全生

---

① 郭丽君，健康社会医学博士，上海健康医学院教授，研究方向：人群健康服务与管理、养老服务与管理。

② 徐婷，管理学博士，上海健康医学院讲师，研究方向：老年照护、医院管理。

③ 董恩宏，管理学博士，上海健康医学院副教授，研究方向：健康管理、卫生经济及医院管理。

命周期紧密相关的行业和经济产业，引起了政府和各领域资本的重视与关注。目前，健康产业在一些发达国家已经成为推动其经济发展的支柱力量，其带来的经济效益和社会效益显著。发展健康产业对于提升人们健康素质、推动市场经济的发展、转变产业结构、提升国家综合实力和国际产业融合发展具有非常重要的作用。美国、欧盟、新加坡、韩国等国家和地区相继通过制定政策的方式，将健康产业的战略地位纳入其国家发展战略中，从顶层设计上明确健康产业的国家战略高度，同时要引导和投入相关资金和资源推动大健康产业的发展。从中国健康产业近三十年发展的历程来看，以医疗卫生服务供给为主的医疗相关产业得到了迅速的发展，并取得了令人瞩目的成果，与此同时，健康生活方式和健康生活概念得到广泛认可与推广，健康意识和健康素养均得到了较大范围的提高，各类健康科普，健康宣传，健康教育的数量、质量形势均快速增长，吸引了传统医疗行业以外的更多领域的产业进入到大健康行业。与此同时，中国政府通过持续推动相关法律法规体系的建设，为以高质量发展为目标的大健康产业营造了积极的政策环境，为国内外人力、物力和资金等资源投入中国大健康产业市场保驾护航。通过不懈努力，中国健康产业得到了积极的发展并且成果颇丰，但与发达国家蓬勃发展的多样化健康产业比起来，中国健康产业目前处于发展的初级阶段，整体来说，老百姓对健康生活方式的重视程度还不够，预防保健意识没有得到广泛的推广[1]。

一、中国健康管理市场现状

（一）中国健康管理的发展

中国的健康管理具有深厚的历史基础，中国最早的医学典籍《黄帝内经》提及“圣人不治已病治未病”，意思是说“有本事的医生在疾病发生之前就把疾病治疗了”，这句话传达了健康管理中“早发现，早预防”的理念，是中国关于“健康管理”理念最早的论述。21 世纪初期，“健康管理”这一名词与概念在中国正式提出，从而展开了中国健康管理行业的持续探索与发展：2005 年，中国正式将健康管理师纳入职业种类范畴；2006 年，成立了健康管理师专家委员会；2007 年，成立中华医学会健康管理分会；2008 年，全国卫生工作会议上卫生部正式提出实施“健康中国 2020”战略；2011 年，出版中国第一部系统化、专业化的健康管理教材《健康管理学概论》，健康管理学科知识体系得以明确；2013 年，从国家层面，首次明确提出“加快发展健康服务产业，把提升全民健康素质和水平作为健康服务业发展的根本出发点和落脚点”；2015 年，党的十八届五中全会提出了“推进健康中国建设”的发展战略；2017 年，党的十九大报告明确提出实施“健康中国”战略。中国的健康管理行业顺应世界大趋势，积极探索健康管理的发展模式，这对于提高中国全民健康水平、顺利实现“健康中国”战略目标具有重要意义。“健康中国 2030”的提出，成为中国健康中国建设的行动纲领，更为健康管理在中国的发展起到镇定推动的作用。根据《“健康中国 2030”规划纲要》，全民健康将从原来的“医疗服务为主”转向“早发现、早干预”为主，不断提高民众的自我健康管理意识，中国的健康管理行业呈现着日益蓬勃发展之趋势[2]。政策成为健康管理行业发展重要驱动力量。中国大健康产业发展面临良好的政策环境。随着国家对健康管理产业支持、引导政策力度的加大，以及企业的加速布局，近年来，中国健康管理产业得到了较快的发展。根据普华永道的统计数据，中国健康管理产业市场规模由 2016 年的 1460 亿元上升至 2021 年的 13 万亿元。

（二）中国健康管理行业的兴起

随着中国人民生活水平的改善，代谢性疾病和肿瘤发病率逐年增加，社会提供的传统医疗资源无法匹配人民群众对健康日益增长的需求，导致医疗资源呈现出供不应求的趋势。伴随着医疗改革的持续深入，国内“就医难看病难”得到缓解，然而由于各地区医疗卫生发展的不平衡以及预防医学的不普及，还无法实现人人都拥有家庭医生。一方面民众对了解自身健康状况和预防疾病的需求越来越明确，另一方面国内传统的疾病诊治体系还没有足够的医疗资源提供。在中国人民对健康的主动诉求中，“健康管理”这一行业在国内应运而生。早期的健康管理以民营体检机构为主，2000 年中国最早的健康管理公司成立[3]。2005 年开始，北京协和医院、301 医院等公立三级甲等医院在全国范围内先后成立体检中心，产生巨大影响。随后，全国各地的公立医院纷纷开始在院内建立体检中心，各大综合性医院医疗资源对“体检中心”的资源注入，快速推动了健康管理学科、健康管理行业的发展和学术体系的建立。2008 年，全国健康管理（体检中心）机构行业首次调查结果显示，中国健康管理机构达到 4000 家；2012 年，全国健康管理（体检中心）机构行业第二次调查结果显示，中国健康管理机构达到 8000 家；中国的健康管理市场才刚刚起步，但规模增长迅速。据统计，全国健康管理市场规模已由 2016 年的 1460 亿元增长到 2021 年的 13 万亿元，全国健康管理行业发展蓬勃发展。与此同时，近年来国家层面持续出台相关政策，以推动健康管理行业的发展，缓解医疗资源不足的问题。首先，在《国家中长期科学和技术发展与规划纲要（2006—2020）》中，将“心脑血管病、肿瘤等重大非传染疾病防治”作为人口与健康领域五大优先主题之一。2013 年，《国务院关于促进健康服务业发展的若干意见》发布，提出大力发展健康服务行业，促进以治疗为主向预防为主逐渐转化，并鼓励促进保健、健康体检和管理、健康保险等领域的发展。2016 年，国务院发布《“健康中国 2030”规划纲要》，指出推进健康中国建设，坚持预防为主，要调整优化健康服务体系，强化早诊断、早治疗、早康复。到 2022 年，基本建立健康促进政策体系，建立国家环境与健康风险评估制度，重大慢性病发病率上升趋势得到遏制，重点传染病、严重精神障碍等有效防控；2030 年，全民健康素养水平大幅提升，因重大慢性病导致的过早死亡率明显降低，健康公平基本实现。2020 年，党的“十四五”规划把保障人民健康放在优先发展的战略位置，坚持预防为主的方针，深入实施健康中国行动，为人民提供全方位全周期健康服务[4-6]。

（三）中国健康管理行业的现状

中国健康产业市场需求潜力巨大随着中国经济的快速发展，人民生活水平迅速提高，国民的健康意识逐渐觉醒，加之人口老龄化趋势和亚健康人群规模的扩大，健康服务需求显著增加。一方面，慢性病和亚健康人数增加。目前，中国以肿瘤、心脑血管疾病、精神疾病为主的慢性非传染性疾病所带来的疾病负担逐年加重，高额的医疗费用带来了沉重的负担，与此同时，亚健康人群增加。前瞻产业研究院的分析报告显示，中国城市白领中 76% 处于亚健康状态，近六成以上处于过劳状态。另一方面，人口老龄化速度加快。随着老年人口占比越来越大，老年医疗服务市场需求也在快速增长。目前，中国健康产业的发展仍处于起步阶段，面对老龄化趋势加快、慢性病高发，亚健康状态普遍的现状，中国医疗保障体系不够完善、健康产业体系不健全、人力资源匮乏、自主创新能力不强的问题突出，同时也说明我国健康产业发展还有巨大的市场需求[4, 7]。中国政府对健康管理的高度重视，在医疗机构、健康服务机构、社区医疗服务机构等均在不同的层面、持续探讨推动健康管理行业的发展和建设。总体来说，中国的健康管理行业处于创新发展阶段，现状包括以下几个方面。

1. 全国健康管理行业发展地区发展不平衡

目前，中国健康服务产业链主要有五大基本产业群：①以医疗服务机构为主体的医疗产业；②以药品、医疗器械、医疗耗材产销为主体的医药产业；③以保健食品、健康产品产销为主体的保健品产业；④以健康检测评估、咨询服务、调理康复以及保障促进等为主体的健康管理服务产业；⑤健康养老产业。中国的健康管理市场是医疗健康行业的重要组成部分，包括与维护、恢复及增强健康相关的产品及服务。

总体来讲，按照中国各区域经济发展水平不同和区域体检市场规模大小等指标，本研究将健康服务市场划分为三个类型地区：一类地区、二类地区和三类地区。

一类地区为北京市、上海市、广州市、深圳市等一线城市。

二类地区为除一线城市外的省会城市、计划单列市等二线城市。与一线城市相比，二类地区的各城市特点主要为：城市人口在 500 万 ~1000 万人；专业健康服务的市场认可度有待加强；人均体检收费相对较低；房租、人工等成本相对较低；单店利润率相对较高。尽管专业健康服务行业在二类地区起步时间较晚，但行业发展迅速，成长性较强。

三类地区为除一、二线城市外的其他城市。目前，三类地区的市场尚不成熟，专业体检机构较少，居民体检意识不强，人均体检收费较低。随着中国经济不断发展及城镇化进程的加快，三类地区的辐射人口数量将不断增加，健康服务市场具备一定的发展潜力，但需要进一步开发[6]。

2. 健康管理服务对象、服务需求不明确

从目前的健康管理从业企业目标客户定位来看，大多数的健康管理企业、健康服务企业将目标客户锁定在约占总人口 20% 的高收入群体上，这些公司普遍的共识是高收入群体对健康生活方式的重视程度大大高于其他人群，同时有能力也愿意支付由于健康管理、运动健身等带来的额外支出。这使得健康管理公司的服务对象并没有投向更广泛的市场，他们往往错误地认为普通人群因为自身财力与精力，对健康管理的需求不高。而恰恰相反的是，正是因为财力与精力有限，最需要健康管理“不生病、少生病”的是 80% 的更广泛人群。健康管理服务提供者对健康管理服务对象定位不清、服务需求的不明确导致健康管理这一理念的推广与普及受到了一定的限制。

3. 健康管理人才缺乏

作为未来重要的新兴岗位，健康管理这一职业未来的发展前景良好，具有广阔的发展空间，但从目前的人才供给来看，专业人才和人才发展规划较为缺乏。健康管理师作为一项崭新的职业领域，从专业人才的培养来说，存在着专业定位不明确、专业优势不明显、专业人才培养目标不清晰、职业定位与职业发展不明确等问题，同时健康管理师目前的职业能力与市场对专业健康管理师的需求不匹配，这使得健康管理专业人才培养目标定位与实施方案均有待进一步地明确、完善与推动。同时，我们还注意到健康管理行业需要大量的具备医疗知识也具备管理知识的复合型人才，因此可以通过对有医学相关专业背景的人才进行选拔、培养、考核，作为健康管理专业人才储备；并联合医院、社区、体检中心、健康管理公司等企事业单位，通过构建规范系统的培养体系，保证管理人才具备专业的健康管理能力[8]。

4. 健康管理机构缺少权威专业指导

从目前来看，健康管理从业机构技术手段比较落后、形式上也比较单一，这与健康管理市场的多样化迫切需求没有充分匹配。中国目前的健康管理从业机构主要是将发达国家的健康管理经验和方式直接进行本土化使用，基于中国国情的健康管理模式和方式创新尚未形成，有待进一步的研究与推进。从客观层面上来讲，参与健康管理实际操作的临床医学从业人员迅速增加，但多行业合作联动的局面尚未形成，资源共享与运用还未形成合力，同时健康管理模式的标准评估体系还未建立，导致健康管理市场整体运营流程和方式不规范，医学会、服务机构、政府及行业协会等支撑体系尚不完整，这些现状使得监管也受到限制，健康管理行业大发展受到了局限与制约。鉴于此，建议从医学领域角度明确健康管理对象，推进健康管理行业的相关内容的科学研究与市场化转变，探索符合中国国情的满足更广大人民健康需求的健康管理创新模式，规范化健康管理行业与健康管理人才发展，实现健康管理的个性化管理与干预，充分发挥健康管理产业的影响与作用[9]。

5. “保险 + 健康管理”行业模式发展滞后

从行业实际来看，“保险 + 健康管理”模式正成为行业新标配，互联网医疗生态圈推动下的健康管理是行业发展的重要趋势。中国目前的医疗健康保障情况包括：①基本医疗保险保障水平低，个人负担重。基本医疗保险覆盖面、筹资水平和补偿水平有待进一步提高。新型农村合作医疗，以及城乡医疗救助体系保费相对不足，农民及城乡弱势群体医疗负担较重。②商业健康保险发展滞后，居民健康风险得不到有效控制，跟不上中国经济和社会发展的需要。③健康保险机构，通过健康保险对医疗服务成本的控制和管理作用没有得到充分的发挥。统计数据表明，2020 年中国人身险原保费收入超 3.3 万亿元，其中健康险保费 8173 亿元，占比 24.5%，2010 年以来近十年年化复合增长率 25.4%，其中重疾险占比近 60%。以重疾险为代表的健康险仍是未来寿险市场的主要产品形态，在激烈的市场竞争下，建立“健康管理 + 医疗服务 + 保险”的一站式健康生态系统，有助于保险机构构建差异化竞争优势，稳定用户群体[10]。

二、中国健康管理市场发展的对策建议

当前，健康管理产业在发达国家已成为推动经济发展的支柱力量，发展健康管理产业对于维护居民健康权益、控制健康风险、带动经济增长、优化经济结构具有重要作用。美国、英国、欧盟、日本等国家和地区纷纷推出相关健康管理产业发展政策，将健康管理产业放在国家战略发展产业地位，进行重点关注与投入。例如在英国，以社区保健服务为主，国家通过向居民提供免费的医疗服务（National Health Service，NHS）的形式，为居民提供健康管理服务；在日本，通过专业水平完善的社区医疗服务和独立的保健系统，为社区居民提供疾病预防与医疗保健等相关服务，发展健康产业是日本经济发展战略布局中的关键环节，健康管理产业的增长值占其国内生产总值的比重超过 10%[11]。

在中国，在政府对健康管理产业的不断推动与支持下，国家、健康管理机构、健康管理从业人员对于健康管理产业产品与服务的研发虽然取得了一定的进展，居民对健康的理解和重视程度有了很大的提高与进步，但总体来说中国健康管理产业和居民健康意识还局限于身体机能、所患疾病和治疗过程及费用

等方面，对健康行为、健康生活方式的重视程度与发达国家相比还存在较大的差距[12]。人民健康是实现社会、经济和环境持续发展的关键指标，是人力资本的重要组成部分，推动健康管理产业持续发展的重要性不容忽视。根据研究团队的调研与资料收集，提出以下对策建议。

（一）健全医疗保健服务体系，促进医疗资源的合理配置

发达国家的医疗分级管理和社区医疗服务，有效促进医疗资源的合理配置与运用、慢性病健康管理的运行。因此，第一，建议中国进一步健全基础卫生服务机构，在全国范围内建立健全遍及城乡、社区的基层医疗卫生网络，为居民提供可行性较强的医疗保健服务。第二，按照城乡一体化的基本思路，持续完善以县带乡、以大带小、以医院带社区的一系列健康服务机制。第三，加快人才培养和流动机制。区域内健康管理人员、医护人员双向流动，上级医院医生向乡镇、社区流动提供医疗服务与技术支持，乡镇医生、社区医生向上级医疗机构流动，进行培训进修。第四，进一步规范基层首诊、双向转诊、急慢分诊、上下联动分级诊疗等医疗制度。借鉴发达国家健康管理经验，通过社区医生与辖区内居民签约的方式，落实居民患病必须先到签约的社区医生处获得诊疗服务和健康管理支持，居民到上一级医疗机构接受医疗服务，必须获得社区医生同意，出具转诊证明等，让社区医生确实成为辖区内居民“健康守门人”的角色[10-14]。从根源上解决全国普遍存在的“看病难、看病贵”问题。第五，积极鼓励社会资金和资源建立医疗机构及康复、护理等机构参与医疗联合体建设，打造全方位立体健康管理产业。

（二）通过健康医疗大数据建设，明确健康管理服务对象多样化需求

健康医疗大数据泛指与健康和生命有关的所有数据，包括每个公民从出生到死亡的每个生命阶段的健康信息。如婴幼儿保健、疫苗注射、入学体检、工作体检、常规体检、日常就诊、生活方式等过程所产生的数据，主要分为非临床数据和临床数据。只有充分把握这些信息，才能明确服务对象，有针对性地提供对应的健康管理服务[15]。

现代信息技术、移动互联网技术、物联网技术的不断发展，与每个人社会生活的相关程度越来越密切，大数据的研究与开发已经遍布人们生活的每个

领域，并呈现快速增长、飞速聚集的特点，成为当今经济社会发展不可缺少的支撑。健康医疗大数据通过对患者医疗诊断、临床治疗、可穿戴设备等途径对健康信息和数据进行采集与数据库构建，随着新人工智能技术的不断升级和推进，已经成为明确健康管理服务对象的主流依据，其数据算法的精准化推进，有序地引导健康管理产业向数智化、产业化、精准化、个性化方向发展与推进。作为国家重要的基础性战略资源，在技术研发、数据共享、安全保护等方面的战略性前瞻性布局显得尤其重要，建设、完善与整合全国范围内的健康大数据资源，成为健康管理产业发展的重要支撑。

首先，在全国范围内建立统一权威的人口健康信息服务平台，完善健康档案，根据每个公民的健康档案、电子病历等健康情况，提供健康管理服务。为个人提供健康管理的多样性方案，优化医疗资源配置，满足个性化服务和精准高质量医疗服务的需求。在各地区建设和应用的基础上，再逐步联通各地区乃至全国，打造互联互通的大数据信息平台。

其次，建议开放全民医疗健康数据的互联共享，打破地域、行业的壁垒，实现健康管理、健康保险、医疗服务等大健康全领域的健康信息互联互通。全面推进健康医疗大数据在产业发展、临床治疗、科技研究等领域的应用。

再次，建立健全健康数据监管的政策法规，加强政府对健康大数据的监管。制定分级分类分域的政策规范，创建医疗数字化应用的认证、准入和保障机制。加快制定行业标准，推进健康大数据行业规范化发展。要把数据、内容、技术等方面的网络安全建设放在首位，加强个人信息安全建设，从立法的角度对健康信息安全进行监管，为加快释放医疗健康大数据的巨大潜能创造有利条件，让大数据充分为健康管理产业的发展提供动力。

（三）加强健康科普的深度和广度，全面提高居民健康素养

《“健康中国 2030”规划纲要》提出，中国居民健康素养水平要达到 30%。只有健康素养的提高，才能带来全民对健康的重视，从消费者角度积极推动健康管理产业的多样化蓬勃发展。因此，普及健康生活成为发展健康管理相关产业的一项首要任务。统计表明，在搜索引擎中，“医疗健康”科普主题一直处于主题搜索关键词的第一位，2020 年，百度每天与医疗健康相关的搜索量高达 2 亿次，遥遥领先于其他科普主题。政府部门加强健康科普工作主要在两个方面发力：一方面要在供给侧发力，比如建立“健康传播平台”，组织科普大

赛等；另一方面要做好虚假、错误信息的监测、澄清和批驳[16]。

一是要通过形式多样的健康科普作品，对民众进行健康教育。思想是行动的先导，健康理念对人的生活方式有着持续不断的影响力，因此应在全社会范围内加强健康教育工作，完善健康促进与健康教育体系，将健康教育纳入国民教育体系，深入企事业单位、学校、社区、乡镇，从基层、从源头抓起，积极普及健康科学知识，全面提高居民健康素养，引导国民科学文明的健康生活方式，提高全民健康意识，发展全民健康文化，树立公民预防保健的健康观念，同时完善心理健康服务体系建设，实现规范化管理，加快心理健康知识的科普宣传推广，提升大众对心理健康的重要性认知。加强健康教育等科普宣传和心理咨询活动。

二是要充分发挥国家及地方主流媒体及新媒体舆论引导、信息传播的主渠道作用，对虚假、错误健康信息进行监测与管理。互联网时代，现代传媒具有受众广、传播快、信息量大等特点和优势，网络和社交媒体早已成为公众获取健康科普信息的重要渠道，但因缺乏严格的监管与审核机制，互联网上的养生文章大多来源不明，通常由无医学背景的人员根据各种繁杂信息进行主观杜撰，轻则误导受众，重则威胁公众生命与健康。特别是中老年用户，既对健康信息有较大的需求，又对健康谣言的甄别能力较弱，容易被谣言迷惑，从而成为谣言传播的主力军。碎片化的传播很容易忽视内容的科学性，“伪科学”转发千遍难保不会被包装成“真知灼见”。对于这些现象，建议从立法监管角度进行持续的规范化引导。规范内容提高质量，重塑媒体公信力，积极建设健康类官方媒体，开发健康科普的多样化形式和专业科普的渠道，普及健康常识，开展健康服务，实现全面健康素养提高的最终目标。联合医疗机构、养老机构、保险机构等多渠道的社会资源，加大对健康产业和服务的宣传力度，通过科学宣传和舆论监管等正面引导，提高全民对健康中国战略的认知。从国家层面建立健全机构和人员健康信息服务监管工作机制，对各种媒体加强管理，完善健康信息内容审核制度；对于以健康教育信息服务名义进行广告宣传的，要及时将线索移交给有管辖权的相关部门。

（四）发挥权威机构指导作用，推动发展中医药特色健康产业

中医药文化是中华民族优秀文化的重要组成部分，在历史长河中为中华民族的持续繁荣提供了重要的医疗保障和民族瑰宝，与西方医学一起为世界

健康领域做出了重要的贡献。根据历史记载，世界很多地区与国家的健康饮食和健康理疗方法都是在中国传统的中医药文化、中医药养生方式上逐步成长起来的，可以说中医药为世界健康卫生贡献了大量的宝贵经验和方法。2013 年，国家中医药管理局发布《中医预防保健（治未病）服务科技创新纲要（2013—2020 年）》。2016 年，《中华人民共和国中医药法》颁布。这些法律法规都标志着中国已经将中医药的发展规划提升到了“有法可依”的新高度，也说明了党中央、国务院对中医药发展的重视，对中医药在健康管理领域的贡献提升到相当的高度。中国处于中国特色社会主义开启新征程的崭新阶段，要进一步发挥中医药在“早发现、早治疗”“防未病”“治未病”等方面的独特优势，以推动中国基于中医药历史瑰宝的健康管理事业的特色化发展。

弘扬中医养生文化。中医养生文化源远流长，中医向来重视疾病的防与养，《素问·四气调神大论》提出了治未病的思想：“是故圣人不治已病，治未病，不治已乱，治未乱，此之谓也。”在中医药的历史上，中国中医学大师早已认识到健康管理对于全民健康的重要性。因此，在中医典籍里我们可以看到“养生”的思想和理念，这也体现了以中医为基础的健康管理的传统积累和传承，在此基础上发展有中国特色的健康管理产业，既能为广大人民群众所接受，又继承和发挥了中医药产业与健康管理产业的结合。吸收、整理、归纳、验证和总结中国的健康文化传统及经验，将其融合到现代健康产业的研发和创建中来，形成规模经营，建立中医治未病的健康理念，在健康管理中融合养生保健、食疗保健、经络保健等为一体的中医药健康管理创新模式，使中国大健康产业具有其独特的方法和竞争力，为广泛的国际推广奠定坚实的基础。其中，挖掘民间验证真实有效的经方验方，加以科学方法的验证与研究，并通过现代健康传播途径，推动中医药基础理论和基础方法得到广泛的接受与推广，从而使中医药这一中华民族千年文化积累的健康宝库得以传承、延续和发展，实现中医药健康管理的创新创造，推动中医药养生与健康管理的结合，推动中医药理论与健康管理、健康产业的互动促进，立体多元地发展中国健康管理产业与传统中医药产业特别是中医药养生产业的结合，打造具有世界推广价值的中医药健康品牌，将中医药传统文化向国际大健康领域推广，造福世界人民。

（五）加强健康保险规范发展，充分发挥保险在健康产业中的作用

随着中国城镇化、人口老龄化的加速以及国民疾病谱的变化，人民群众个性化和多元化需求得到充分激发，基础医疗、重大疾病、恶性疾病、失能失智、慢性疾病等健康管理服务与健康保障服务均迎来全面发展的机会与挑战，健康保险行业得到了前所未有的重视与发展，健康保险行业的相关业务与服务得到了广大人民群众的认可与重视，特别是与人民生活质量息息相关的各式个性化健康保险服务，呈现市场需求不断涌现的趋势，在财产类险种、人寿类险种之后，已经成为保险行业提供服务的新亮点和业务开拓领域。健康保险作为医疗健康服务的重要支付来源，由于服务供应链贯穿全生命周期、涉及大健康、新型科技、保险金融等多个广泛领域的特点，对于推动健康管理、健康大数据产业、医疗卫生保健、生物制药、医疗器械等整个产品链、服务链上的相关健康产业发展，构成“大健康”产业集群，成为国民经济发展重要推动力量[12]。

商业保险作为健康保险体系的重要构成部分，在健康保险构成中发挥重要作用。将健康保险纳入完善现有医疗保险体系和促进大健康产业发展的整体格局中进行整体规划，将在健康管理、医疗保障、社会就业、优化产业结构等多个方面发挥重要作用。从发达国家健康产业发展的历程来看，政府应推动社会保险和商业健康保险联合效应的充分实现，将政府调节和市场调节手段并用，加快构建多层次医疗保障体系。让健康保险充当医疗费用主要支付来源的角色，这样的结构设置，促使保险公司主动在疾病预防、健康管理、疾病康复等方面提供多样化和差异化服务，以达到其商业利益最大化的目标，从而有效通过商业健康保险市场调节手段实现对医疗成本控制、医疗资源合理配置的目标。

因此，加快商业健康保险的多元发展，为广大人民群众提供多样化、差异化商业健康保险复合产品和选择，引导健康保险行业更有效地发挥其在健康管理行业中的布局作用，提高商业健康保险在赔付、医疗保健、康复等方面的比例划分，从根本上解决目前影响健康服务支付发展的主要问题。让政府角色从在医保体系中的“全包”角色转变为“总指挥”角色，发挥健康保险在完善医疗保障体系建设中的主动积极作用，建立以健康保险为核心的健康管理产业发展模式，实现大健康产业的蓬勃发展，吸引更多的国内外资金和健康管理、健

康保险人才进入健康管理领域，“健康中国”战略持续健康稳定地得以实现。加强商业健康保险规范性发展，建议从以下几个方面进行推进。

首先，扩大健康保险的业务范围。建议逐渐完成基本医疗保险与商业健康保险无缝对接，形成立体全方位健康保险架构，提供医疗保险、疾病保险、失能失智照护保险、护理保险、医疗意外保险、重大疾病附加险等服务。

其次，扩大商业健康保险服务内容，满足广大人民群众除基本医疗保险之外的多样化的健康保险需求。对不同的市场细分群体，提供差异化健康保险内容，如对普通用户提供标准化的优质服务；对有更高支付能力的用户，提供个体化定制、差异化人性化的高品质服务，满足其对健康服务的高质量需求。

最后，依托政府委托业务、商业健康险业务和健康管理业务三大业务领域，加快多层次医疗保障体系建设。对政府委托业务，以基础性业务为主，以普惠为原则，惠及更广泛民众的健康需求；对商业健康保险，以健康管理为战略性发展重点，大力推进商业健康保险的发展，一方面合理划分基本医疗保险和商业健康保险的范围，通过立法的形式，明确社会保险的经营范围，明确商业健康保险作为基本医疗保险的补充地位；另一方面，持续推出落实商业健康保险发展的实际政策，让商业健康保险真正获得发展的动力。可借鉴发达国家经验，明确并落实健康保险类险种的税收优惠政策，如对补充健康保险、医疗保险在一定额度内可以进行税前列支或退税；对提供补充医疗保险的保险公司，制定一定条件下的减免营业税优惠政策；对个人购买商业健康保险的支出少征或免征收个人所得税等。通过税收杠杆，调节个人、企业和保险公司的健康保险支出[17]。

（六）加强体医融合和非医疗健康干预

首先，国民健康测试项目建设的持续优化与推广，完善全面身体体质检测、健康体检、健康档案的建设。使民众对自己的身体体质现状做到心中有数，应对有方。在亚健康时期、慢性疾病早期实现早发现、早干预、早治疗[18]。

其次，建设全民健身、运动健康科技创新平台和科学健身服务指导。使现代信息技术和医疗科技成果在运动健康领域得到充分的应用，加快运动健康领域在形式、手段、内容方面的创新。

再次，在预防保健、慢病干预、健康促进、身体康复、生活品质提升等方面充分挖掘全民科学运动的积极作用，将全民运动与全民健康相融合，推动形成体医结合的健康管理与健康服务模式，针对年龄、运动偏好、身体条件、生活环境、经济能力、生活背景的差异化特点，进行个性化、差异化的运动健康的指导，将“运动”与“健康”全方面有机结合。发挥运动健康相关产业的大健康产业集群中的重要作用，推动全民运动，提高全民身体素质，为“健康中国”的健康二字提供坚实的身体保障，创造性地推动大健康产业崭新业态的发展。

（七）重视高端医学科技创新，推动健康管理科技创新和信息技术应用

科技发展的日新月异成为健康管理产业在世界范围内发展的关键力量，突破性的科技创新不仅减少了健康产品与服务成本支出，也改善健康管理产业的发展模式、服务质量和产业效率，提升了产业竞争力和经济承担能力。同时，健康产业的出现也为科技发展开拓出了一个新的发展方向和巨大的市场空间，二者相互促进、共同发展。结合中国健康管理产业现阶段的发展需求，重视高端医学科技创新对健康管理产业推动作用，以科技创新推进传统健康管理产业与现代科技的相互融合与促进[15]。

将科技与医疗、养老服务体系相融合，全面建立远程医疗会诊应用体系，推广智慧医疗、互联网医疗、健康医疗大数据、人工智能健康挖掘等技术开发，组建全国范围内的专业健康管理、医疗、养生、运动专家团队，面向基层医院、乡镇院所提供远程医疗、远程监护、远程教育和远程信息共享等远程医疗服务帮助，为异地求医、异地健康咨询提供发展渠道，推动远程医疗体系建设，推动远程健康管理技术、“互联网 +”等大健康管理技术，实现基于互联网的远程健康与医疗指导，让有限的医疗健康资源在全国范围内得到充分的价值体现。

参考文献

［1］陈涛，宋丽萍，莫林烽，等．“健康中国 2030”战略规划与中国健康管理研究新动态［J］．大众科技，2021，23（4）：155–158.

［2］李江，陶沙，李明，等．健康管理的现状与发展策略［J］．中国工程科学，2017，19（2）：8–15.

［3］谭震，朱艺，肖苹，等．我国健康管理体系的发展现状及未来展望［J］．中国社会医学杂志，2022，39（3）：247–251.

［4］吕艳，彭涛，彭旭东，等．健康管理发展现状及后疫情时期的新启示［J］．中国临床保健杂志，2020，23（6）：860–864.

［5］杜佳芯，于晓彤，王金榕．关于健康管理未来发展的可行性分析［J］．广西质量监督导报，2020，229（1）：72，71.

［6］隋梦芸，叶迎风，苏锦英，等．国内外社区健康管理模式研究［J］．医学与社会，2020，33（4）：51–55..

［7］邓雪晖．定期健康管理在有不良生活习惯的慢性非传染性疾病患者中的应用效果［J］．中国当代医药，2020，27（4）：213–216.

［8］吴楚越，李乃适．移动健康技术在糖尿病患者自我管理中的应用［J］．中华健康管理学杂志，2019，13（3）：259–261.

［9］苏天园，李豫凯，李勇，等．乌鲁木齐市慢性病患者健康管理服务利用偏好研究［J］．卫生软科学，2023，37（1）：40–44.

［10］吴熙，易万强，刘晓容，等．健康体检全过程联动管理流程再造经验分享［J］．中华健康管理学杂志，2020，14（1）：82–83.

［11］汪紫彤，范阳东．日本社区健康管理发展现状及对我国的启示［J］．中国全科医学，2022，25（4）：393–400.

［12］何瑞琪．大健康背景下保险公司的健康管理服务模式研究［D］．成都：西南财经大学，2020.

［13］郦烨琳，励晓红，孙禾奇，等．我国老年健康管理相关政策的变迁［J］．医学与社会，2022，35（11）：1–6，12.DOI：10.13723/j.yxysh.2022.11.001.

［14］吴彬江．基于健康管理理念的养老服务发展策略研究［J］．南京医科大学学报（社会科学版），2020，20（4）：351–354，369.

［15］李立清，管梦琪，舒召慧．大数据在健康管理中的应用研究［J］．广西社会科学，2021，314（8）：80–85.

［16］王秀峰．健康中国战略背景下强化全民健康管理的若干思考［J］．中华健康管理学杂志，2020，14（2）：105–109.

［17］丁小宸．美国健康产业发展研究［D］．长春：吉林大学，2018.

［18］韩重阳，向珩，马栋栋．“健康中国”战略背景下“体医融合”发展路径研究［J］．体育科技文献通报，2023，31（1）：104–107.

HB.09 中国医疗器械市场发展报告

郭 昆①

摘要： 本报告运用文献研究等方法收集中国医疗器械市场的相关文献，从中国医疗器械市场的发展现状、中国医疗器械市场的行业环境等多方面进行分析，提出中国医疗器械市场的发展建议。本研究发现，医疗器械市场应该采取合理谋划产业布局，建立健全政策支持体系；推进医疗器监督机制建设，保障医疗器械的质量；优化资源配置水平，加强科技创新能力等措施助力中国医疗器械市场监控发展。

关键词： 中国；医疗器械；市场；发展

根据 2021 年 2 月国务院发布修订后的《医疗器械监督管理条例》规定，医疗器械是指直接或间接用于人体的仪器、设备、器具、体外诊断试剂及校准物、材料以及其他类似或者相关的物品，包括：所需要的计算机软件；用于人体体表及体内的作用不是用药理性、免疫学或代谢的手段获得，但可能有这些手段参与并起一定的辅助作用[1]。根据医疗器械的功能分，医疗器械分为诊断和治疗两大类：诊断器械包括物理诊断器械和生理诊断器械，如磁共振、B 超属于物理诊断器械，心电图属于生理诊断器械；治疗作用的器械分为普通、辅助、放射这几种器械，如呼吸机属于辅助性器械，常规的 X 射线拍片机属于放射治疗器械，普通手术器械、光导手术器械（纤维内窥镜、激光治疗机等）属于普通治疗器械。根据医疗器械的结构特征，医疗器械分为无源医疗器械和有源医疗器械。这里的有源无源可理解为是否插电，不通过能源带动的属于无源器械，反之则为有源器械。根据是否接触人体，可以将医疗器械分为接触人体医疗器械和非接触人体医疗器械。两种分类方式综合后，医疗器械可以分为无源接触人体医疗器械、无源非接触人体医疗器械、有源接触人体医疗器

① 郭昆，公共卫生博士，陕西中医药大学讲师，研究方向：健康服务与管理、健康心理。

械和有源非接触人体医疗器械。无源接触人体医疗器械有植入器械、避孕和计划生育器械等；无源非接触人体医疗器械有医疗器械清洗消毒器械等；有源接触人体器械有诊断监护器械等；有源非接触人体器械是指临床检验仪器设备、独立软件、医疗器械消毒灭菌设备、其他有源非接触人体器械。医疗器械的使用主要是为了对疾病的预防、诊断、治疗、监护、缓解，对损伤或者残疾的诊断、治疗、监护、缓解、补偿，对解剖或者生理过程的研究、替代、调节，以及对妊娠的控制。随着医疗技术的发展以及医疗改革制度的不断深入，医疗器械产业的发展速度加快。

为了规范医疗器械分类，2015 年 7 月国家食品药品监督管理总局审议通过《医疗器械分类规则》，2016 年 1 月施行。中国根据医疗器械风险程度由低到高，管理类别依此分为第一类、第二类和第三类。第一类是指风险低的医疗器械，如外科用手术器械、常规的医用物品等通过常规管理；第二类是指具有中度风险的医疗器械产品，例如血压计、体温计等需要严格管理才能保证其有效；第三类是指高度风险的医疗器械产品，例如人工晶体、血管支架等需要植入人体，对人体可能具有潜在危险必须采用特别严格的措施管理才能保证产品的安全、有效。根据国家食品药品监督管理总局《2022 年医疗器械注册工作报告》报道，2022 年，国家食品药品监督管理总局共批准 68 个新冠病毒检测试剂；批准 55 个创新医疗器械产品上市，相比 2021 年增加 57.1%。2022 年国家局按程序做好创新医疗器械、临床急需医疗器械审评审批工作，批准首个国产质子治疗系统等创新医疗器械 55 个，优先审批医疗器械 77 个，创新医疗器械获批数量与 2021 年相比增加 57.1%，2022 年第三类医疗器械注册与 2021 年相比增加 23.8%，进口医疗器械 6250 项，与 2021 年相比减少 7%。2022 年，注册数量前五位的境内第三类医疗器械是：无源植入器械，神经和心血管手术器械，注输、护理和防护器械，医用成像器械，有源手术器械。与 2021 年相比，神经和心血管手术器械注册产品数量超过注输、护理和防护器械，且相同类别注册数量均有大幅增加，其中有源手术器械增加 76.6%，医用成像器械增加 78%，神经和心血管手术器械增加 92.2%，无源植入器械增加 68.4%。2022 年医用成像器械、无源植入器械、注输、护理和防护器械为注册数量前五位的进口医疗器械。与 2021 年相比，注输、护理和防护器械类产品取代眼科器械，相同类别产品注册数量略有增加。2022 年共有 28 个国家（地区）产品在中国获批上市。其中，中国医疗器械进口产品首次注册数量排前 5 位的是美国、德国、日本、韩国、法国，注册产品数量约占 2022 年进口产品首次注册总数量的 78.4%，与 2021 年相比略有增加[2]。2022 年，医疗器械注册指标有升有降，但从整体来看，中国医疗器械产业发展形势稳定向好。

一、中国医疗器械市场发展现状

（一）中国医疗器械市场高速发展，产业前景广阔

全球医疗器械市场规模持续扩大，据相关研究机构统计，全球医疗器械市场规模在 2021 年已突破 4600 亿美元，并预计 2030 年全球医疗器械市场规模或将超过 8000 亿美元，2020—2030 年医疗器械行业将超过药品行业增速。近年，中国医疗器械市场高速发展，增速远超全球平均增速，据相关研究机构统计，2016—2021 年，医疗器械市场规模从 3916 亿元增长至 9081.5 亿元人民币，预计 2030 年市场规模将超过 22000 亿元人民币。

随着中国居民人均可支配收入的增加、人口老龄化带来的医疗需求增加，以及医保覆盖范围及深度的提升，中国对医疗器械需求持续增加。国际管理咨询公司罗兰贝格 2023 年 1 月发布的《中国医疗器械行业发展现状与趋势》报告显示，2022 年中国医疗器械市场规模预计达 9582 亿元人民币，近 7 年复合增速约 17.5%，已跃升为除美国外的全球第二大市场。报告显示，中国医疗器械产业规模稳定增高的同时，医疗器械产业集中度也在不断增强。2022 年，中国医疗器械规模以上生产企业营业收入占全行业的比重已经超过 60%，其中，上市医疗器械企业超过 163 家，该数字比 3 年前几乎翻倍。由于医疗器械细分品类众多，而且对材料学、电磁学等多门相关学科要求高，中国医疗器械产业发展滞后于药品市场发展，医疗器械市场规模仍然较低[3]。据统计，全球医疗器械与药品市场规模的比例约为 0.75∶1，中国医疗器械和药品市场规模的比例约为 0.35∶1，而发达国家基本接近 1∶1。从药械比角度看，中国目前医疗器械的使用水平与国际平均医疗器械的使用水平仍有一定差距，较低的人均器械支出及临床渗透率，都表明医疗器械行业的未来潜力，预计未来中国医疗器械市场具有巨大发展前景。

（二）人口老龄化推动医疗需求持续增长，提高市场对医疗器械的需求量

2021 年，我国 65 岁及以上老年人口数量占比达 13.5%，国家“十四五”规划也将“积极应对人口老龄化”上升为国家战略。随着人口老龄化进程加快，慢性病也越来越受到人们的重视，2019 年中国因慢性病导致的死亡人数占总死亡人数的 88.5%，其中心脑血管、癌症和慢性呼吸系统疾病等为主要死因。人口老龄化的慢性病管理都将持续增加医疗需求，成为驱动医疗器械行业发展的主要因素，因此医疗器械行业具有持续成长性。

随着中国老年人口的增加，与老年病有关的潜在医疗器械市场将迅速发展。老年人在临床治疗和日常保健护理中需要的医疗器械产品如植入式矫形器械；诊断式器械如检查用内窥镜；眼科用检查器械如眼科手术器械；各种电子助听器产品等；个人用电子监测仪器（如电子血压仪、血糖仪等），以及其他类器械如轮椅等。因此，老年人对医疗器械需求量的增加促进医疗器械行业的发展。

（三）医疗器械国产化率低，高端市场由进口产品占据主导市场

中国医疗器械行业起步相对较晚，高性能医疗器械产业化能力相对较弱，中低端医疗设备已完成国产替代，中高端产品正在进行国产替代[4]。目前，中国心脏支架市场已实现了一定程度上的进口替代。同时，医疗设备市场稳定增长，家用医疗设备和医用医疗设备都稳定增长。医学影像设备是利用各种不同媒介作为信息载体，将人体内部结构重现为影像的各种仪器，其影像信息与人体实际结构有着空间和时间分布上的对应关系。随着中国医疗系统的不断完善，对医学影像设备的需求也越来越大。医疗设备细分领域众多，主要包括医学影像设备、放疗设备、基因测序、手术机器人等。磁共振成像（MRI）属于医学影像设备，是利用磁共振现象从人体中获得电磁信号，并重建出人体信息。中国 MRI 设备市场竞争格局中，西门子、通用（GE）、飞利浦占比最大，分别为 29.7%、25.2%、24.8%，占比共达 79.7%。在国内企业中，联影医疗是磁共振设备领域龙头，其他上市企业还包括万东医疗、开普医疗和东软医疗等。超声诊断是将超声检测技术应用于人体，通过检测了解生理或组织结构的数据和形态，发现疾病，做出提示的一种诊断方法。在市场竞争中，超声诊

断设备市场主要被西门子、GE 和飞利浦占据，以上三家企业占比达到 90% 左右，日立和三星占据剩余市场。国产超声诊断设备以迈瑞、开立、汕头超声为主，以上三家企业总占比 46% 左右，由于国内企业大多集中在中低端市场，可替代性较高，因此市场竞争较为激烈。血管造影 X 射线机（DSA）是常用的心血管诊断方法之一，尤其对复杂的心血管畸形或冠状血管搭桥等手术前诊断必不可少。DSA 各品牌在采购金额占比中量最高的品牌分别是飞利浦、西门子、GE、东软、万东。放疗设备主要包括直线加速器、伽玛刀、射波刀、螺旋断层放疗系统、质子重离子设备等。中国放疗设备高端市场主要由国外品牌占据，2020—2022 年受新冠疫情影响市场规模下降，预计 2023 年市场规模将会增大。基因测序是通过测序设备对脱氧核糖核酸（DNA）的碱基排列顺序进行测定，为生命科学研究、临床诊断和治疗等提供指导的过程。基因测序中最为重要的是测序仪器和耗材。从市场占有率来看，因美纳（Illumina）和赛默飞在中国市场占有率约 67%。从基因测序国产设备和耗材试剂来看，市场处于供不应求的状态。手术机器人是一种精密的医疗设备，借助微创手术及相关基础技术的发展而发明。中国手术机器人主要集中在腔镜手术机器人、关节手术机器人、脊柱手术机器人。从各项医疗设备的市场占有率来看，高端市场的市场占有率国产化较低，国产替代是未来高端医疗器械市场的发展方向。

目前，进口产品垄断了 70%~80% 的高端医疗器械市场，高端市场被跨国公司占据，特别是大型设备及高端医疗设备，比如 MRI、CT、PET/CT 等大型影像设备进口占比在 80% 左右。近年来，中国体外诊断（IVD）行业发展迅速，自主研发生产的检验产品种类迅速增加，国内外的技术差距正在缩小，其中国内企业在生化诊断试剂领域已接近国外同类产品水平，逐步实现替代进口，但化学发光免疫诊断领域国产化率较低。由此可见，中国医疗器械产业科技创新、国产替代的迫切性、必要性日渐凸显。在未来，广阔的进口替代市场将是国内医疗器械公司的必争之地。进口替代的顺利进行必须同时抓住技术与成本两项优势。从政策端来看，国家对于医疗器械行业加大扶持力度，鼓励医疗器械创新研发，不断提高公立医疗机构国产医学诊疗设备等医疗器械的市场份额，鼓励进口替代。政策上，国家对于医疗器械行业加大扶持力度，鼓励医疗器械创新研发，不断提高公立医疗机构国产医学诊疗设备等医疗器械的市场份额，鼓励进口替代。

二、中国医疗器械市场行业环境分析

（一）医疗器械行业发展环境

“十四五”时期，世界百年未有之大变局加速演变和中国社会主义现代化建设新征程开局起步相互交融，新冠疫情影响广泛深远，医药卫生体制改革全面深化，医药工业发展的内外部环境将发生复杂而深刻的变化。新一轮技术变革和跨界融合加快。围绕新机制、新靶点药物的基础研究和转化应用不断取得突破，生物医药与新一代信息技术深度融合，以基因治疗、细胞治疗、合成生物技术、双功能抗体等为代表的新一代生物技术日渐成熟，为医药工业抢抓新一轮科技革命和产业变革机遇提供了广阔空间。全球医药产业格局面临调整。自新冠疫情发生以来，各国越发重视医药工业的战略地位，人才、技术等方面国际竞争日趋激烈；同时，经济全球化遭遇逆流，产业链供应链加快重塑，对我国传统优势产品出口和向更高价值链延伸带来了挑战。新发展阶段对医药工业提出更高要求。随着人口老龄化加快，健康中国建设全面推进，居民健康消费升级，要求医药工业加快供给侧结构性改革，更好地满足人民群众美好生活需求；我国经济已转向高质量发展阶段，要求医药工业加快质量变革、效率变革、动力变革，为构建以国内大循环为主体、国内国际双循环相互促进的新发展格局提供支撑。

总体来看，“十四五”时期中国医药工业发展机遇大于挑战，仍处于重要战略机遇期。但面对新形势新任务，需加快解决制约行业发展的一些突出问题。技术创新方面，前沿领域原始创新能力不足，产学研医协同创新体制机制仍需完善，行业增长亟须培育壮大创新动能。产业链供应链方面，大中小企业协同发展的产业生态尚未形成，产业集中度不高。供应保障方面，应对重大公共卫生事件的能力需增强。制造水平方面，仿制药、中药、辅料包材等领域质量控制水平仍需提高，原料药绿色生产和布局问题仍需解决。国际化方面，出口结构升级慢，高附加值产品国际竞争优势不强。

（二）国家政策支持医疗器械发展，加大医疗器械领域的科研投入

2022 年 1 月，工业和信息化部、国家发展和改革委员会、科学技术部、商务部、国家卫生健康委员会、应急管理部、国家医疗保障局、国家药品监督管理、国家中医药管理局联合发布了《“十四五”医药工业发展规划》，特别指出，重点发展：新型医学影像、体外诊断、疾病康复、肿瘤放疗、应急救治、生命支持、可穿戴监测、中医诊疗等领域的医疗器械，疾病筛查、精准用药所需的各类分子诊断产品，支架瓣膜、心室辅助装置、颅骨材料、神经刺激器、人工关节和脊柱、运动医学软组织固定系统、人工晶体等高端植入介入产品；重组胶原蛋白类、可降解材料、组织器官诱导再生和修复材料、新型口腔材料等生物医用材料。

国家政策大力支持医疗器械的发展，政策支持加速国产医疗器械厂商提升自主研发及创新发展能力，迎合市场新需求，同时新技术持续发展推动产业技术升级。国产医疗器械行业正向高端制造升级，国产医疗器械发展迎来蓬勃发展的黄金时期。加大在医疗器械领域科研的投入，加快人工智能等信息技术在医疗装备领域的应用，提高产业化技术水平。支持企业整合科技资源，围绕药品、医疗器械生产的关键技术、核心装备、新型材料开展攻关，开发和转化一批先进技术，构筑产业技术新优势。重点提升新型生物药生产技术、原料药创新工艺、高端制剂生产技术、中药全过程质量控制技术、医疗器械工程化技术和关键部件生产技术。稳步提升医保筹资水平，持续推进医保目录动态调整和准入谈判，健全新药价格形成机制。大力发展商业健康保险，依法依规推动健康数据获取与利用，鼓励将医疗新技术、新药品、新器械纳入保障范围，促进创新产品的市场化应用。完善新审批上市药品采购政策，促进医疗机构根据临床需求合理使用。发展若干创新药和新型医疗器械重磅产品，提高对行业增长的贡献率。同时，加强产学研医技术协作，支持医药创新领军企业与国家实验室、国家科研机构、高水平研究型大学等机构的合作，共同打造生物医药领域国家战略科技力量。围绕医疗器械研发链条，支持建立可从事产品设计、技术开发、工装开发、合同定制、质量检测的专业化服务机构，提高医疗器械分工协作水平。支持建设管理规范、运营高效、创新转化能力强的高水平临床研究中心，发展研究型病房，提高临床研究设计和研究服务能力。以前外资企业

在国内医疗器械市场占主导地位，但近年来随着政策大力支持国产医疗器械发展，器械采购向国产产品倾斜，国产替代从中低端向中高端产品延伸。新冠疫情防控期间，防护物资、诊疗设备及时能扩产，诊断试剂、治疗药物、新冠病毒疫苗应急研发和产业化成效突出，多条技术路线的新冠病毒疫苗顺利实现产业化，有效满足国内接种需求，并为全球抗疫做出积极贡献。

三、中国医疗器械市场发展建议

（一）合理谋划产业布局，建立健全政策支持体系

医疗器械产业的发展离不开国家的大力支持，国家及地方政府立足现有的基础和优势条件，做好顶层设计，分层级、分类别地研究部署产业发展。医疗器械的发展需要规范成熟的医疗器械分类目录，政府应该做好顶层设计，制定和规范医疗器械目录。国家成立国家医疗器械分类顾问委员会，定期对各地上报申请分类的器械或在国外市场已上市的器械进行集体研究讨论，突出骨干企业的引领带动能力，推进高端医疗产品的研发、制造、流通等各个环节的高效整合；引导创新型企业，大力发展中高端医疗器械产品；以生产第一类和第二类医疗器械产品为突破，实施一批集建链、补链、延链、强链项目，逐步构建独具特色的新型医疗器械产业集群。

2022 年 9 月，国家相关部门发布通知，拟采用财政贴息贷款更新改造医疗设备，预计或将有 2000 亿元流入医疗设备更新。甘肃省发布了 2023 年贴息项目储备申报的通知，要求持续推进 2022 年贴息项目落地，且提到国家可能会出台 2023 年财政贴息贷款支持政策，省内做好相关申报项目储备。2023 年年初，国家印发《关于进一步深化改革促进乡村医疗卫生体系健康发展的意见》，意见指出坚持进一步深化体制机制改革。推进医疗、医保、医药、医教改革协同联动，创新完善乡村医疗卫生管理体制和运行机制，或将带动新一轮医疗器械采购潮。受益于政策推动，2023 年或将迎来医疗设备采购高潮期，相关市场有望迎来放量增长。一方面，医院端设备采购需求集中在彩超、CT、MRI、内窥镜、监护仪、呼吸机、血液透析机等医疗设备，相关优质企业有望迎来业绩放量增长。另一方面，受益于财政贴息政策不断落地，高端科研仪器

设备等也有望迎来采购高峰期。2023年医改重点是积极推动国家医学中心建设，完善分级诊疗机制，深入实施新一轮基层医疗卫生服务能力提升计划。随着大批一级、二级的县级医院补齐相关医疗设备，提高基层医疗服务水平，有利于医疗器械的销售。

（二）推进医疗器监督机制建设，保障医疗器械的质量

做好医疗器械的监管，首先，医疗器械管理部门应做好医疗器械目录产品的编制，明确医疗器械的分类信息，避免分类工作存在的随意性和补救性的问题。医疗器械监管产品的目录规定医疗器械的具体品名、技术结构、适用范围、产品类别。国家医疗器械司对医疗器械监管产品的目录中的产品逐一制定国家标准、行业标准，加强对医疗器械市场的监管。其次，医疗器械管理部门定期或不定期地修订和调整分类目录，增加医疗器械监管品种，拓宽监管范围。医疗器械是与人民健康息息相关的特殊产品，对医疗器械的安全监管应不同于一般工业产品的管理。所以，没有统一的医疗器械质量管理规范不利于医疗器械市场的良好发展。为了防止医疗器械不良事件的发生，需要通过法律手段对不良事件监测工作予以保障和强化。国家质量监督局不定期地通报医疗器械不良事件监测情况，从源头提升医疗器械产品质量，避免或减少严重不良事件的发生和蔓延。

医疗器械的安全使用应该从生产、流通和使用各环节入手。监管生产环节达到产品合格标准，对生产环节进行流程化监管，监管生产的各个环节。监管审批环节，严格企业生产准证的办理。明确采购环节透明，对原料流入渠道以及原料质量监管。监管医疗器械的检验环节，确定检验标准，确保产品安全合格。监管销售环节，掌握产品流出去向。一类医疗器械产品注册工作划归各地质量监督局管辖，为了企业健康发展。地方质量监督局的有效监管保障了医疗器械的产品质量。医疗器械流通的环节应该规范，规范经营资格，让有实力强和产品质量好的企业进入医疗器械流通市场。规范经营管理，对合法的企业，通过培训、受理咨询等方式帮助其完善各项管理制度，健全各项记录。在监管医疗器械的使用环节中首先应该关注医疗器械的使用安全，建立医疗器械使用档案；其次做好无菌医疗器械的使用，对一次性使用无菌医疗器械使用后销毁并记录；再次是建立医疗器械采购和质量管理制度，杜绝一次性医疗器械的重复使用。在日常监督中，全市区级以上医疗机构建立大型医疗设备档案，并要

求各单位上报档案登记台账，根据档案台账的记载对性能不稳定或临近报废期的医疗设备重点监控，防止危害人民健康的相关事件发生。

（三）加强科技创新能力，加快国产替代

中国医疗器械行业的发展与发达国家相比仍然有较大的差距，特别是在具有产业战略高度的技术创新能力建设方面差距巨大。总体来说，中国医疗器械产业创新能力弱、中低端产品、仿制产品较多。国家应该结合医疗器械的市场需求，鼓励产学研用单位共建联合实验室，开展符合医疗诊断、治疗和康复等功能的中医医疗器械研发，以企业为主体打造一批产学研用的平台，加强学科交叉融合和医研企结合的创新团队建设，为医疗器械的开发提供支持，夯实医疗器械的研究基础，着力提升中国医疗器械市场的创新能力。为了鼓励具有产业基础和技术优势的地区，建设医疗器械研发和产业化基地。在优化资源配置中应推进产业链融合发展，坚持继承与创新相结合，积极借鉴和利用现代科学技术，实现原始创新、集成创新以及引进消化吸收再创新。优化医疗器械的资源配置，加快医疗器械的产业链发展，促进医疗器械产业转型升级，逐步推进“产业、科技、金融”跨界融合，“创新链、产业链、服务链”优化组合，使医疗器械领域呈现“融合式、多主体、一体化”发展态势，创新创业高度活跃，新产品、新业态不断涌现。加强医疗器械产业与国际标准相关组织合作交流，积极研制医疗器械国际标准，提升医疗器械的国际影响力与市场竞争力。根据“一带一路”倡议相关国家需求，加强医疗器械的国际科技合作研究，积极探索国际化合作新模式，以科技创新驱动医疗器械产品在“一带一路”倡议相关国家推广应用。

各级医疗管理部门应加强对医疗器械科技创新的重视和支持，加大基础研究投入，鼓励各类科研力量与各类资本参与医疗器械的研发，鼓励企业反哺基础研究。鼓励企业与医疗机构、科研机构开展科研合作、人才培养及条件建设，实现科技资源共享。完善医疗器械研发人才培养机制，鼓励企业与高校联合培养复合型专业人才；加强创新型人才队伍建设，充分发挥科研人员的创新活力，支持建设科技园区等医疗器械示范基地，提高企业医疗器械的研发能力。

参考文献

[1] 蔡仲曦，干荣富．我国医疗器械行业之现状与发展趋势［J］．中国医药工业杂志，2013，44（12）：1314–1318.

[2] 2022 年度医疗器械注册工作报告［R］．国家药品监督管理局，2022.

[3] 报告：中国医疗器械市场规模已跃居全球第二位．中国服务贸易指南网，2023–2–23.

[4] 杨欣怡，陈一丹，刘永军．中国医疗器械行业发展状况浅析［J］．工业药学，2018，37（12）：739–744.

HB.10 第三方医学影像中心发展现状与对策建议

郑秋莹[①] 孙海珍[②] 吴澜涛[③]

摘要：近年来技术的进步不断推动第三方医学影像中心的发展，促使那些原来能在大医院进行的等待时间长且费用昂贵的成像技术以及影像诊断服务得以普及，帮助提高诊断成像的准确性和效率，从而为患者提供更快、更准确的诊断，为第三方医学影像中心的孕育与诞生提供了良好的技术支撑与器械保障。本文呈现了国内外第三方医学影像行业的发展背景，通过梳理第三方医学影像行业发展的现状以及相关的政策环境，第三方医学影像行业总体呈现利好局势。通过对行业标杆企业进行分析探究市场发展的前景，发现第三方医学影像行业发展趋势呈现业务多元化发展，市场向外扩张锚定三、四线城市，该行业将会迎来下一轮春天。

关键词：第三方医学影像行业；第三方医学影像中心；市场竞争；行业发展；标杆企业

一、行业背景与发展环境

（一）行业背景

“新医改”已经走过了十几个春秋，医疗服务的供需也逐渐平衡，但“看病难”依旧是各三级医院的常态，特别是一些重要科室，如X射线、核磁共

① 郑秋莹，管理学博士，北京中医药大学管理学院副教授、硕士研究生导师，研究方向：中医药管理。

② 孙海珍，硕士研究生，北京中医药大学管理学院，研究方向：中医药管理。

③ 吴澜涛，硕士研究生，北京中医药大学管理学院，研究方向：中医药管理。

振、CT 扫描和超声波等，这些医疗影像服务是医生诊断和治疗各种疾病的重要工具。由于这些医院影像检查的相关科室等待人数多、人耗时长的特点，此类医疗服务供远小于求，这也是医院等候时间较长的环节之一，具体表现为做 CT、核磁共振需要排上几天至十来天不等，再加上等报告耗时 1~2 天，严重影响了患者就诊的速度以及患者的医疗满意度。

从医疗机构的运营角度看，大型公立三甲医院（三甲）每日就诊人次多，但相关影像科室接待能力有限，患者需求得不到满足。除此之外医院每天生成海量影像资料，空间需求和管理成本极高，如患者为外来患者，不仅患者就医需长途跋涉奔波劳顿，采集影像排长队来回十分不便利，且医院无法调用患者在其他医院的原始影像，难以确诊。从患者选择角度来看，其无法就近选择影像采集项目全的医院，而且若转院需再次拍摄，重复检查，在医院成像的资料保存在医院特殊系统中，无法携带调用。在这样的医疗大环境背景下，第三方医学影像中心（又称为“独立医学影像诊断中心”），开始作为替代方案出现，以更低的成本和更短的等待时间为患者提供高质量的影像服务。

第三方医学影像中心的发展始于 20 世纪 80 年代，当时技术的进步使诊断影像得以普及。随着时间的推移，第三方医学影像中心的数量持续增长，其中许多专门从事特定类型的影像，例如核磁共振（MRI）或超声。一些第三方医学影像中心还提供额外的服务，如放射学解释和咨询，使它们成为满足诊断成像需求的一站式服务点。在过去的几十年里，第三方医学影像行业已成为医疗保健领域中越来越重要的一部分。

（二）行业发展环境分析

1. 第三方医学影像行业发展现状

在国外，由于信息技术发展较中国更为迅速，医学影像市场的空缺早在 2009 年以前便被洞悉，通过十几年的发展，国外医学影像市场已较为成熟，形成医院外设影像中心、医院—企业合作机构和完全独立影像中心三种市场发展模式。根据 Frost & Sullivan 披露的数据，美国医疗影像诊断市场销售额在 2009—2015 年这 6 年间近乎翻番，从 46.6 亿美元增加至 87.1 亿美元[1]，上升趋势性明显。从市场份额来看，仅截至 2013 年，美国医疗影像中心的数量已经有接近 7000 家的医疗影像中心[2]。

按第三方医学影像中心提供医疗服务内容的同划分，美国目前主要有两类医学影像中心模式，第一类是含设备的医学影像中心，有能力进行成像服务以能缓解医院影像科压力，并提供相应的读片服务，配合医院诊疗医生加快病人流动速度；第二类是虚拟影像中心的模式，无法进行成像服务仅提供专家读片报告服务[3]。从创办方组成看来，美国大量的影像中心是与医疗机构联共同创办或同医务人员合资的企业。

在中国，随着分级诊疗的推进以及独立影像中心的政策限制的逐步放开，将部分患者分流至基层医疗服务机构，三甲医院新增类似影像设备等人型仪器受限，催生了独立医学影像中心的机遇。国金证券报告显示，目前国内影像市场规模在2000多亿元，省会城市的影像中心规模在250亿~300亿元，县级市影像中心规模在300多亿元[4]，未来第三方医学影像中心将在线下运营的基础上配套推出远程读片服务。截至2022年年末，中国第三方医学影像行业发展还不成熟，市场参与者根据投资主体以及业务定位主要分为三大类：一是医疗机构派生，如泰和诚医疗集团；二是影像设备研发和代理商，如万里云智慧医学影像；三是保险、地产等其他领域的企业，如平安好医生、杭州全景影像诊断中心（广宇集团）和福州泰禾影像中心（泰禾集团）。国内独立医学影像中心代表企业有明峰医疗、一脉阳光等。

2. 中国第三方医学影像行业政策环境分析

近十年来，为更好地推动与管理第三方医学影像行业，国务院等相关部门针对市场准入与规范化管理、合作运营模式、纳入医联体及医保体系、发展后续远程诊疗及互联网诊疗等出台了一系列相关配套法律法规及支持政策，具体见下表，且相关法规政策仍在不断更新完善中。这些法规政策旨在推动完全独立第三方医学影像中心在全国各地的发展，形成多地域连锁的医学影像网，并促进其规模集团化发展，帮助这些需要完全靠自身运营的第三方医学影像中心形成技术发展优势，提高运行中抗风险能力，构建规范化、标准化的管理与服务模式，保障医疗安全、同质化，真正落实推进分级诊疗、医疗资源共享、降低患者看病成本的初衷。

表 中国第三方医学影像行业相关政策

时间	发文机构	政策	内容
2013年10月	国务院	《关于促进健康服务业发展的若干意见》（国发〔2013〕40号）	首次提出大力发展第三方服务、引导发展专业影像中心

续表

时间	发文机构	政策	内容
2015 年 3 月	国务院	《国务院办公厅关于印发全国医疗卫生服务体系规划纲要（2015—2020 年）的通知》	提出建立区域医学影像中心，推动建立“基层医疗卫生机构检查、医院诊断”的服务模式，提高基层医学影像服务能力
2015 年 6 月	国务院	《国务院办公厅关于促进社会办医加快发展若干政策措施的通知》	提到要严控公立医院超常配置大型医用设备。社会办医疗机构配置大型医用设备，凡符合规划条件和准入资质的，不得以任何理由限制
2015 年 7 月	国务院	《国务院关于积极推进“互联网 +”行动的指导意见》	指出支持第三方机构构建医学影像、健康档案、检验报告、医疗信息共享服务平台，逐步建立跨医院的医疗数据共享交换标准体系
2015 年 9 月	国务院	《国务院办公厅关于推进分级诊疗制度建设的指导意见》（国办发〔2015〕70 号）	进一步提出探索设置独立的医学影像检查机构
2016 年 7 月	国家卫生和计划生育委员会	组织制定了《医学影像诊断中心基本标准（试行）》和《医学影像诊断中心管理规范（试行）》	明确了监管标准
2017 年 2 月	国家卫生和计划生育委员会	修改了《医疗机构管理条例实施细则》	正式将“医学影像诊断中心”与“医学检验实验室、病理诊断中心、血液透析中心、安宁疗护中心”[5]等第三方医疗服务机构一并纳入医疗机构范围，属于独立法人单位，独立承担相应法律责任，应遵守《医疗机构管理条例》《医疗机构管理条例实施细则》《医疗质量管理办法》等相关规定
2019 年 6 月	国家卫生健康委、国家发展改革委、科技部等多个部门	《关于印发促进社会办医持续健康规范发展意见的通知》（国卫医发（2019）42 号）	规范和引导社会力量举办医学影像中心

二、第三方医学影像行业竞争格局

从目前美国第三方影像中心市场的发展格局分析，在市场发展的初期，即2003—2008 年，由于从无到有，大量资本流入企业开始进入第三方医学影像市场，形成美国早期第三方影像机构以及所属独立影像中心的数量急剧扩张的市场扩张期。当市场发展至2008年时，市值以及市场容量已到达一定数额，开始渐渐稳定形成了一定的市场竞争，在这之后第三方医学影像中心行业发展至中期，由于早期同类型企业的大量流入伴随而来的高竞争将部分缺乏竞争的企业以及规模较小的企业淘汰或被大型企业收购合并，形成既垄断又竞争的局势。正如第三方医学影像行业比较成熟的美国的现状，随后几年的发展，从数量上观察第三方医学影像中心的数量仍然稳步增加，但从市场结构分析，可以发现其中第三方影像机构这一类型的企业数量正在不断减少[6]。从市场经济学角度，考虑第三方影像中心规模化的壁垒开始形成，随着集中度的提高，行业中的领先企业占领的市场份额将会不断增多，而小的企业以及新进入者的生存空间会更为狭窄，许多中小型影像中心将被淘汰，市场竞争格局呈“寡占型”趋势。

回望中国现有第三方医疗诊断中心发展过程，第三方医学影像行业发展初期，因为是新兴行业，所以政府也没有相关的法律法规，其难点在政府的限制，具体表现为：能否配置证、是否有批文，而核心的竞争力则在于专业运营能力。大型的第三方医学影像中心因医院与患者之间的供求不平衡顺势而生，在医院已有影像科的基础上让消费者选择第三方的影像中心为企业发展的战略。特别是独立的影像中心，由于并非与医疗机构合作，没有稳定的消费者渠道，要想打开市场不断地提升企业竞争力便需要与大医院进行差异化定位，可以从仪器设备、读片服务二者出发，以打造更先进、全面化、人性化以及多样化的读片服务转向更高一级的市场，如此才能在当前的市场竞争中站稳脚跟，不断发展。

截至2020年年底，国内医学影像诊断中心数量达到205个，较2019年年末增长17.8%；同时，全国40.6%的公立医院与独立检查检验机构实现结果互认，较2015年年末增长21.6%，基于“医联体+”模式下的第三方医学影像中心数量跨越了50%这一分节点，成功达到在医联体内的相关检查和检验结果与医院的互认[7]。中国第三方医学影像中心正处于市场高速发展期，相关法律法规相继出台，国家政策层面有相关规定，除了国家医改政策下的利好推动，市场投资者也不断看好第三方医学影像诊断中心的前景而为其“加码”，许多人看到了这个行业的市场红利，吸引服务提供者数量继续增多，使行业快速增长出现第二个高峰。但随着行业的逐渐成熟，市场准入门槛提高，产品竞争走差异化定制策略，形成垄断竞争的行业竞争格局。

近年来，第三方医学影像诊断中心持续受到医药大健康领域投资机构的关注和布局，其中不乏阿里健康、京东健康、中国人保等知名机构身影[8]，在推动第三方医学影像诊断中心发展的同时，也为其连锁化、集团化发展提供资本助力。

同时，对比美国影像中心的市场发展[9]，国内第三方医学影像诊断中心的市场还是一片“新蓝海”，行业集中度不高并未完全形成“寡头”垄断，还处于分散竞争阶段。

随着“健康中国”战略的实施，医疗服务机构的理念也从“以治病为中心”转为“以健康为中心”，居民的健康素养水平也在不断提高，该行业的上流企业关注到行业发展的新篇章，除了成像与读片技术外也在不断更新企业战略探索推出新服务以抢夺更多的市场。

三、标杆企业分析

（一）全景医学影像

全景医学影像抓住部分高收入人群对于医疗影像迅速、个性化服务的需求，采用与公立医院错位发展的模式，因此全景医学影像的客户主要来源于医院导流与商保推荐。全景医学影像将临床与影像融合，服务涵盖从影像扫描流程到专家诊断，质量监控的一整套方案，不同于其他第三方医学影像中心只提供影像扫描的服务，而不提供针对影像结果的详细诊断。全景医学影像发展模式对中心的设备配置，可提供的个性化服务以及所处的地理位置等方面有较高的要求。

（二）一脉阳光

一脉阳光不断推进中心远程医疗服务发展，尝试用云平台、人工智能的方式扩大单个影像中心覆盖范围与诊断效率。截至 2023 年 2 月，一脉阳光已在全国 20 多个省市搭建了大数据网络，为全国 700 余家医院提供云存储、数字胶片、远程诊断、质量评估、云 RIS、云 PACS 人工智能、大数据分析等服务，为实现分级诊疗，提升基层医院、医生影像诊断实力提供了有效的实现路径。[10]此外，一脉阳光影像中心还向其他第三方影像中心或专科医联体影像中心提供运营管理服务。一脉阳光发展模式很大程度上取决于中心所在区域内医院医生对于患者的推荐，以及患者对于第三方影像中心的认可程度。

（三）翼展医疗集团

翼展医疗集团作为一家拥有较硬技术支撑的第三方医学影像中心，不仅依托基础的互联网技术，还将其与人工智能技术联合使用，在新兴技术的推动下，从全方位多维角度打造医学影像全生态体系。翼展医疗集团影像生态中除了拥有线下经营的影像中心布局外，2019 年年底，翼展医疗集团获得了中国第一张互联网线上影像经营许可证，这标志着独立影像中心互联网医院时代的到来。[11]随着互联网线上影像经营许可证授予翼展医疗集团，线上影像中心能够作为一个医疗机构对诊断结果承担医疗责任，同时由于影像扫描与专家诊断流程的可分割性，线上影像中心通过责任转移的方式，更好地提升区域基层医疗机构的医疗服务质量。翼展医疗集团现有的“线上互联网影像中心＋线下独立影像中心”的模式，将是未来其他第三方医学影像企业所借鉴模仿的模式。

（四）平安健康（检测）中心

平安旗下的独立影像中心作为平安健康（检测）中心“三位一体”中的一部分，针对中高收入客户和普通客户分别提供两种不同定位的服务。平安健康（检测）中心，在为三甲医院分担过剩的医疗需求，提升基层医院服务质量的同时，也在购买先进的影像扫描设备来提高影像中心的业务能力，以便为客户提供更好的影像服务。

平安健康（检测）中心把控了流量、数据、科技、服务全流程。在客源上有稳定的来源，实体中心本身也为互联网医院提供了支撑。当独立影像中心发展成熟，线下客源稳定后，则可反向助力互联网医院的发展，将一直以来平安好医生的单向导流闭环转化为双向导流闭环。

平安健康（检测）中心模式需要强有力的资金与完整的生态作为支持，需要企业把握自身扩张速度，同时在扩张过程中保持现金流以支持后续扩张，需要资金填补风险，也需要生态维持流量。

四、市场发展前景以及发展趋势分析

（一）发展前景

中国的第三方医学影像中心市场起步较晚，相比于美国发展了30多年的第三方医学影像中心市场，略显滞后。而且，美国的第三方医学影像中心市场格局已经进入行业整合阶段，统计结果显示，自2008年开始，伴随美国第三方医学影像中心总体数量上增长的却是企业数量的减少。

美国的医疗影像诊断市场在2009—2015年呈现出翻番式的增长，虽然较大部分市场贡献仍然来源于医疗机构，但是第三方医学影像机构占据的比例也大大提高。中国的人口在总数上远远高于美国，但是医学影像设备的人均保有量却远低于美国，由此不难看出，中国医疗机构在医学影像设备数量上的缺少，群众对于医学影像服务有极大需求。和发达国家相比，中国的城市化程度略显落后，在21世纪初，美国的城市化率就已经达到了80%以上，而中国的城镇化率在2019年才刚刚突破60%[12]，这说明目前中国仍有大量的人口生活在乡镇和农村，此外，中国的人口分布也极其不均匀，相对于东部经济发达地区的高密度人口，中国西部大部分地区显得地广人稀。因此，基层以及偏远地区的群众对于医学影像服务的需求同样巨大。

随着中国近年来新医改政策的鼓励，中国经济发展水平的不断提高，人口总数以及老龄化人口的持续上涨，医院对医疗成本的控制，人们对疾病预防、健康保健的逐步重视，部分人群对于医学影像服务的个性化需求，第三方医学影像服务需求也在随之持续增加。其中，中国新医改政策以及群众对医学影像服务的极大需求的双重驱动，对第三方医学影像服务行业的发展起到了关键性的促进作用。

第三方医学影像中心产业符合医疗制度改革中“大力发展基层医疗、降低基本医疗费用”的指导方向，很好地实现了医疗资源下沉到基层的目的，推动了分级诊疗的落实。在国家政策的助推下，行业仍将快速发展，预计2021—2026年市场规模年均复合增长率在14%~15%，到2026年市场规模有望突破560亿元[13]。

但是第三方医学影像中心的发展并不会是一帆风顺的，其在发展过程中会遭遇一些困难及瓶颈。对于大型第三方医学影像中心企业来说，其在运营过程中，影像设备等硬件设施要求高，同时专业人员大部分集中在医院等医疗机构，第三方影像中心缺乏相关专业人员。而第三方医学影像中心成立的审批条件对这两项的要求同样很高，对于一些中小型企业来说，在成立初期很难达到这些标准，所以中国的第三方医学影像中心很难在短期时间内实现大规模、大批量的创建。

除了部分大型第三方医学影像中心企业，大部分企业难以获得长期稳定的患者。由于医院影像科的成本收益率极高[14]，同时，在其对患者检查后的后续治疗收入也是极为可观。所以，医院方面将影像检查患者分流到第三方医学影像中心的动力不大。对大部分第三方医学影像中心企业来说，与公立医院进行客源争夺，获得稳定的患者流的难度极大。

此外，中国医疗费用的支付方结构的待为完善，对第三方医学影像中心的发展也是一个阻力。国内第三方影像中心市场，缺少美国市场医疗保险、商业保险等支付手段的帮助。在美国，商业保险是第三方医学影像服务的主要支付方。在中国，通过居民自费进行健康检查的个人习惯尚未培养，大部分居民依赖企业以及社区的定期免费体检进行健康检查。此外，在中国医保严格控费的背景下，第三方医学影像中心的 MRI、PET/CT 等具有高昂价格的检查项目，在很大程度上不会被纳入中国医保支付的范畴，这对第三方影像中心的后续发展以及进一步的扩张极为不利。

（二）发展趋势

1. 医院来源的检验业务比例增加

由于中国公立医院的成本控制要求，医院将影像检查业务外包给第三方医学影像中心的动力大大提高。而且由于公立医院的患者过多导致影像设备不足以满足全部患者的需求，导致等候排队时间以及出结果时间过长，患者对于检查结果的急迫需求，将促使第三方医学影像中心来源于医院的检测业务比例大大提高。

2. 向三、四线城市发展

目前，中国第三方医学影像中心市场集中度低，竞争较为分散，且大部分集中在上海市、北京中、深圳中等一、二线城市，对于三、四线城市来说第三方医学影像中心的建设才刚刚起步。基层医院没有能力提供医学影像检测服务，所以基层的患者将成为主要客户群体。

3. 互联网技术引领产业升级

5G技术的发展以及其在医学领域的应用，极大程度地扩展了医疗服务领域的市场空间。第三方医学影像中心对于互联网技术的应用，可以进一步打开潜在的市场空间，引领产业升级。例如，医学影像与AI技术的结合，将在极大程度上缓解基层影像医生缺乏的现状。以深度学习算法为主的计算机视觉技术，通过大量医学影像数据的堆积分析，以及在实际临床应用过程中对于影像结果的诊断经验的积累，AI可以在临床医生进行影像结果的诊断过程中提供帮助，减少由于失误造成的误诊误判，提高医生对于影像结果的诊断效率和准确率。

4. 业务种类增多

随着中国群众疾病防控、健康保健意识的不断提高，居民消费意识以及消费结构的转变，对于第三方医学影像中心所提供的服务种类的要求也不断增加。美国第三方医学影像中心行业为了尽可能地抢占更多市场份额与先机，行业服务内容已经从早期服务单一的形式向提供多样化、个性化的综合医疗服务转变，提供医学检验业务已经作为该行业的基础服务。随着中国第三方医学影像中心行业的发展，其可提供的服务种类也将进一步地增加。例如，部分高收入人群不再满足于常规的医学检查，寻求高端的检验服务，以及其他个性化的服务。

5. 影像数据互联互通互认

国家卫生健康委员会发布的《关于进一步规范医疗行为促进合理医疗检查的指导意见》，将第三方医学影像中心的影像结果纳入互认体系，推进了检查检验结果的互认互享[15]。但是由于第三方医学影像中心的检查检验标准与医院的标准存在差异，部分第三方医学影像中心的影像结果，无法得到医院方面的认可。所以，为了提高医疗资源的利用效率，应该加快医院与第三方医学影像中心对于影像结果的标准互通，联合制定诊疗项目（内容）及技术标准，同时第三方医学影像中心与医院等其他医疗机构之间，建立检查资料库或“云胶片”，实现检查资料数字化存储和传输，推进检查资料共享，避免群众二次检查，减轻其医疗负担。

五、总结与建议

第三方医学影像行业市场还有很多缺口，作为依托技术发展诞生的行业，其市场年龄并不大，还处于一个较为稚嫩的时期。大部分第三方医学影像中心当下的重心均在医院端（H 端）的顾客，消费者端（C 端）的顾客占比较小，形成一个失衡的客户市场。从潜在客户群体分析，H 端的客户发展空间有限，若想获得更多的顾客将第三方医学影像行业进一步扩大，未来需重点聚焦 C 端人群的医疗服务需求，针对客户需求定制新的医疗服务营销方案，进一步打开市场。从企业战略分析，目前各相关企业服务项目单一化，仅针对在医院影像科无法满足需求的患者提供服务，随着市场的发展市场竞争状况将更加激烈，未来同类型企业数量增加是一个明显的趋势，若想在众多企业中脱颖而出并打败上流企业，企业的服务战略必然需要创新，进行新一轮的市场调研提供更多消费者需要的服务。

综上所述，未来第三方医学影像行业发展的机遇与挑战并存，行业内各企业需要不断地关注市场变化，调整企业战略，抓住机遇并迎接新一轮挑战。

参考文献

［1］王海东．关于建设区域性医学诊断中心的思考［J］．卫生软科学，2018，32（5）：43–46，54.

［2］郭潇雅．独立影像中心“国标”出台［J］．中国医院院长，2016（17）：30–31.

［3］何明忠．FT 公司医学影像云平台项目的创业战略研究［D］．南京：南京理工大学，2019.

［4］邓勇．医学影像盛宴抢食有道［N］．医药经济报，2018–12–10（3）.

［5］魏亮瑜，曹艳林，刘宇，等．《医疗机构管理条例》中医疗机构法律概念缺失的探讨［J］．中国卫生法制，2019，27（5）：64–67，71.

［6］姚常房．“红白榜”：用超常规手段督促落实［N］．健康报，2019–01–12（1）.

［7］参见 IT 桔子《知名第三方医学影像集团完成数亿元融资医疗健康周报》，2019 年 7 月：https：//mp.weixin.qq.com/s/NGbzzq7A4_Uo6EUpg1-a7A；中欧创新网《投融资关注！国内第三方医学影像中心最大的一笔投融资诞生》，2020 年 2 月：https：//mp.weixin.qq.com/s/L9CykjvJuNZEAagkdk1jYQ；海银财富《第三方医学影像：扬帆起航正当时》，2020 年 6 月：https：//mp.weixin.qq.com/s/qYwtoomOW0YekGT_6XhXdw；器械之家《6 亿元！京东健康领投这一第三方医学影像独角兽》，2021 年 8 月；https：//mp.weixin.qq.com/s/eyLJKf9Z_p72CmvjBCIhAghttps：//mp.weixin.qq.com/s/qYwtoomOW0YekGT_6XhXdw

［8］参见粤开证券《【粤开医药专题研究系列六】第三方医学影像诊断中心：从懵懂到萌动》行业研究报告，2020 年 6 月。根据 Radiology Business Journal 统计，美国有近 7000 家影像中心（包括院内，独立和医生办公室的影像中心），其中完全独立的第三方影像中心约 2400 家，占比约 35%。

［9］https：//www.rimag.com.cn/medical#yixueyingxiangzhongxin

［10］https：//baijiahao.baidu.com/s?id=1660101246100686729&wfr=spider&for=pc

［11］张自然，张平，袁富华．经济蓝皮书夏季号：中国经济增长报告（2018~2019）［M］．北京：社会科学文献出版社，2019.

［12］https：//xw.qianzhan.com/trends/detail/506/210918-3c115ee8.html.

［13］https：//www.medvalley.cn/yiliaojiankang/28207.html.

［14］关于印发进一步规范医疗行为促进合理医疗检查的指导意见的通知［J］．中华人民共和国国家卫生健康委员会公报，2020，206（12）：198-2.

肆

综合发展篇

HB.11 康养服务产业化实践中问题、趋势与投融资模式选择

赵千项[①] 张丽君[②]

摘要： 养老产业经历十年发展从宏观层面完成了国家十年发展规划。但在产业中观和企业微观层面呈现出行业不景气，主要体现在养老项目社会投资不足、经营状况欠佳、服务水平较低、供给需求结构失衡等。养老产业迄今没有“跑出”行业和市场有影响力头部企业。行业企业需要坚守投资与成长的长期理念，构建可持续运营商业模式与内生性价值增长的投融资模式，抓住产业调整和周期上升机遇，顺势有所作为。

关键词： 新阶段；健康产业；养老服务；医养结合；价值投资

一、新阶段健康产业发展向好环境与机遇

（一）新时代催生经济社会发展新理念

改革开放多年以来，中国经济社会发展大趋势构筑了经济发展的长期增长曲线。与发展趋势吻合、与经济发展相向的关联大、小产业都得到了充分发展，如家电产业、教育产业、房地产产业、汽车产业、金融产业、装备制造业、电子信息产业、大消费产业等，不论是产业部门还是终端消费部门，相关产业都得到了迅猛发展，共同丰富和壮大了国民经济门类齐全、竞争力强的完备产业架构。

---

① 赵千项，工学硕士，日本金融经济学博士，友广健康产业（深圳）有限公司董事长，研究方向：健康产业投资并购、企业战略与项目咨询、行业与市场研究。

② 张丽君，数学系学士，《中国健康产业发展报告（2023）》友广健康产业（深圳）有限公司协助团队，研究方向：健康产业投资并购。

产业发展具有周期性。各产业在这个长周期大趋势中，有的已经完成周期，有的出现拐点下行，有的处于上升阶段（见图1）。

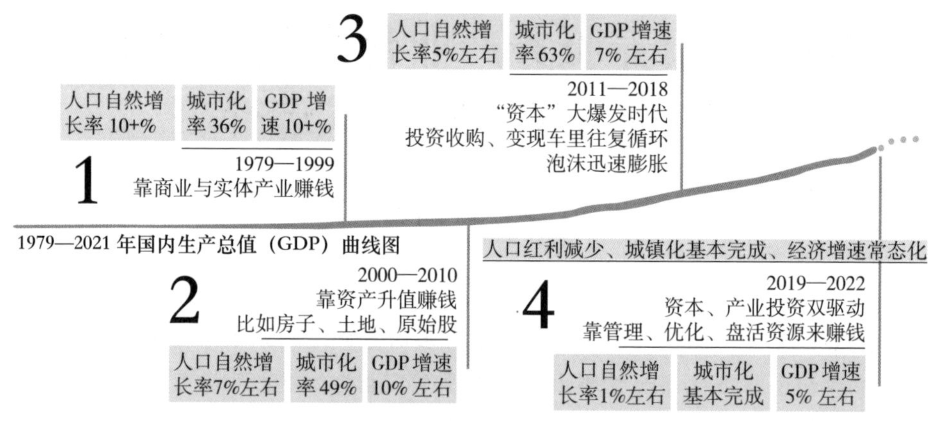

图1 改革开放以来主要产业发展周期分析

数据来源：国家统计局。

当前中国经济和产业发展的内外部环境都在发生巨变。这些变化深刻影响着中国经济社会未来发展理念，发展方式转变带动产业发展方式变化。

新时代经济社会发展背景主要体现在以下几方面。

（1）走共同富裕道路，发展慈善型社会，开启第三次分配和完善第二次分配。

（2）不再追求经济高速增长，5%~6%的GDP增速将成为常态目标，绿色GDP、质量GDP和效益GDP是新发展诉求。

（3）人口负增长，老龄化社会快速到来。

（4）曾经拉动经济增长的主要产业引擎力减退、新驱动产业势能尚未形成，发展驱动力处于切换当中。

（5）去全球化和产业链脱钩仍在持续，美国等西方国家对中国开始科技封锁，教育研究交流被限制。

（6）开始构建经济“双循环”新发展模式。

在内循环经济发展模式下，全国统一大市场将启动运行。政府主导、国企混改、供销社复兴、乡村振兴、精准扶贫、健康中国、共同富裕等改革举措将开启不同于之前发展逻辑的新时代。到2049年GDP再翻一番的发展目标就是一个大增长大发展机遇。可以预见，产业投资和运营将切换为拉动中国经济增长的最主要驱动力。

（二）健康中国战略推动健康事业产业化

社会巨大变迁推动快速进入老龄化社会。随着长寿化、少子化、小家庭化、人口流动规模大和流动面广等社会因素影响加深，靠家庭内部解决养老问题的社会运作模式逐步走入困境，作为顺应社会文明发展的养老事业产业化应运而生。中国社会老龄化主要有以下特征：老年人口基数大，老龄化速度快；未富先老，普遍性养老服务支付能力弱；退休潮与独生子女周期形成重叠冲击；空巢失能老人数快速增加；小家庭化使城市居家养老问题突出；老龄与少子化并存；带病生存常态化；对社会化养老接受度低。新生的供需矛盾与市场需求构成了养老事业产业化发展社会、经济和市场的广泛基础。

习近平总书记强调：要把人民健康放在优先发展战略地位，努力全方位、全周期保障人民健康[1]。《"健康中国 2030"规划纲要》明确了国民健康管理开始从以"疾病"为中心向以"健康"为中心、从注重"治已病"向注重"治未病"方向转变[2]。《关于加强新时代老龄工作的意见》明确指出，深入推进医养结合，以医疗服务为基础，为老年人提供更多更优的预防保健、疾病诊治、康复和护理、长期照护以及心理健康服务[3]。

在人民群众对幸福生活不断追求、健康需求日益增长的新时代，"健康中国"发展战略的发展指向将为已经诞生的健康产业（养老产业）提供了非常好的发展机遇。中国经济社会发展将为健康产业快速发展提供了非常好的历史机遇和发展环境支持。

二、养老产业 10 年发展回顾与政策落地评价

（一）养老产业发展周期分析

2013 年是中国养老产业发展元年。将 2013—2022 年的 10 年称为一个发展周期，为新兴产业形成周期，是小周期（见图 2）。

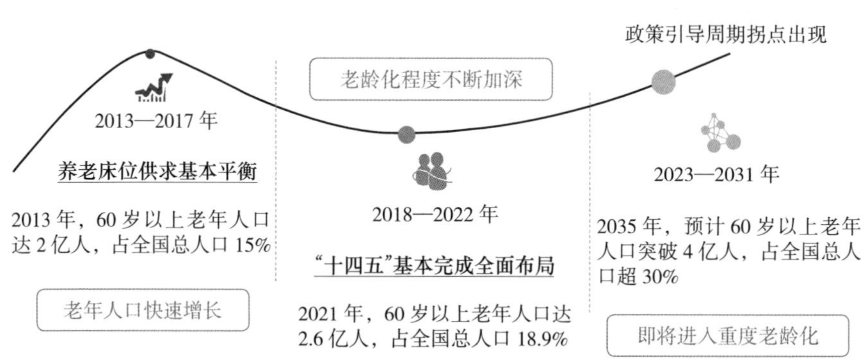

图 2　养老产业 10 年发展周期分析与前瞻

数据来源：国家统计局。

可以预见，从 2023 年开始的新周期将体现两大特点：一是服务专业性和精细化不断提升，趋势持续增强；二是通过新增投资、并购和行业洗牌，优化产业结构，增强发展韧性，提高竞争力。这个新周期产业发展也不会一帆风顺，呈波动和螺旋上升形态。

（二）养老企业 10 年发展回顾

养老产业在过去的这 10 年中无疑取得了决定性发展成果，奠定了下一周期高质量发展基础。2013—2017 年第一个 5 年，政策方向是快速发展养老机构和扩大床位数，面向“9073”养老大局下的 3% 老龄人口；该周期末各类养老机构总数达 15.5 万个，床位总数达 744.8 万张[4]。2018—2022 年第二个 5 年，政策重心转向社区和居家养老服务基础设施布局，面向 90%+7% 老龄人口，提出医养结合并推动居家为基础、社区为依托、机构为补充、医养相结合的“四位一体”养老服务体系基本完善，社区养老服务设施基本实现全覆盖。

10 年探索有顺境也有逆境。养老行业发展得到的最大经验是：认识到养老产业不是轻而易举就可以做好的，需要对产业发展思维、专业和人性增加理解；投资需要长期坚守，失望之后依然坚信未来。经历了行业起伏汲取到最大教训是：以单向思维做养老产业，轻视了养老产业发展的内在逻辑；缺乏对市场需求研究，臆想化产品与市场需求不匹配；“老思维”经营“新市场”，“跟风”（政策导向）意识超越自身对产业发展内在规律理解与商业应对能力；对项目和所在市场缺少深度研究，投资风险意识缺乏；面对巨大的老年市场，盲目乐观，找不到激活市场需求的有效路径。

养老企业没有做好的主观原因是：养老企业战略不清晰，缺乏长期发展考量；企业发展没有协调和利用好可支配资源；缺乏顶层设计，商业模式有缺陷；项目无前期可行性研究或流于形式；投融资模式不对路；靠COPY经营模式粗放经营；没有好的运营管理团队，尤其缺乏具有市场和企业经营能力的核心管理者。

（三）医康养产业政策导向与落地性效果

以《国务院关于加快发展养老服务业的若干意见》政策为开始，国家、地方层面政策支持力度前所未有，截至2021年年底陆续颁布120余项法律、法规、规章、政策、规范性文件，政策导向从“政府托底”向“市场化产业化提质”方向发展，涉及了养老体系建设、市场准入标准、服务质量及产业标准化、养老设施用地指导、财政金融工具支持（长护险、减税、减租、信贷）、智慧养老等各个方面。

10年产业发展取得的社会成果证明国家养老政策导向是正确有效的。在第一个5年，重点支持发展养老机构，先解决了市场“点”的问题，即解决面向刚需人群（3%）的养老急迫问题。然后在第二个5年，重点推动解决养老市场“面”的问题（90%+7%）。在这5年内，基本解决了社区养老和居家养老的产业运行架构，推动了养老核心难点医养结合初步解决。预计“十四五”结束，就能构筑起养老产业“四位一体”的产业架构，夯实下一个10年产业跨越发展和持续高质量增长基础。

政策落地效果不尽如人意主要体现在以下几方面。

（1）民营中小微养老企业投融资难问题没有解决。民营养老企业和项目得不到政策贷款支持，有政策但享受不到，企业更多的是靠社会自筹融资。

（2）财政补贴政策支持是面向运营企业，没有面向终端消费者。造成事实上的“挑选赢家”，结果是扶持了一批没有运营和服务能力的企业，真正有实力和规划的运营服务企业因不占有资源得不到有效支持。客观上形成产业经营环境的不公平，造成公有养老社会资源浪费和无效使用。

（3）政策鼓励宾馆、培训中心、酒店、度假村等土地和物业转型改做养老机构，但政策缺少配套的实施细则。客观造成土地、物业转型产权和功能变化许可等许多手续无法办理。同时，也缺乏相应配套投融资支持，造成许多养老资产资源无法流入养老市场。

（4）财政部公告2019年第76号规定，通过承租方式用于提供社区养老服务的房产、土地，免征房产税、城镇土地使用税。实际上有些地方财税部门没有执行此文件，给养老服务企业增加了很大税负及成本压力，就是说政策执行不下去、不到位[5]。

三、新周期养老产业发展机遇、挑战与展望

在健康产业的发展理念和发展逻辑深刻变化的新阶段，在养老产业复始开启新10年发展的新周期，产业发展机遇与挑战共存，机遇大于挑战，挑战不可轻视。

（一）养老产业发展机遇与趋势

中国加速进入中度老龄化社会。从宏观面讲，老龄化加速给健康产业带来的是巨大发展机遇。产业发展具有很强的时代性、政策性和周期性。任何产业发展都离不开特定时期市场广泛而持久的需求。

截至2022年年底，60岁以上老年人口已经达到2.8亿人[6]。与60年代“婴儿潮”有关，预计今后10年内中国老龄人口每年增加约2000万人[7]，预计到2035年，中国老年人口将突破4亿人[8]。中国老年人口绝对数量已经超过多个国家的人口总和，无疑这是一个有巨大潜力的消费市场。这个巨大市场所孕育的产业机遇和市场方式绝对有别于已经进入中深度老龄化社会一些发达国家的养老产业发展模式，市场也会基于需求催生出许多具有中国特色的医康养商业模式。

2022年12月14日，中共中央、国务院印发的《扩大内需战略规划纲要（2022—2035年）》主要内容如下：坚定实施扩大内需战略、培育完整内需体系[9]。为推动实施扩大内需战略，根据《中华人民共和国国民经济和社会发展第十四个五年规划和2035年远景目标纲要》，全面促进消费，加快消费提质升级。积极发展服务消费。增加养老育幼服务消费。适应人口老龄化进程，推动养老事业和养老产业协同发展，加快健全居家社区机构相协调、医养康养相结合的养老服务体系。发展银发经济，推动公共设施适老化改造，开发适老化

技术和产品。提供多层次医疗健康服务。全面推进健康中国建设，支持社会力量提供多层次多样化医疗服务[10]。

从2023年开始往后10年开启养老产业发展又一个周期。

总体上，养老消费市场预期、产业向上和快速拉升趋势是明朗和确定的。在这个长且大的增长趋势中商业机会一定比想象的多。

（二）医康养产业发展不确定性与挑战

宏观有机遇微观更具挑战。老龄化社会消费具有以下特点：老龄化社会是无欲社会，伴随经济低增长特征。老年人口与老年消费关系并非正线性或几何增长。老年服务消费市场总容量没有市场预期和期待的大。老年消费呈结构化和被动消费特征，不是涉老商业都有机会。养老产业具有民生福祉特性，行业利润不会超过社会平均利润水平，投融资模式有局限。

10年来产业发展周期性波动原因概括起来存在六大问题：

家庭养老与社会养老观念与现实矛盾；助老产品与服务供给与市场需求不匹配；现有政策没能全面助力产业发展；市场化项目与社会资本商投策略不吻合；多元化市场与产业发展单向思维相冲突；产业发展受高水平产业运营管理人才大量短缺掣肘。

养老企业投资和运营面临的主要挑战有以下几点：

二级及以下医疗机构开始进入医养市场，增加了新的竞争势力；市场/产业驱动的收购兼并兴起，行业分化洗牌加速优胜劣汰；现有的建设和运营补贴政策“退出”将影响一些依赖补贴的企业生存；“养老”的民生属性对IPO可行性影响阻碍社会资本进入。

更重要的是，行业不景气和市场低迷可能还会持续3~5年或更长。养老产业现阶段最大的挑战是项目/企业对运营能力重视不够，普遍重视硬件投资建设，轻视软件投资与运营组织。养老产业难点主要表现在入住率低，业绩提升困难。行业痛点核心在行业缺乏人才、好的经营管理团队磨合困难。

（三）未来10年养老产业展望

三年新冠疫情重创原有的经济和产业体系。疫情后时代全球供应链和中国供应链都在开始加速重构。对养老产业的发展趋势做以下预测。

（1）从重视产业硬件环境建设转向全面提升医康养服务质量。养老产业服务水平质量、人文关怀、医疗人文等环境大幅提升改善。

（2）健康产业服务不断专业化和细分化深入，医养融合服务将发展成为一个独立的具有专业性的新商业模式。

（3）市场多样性需求爆发，医康养服务体系不断完善，大健康产业内将涌现出许多具有投资价值的小赛道。

（4）形成以市场化为发展基础，以国有/公有投资为主、社会投资为辅，民营企业承担产业经营管理为主要市场模式。

（5）会出现一批有品牌影响力、模式先进、盈利能力强的规上大健康领军企业，引领产业高质量发展。

（6）老龄化持续加重，养老产业商业模式日益成熟，经济社会发展“热点”持续变换。

展望未来10年，养老市场将会有一次养老消费需求爆发，由此引发较大幅度产业估值快速增长，出现很好的“趋势投资”机会。

四、服务行业对资本市场投资适配性分析

（一）资本投资逻辑

从表1看，浦发银行年度利润是比亚迪公司的13倍，从市盈率看投资浦发银行4年可以收回，投资比亚迪需要264年才能收回。显然浦发银行是能“赚钱”会“赚钱”的公司。但比亚迪股价是浦发银行的近40倍高，市值是浦发银行的4倍，说明市场认为比亚迪更“值钱”。尽管比亚迪分红能力小，但其股价能给投资人带来丰厚增值和超额收益，所以比亚迪在资本市场比传统金融企业更受资本追捧。

表1 新能源和金融上市企业经营与投资指标对比

指标	互联网	新能源	传统金融
	腾讯	比亚迪	浦发银行
上市时间	2004年6月16日	2011年6月30日	1999年11月10日
总股本（股）	95亿	29亿	293亿

续表

指标	互联网	新能源	传统金融
	腾讯	比亚迪	浦发银行
发行价（元/股）	3.7（港元）	18.00	10.00
总营收（2021年）	5601亿元	2161亿元	1909亿元
利润（2021年）	2278亿元	39亿元	530亿元
市值（2023年1月12日）	35905亿港元	8172亿元	2137亿元
股价（2023年1月12日）（元/股）	375.4元港元	280.74	7.28
股票类型	港股	A股	A股
静态市盈率（倍）	1674	26434	404

数据来源：A股与港股交易数据。

（二）酒店与养老上市公司在证券市场市值比较

酒店运营与养老机构运营相同之处都是服务人，主营业务收入也都是客房销售，但是因其服务的目标客群不同以及运营风险不同，导致市场对酒店和养老运营公司的估值差异很大。对比表2和表3可以看出酒店公司的市值远高于养老运营公司的市值，说明资本更偏好风险。

表2　服务业连锁酒店和一般酒店经营与投资指标对比

指标	知名连锁酒店品牌			知名单体酒店品牌		
	锦江酒店	首旅酒店	华住酒店	君亭酒店	华天酒店	富豪酒店
上市时间	1996年10月11日	1999年2月12日	2010年3月26日	2021年9月30日	1996年8月08日	1998年1月02日
总股本（股）	10.7亿股	11.19亿股	3.22亿股	1.3亿股	10.19亿股	8.99亿股
发行价（元/股）	11.68	5.87	12.25（美元）	12.24	5.98	1.44（港元）
总营收（2021年）	113.39亿元	61.53亿元	127.85亿元	2.78亿元	5.94亿元	9.87亿港元
利润（2021年）	1.01亿元	1011万	-4.08亿元	3691.万	8422万	-5.28亿元（港元）
市值（2023年1月12日）	595.5亿元	267.9亿元	141.6亿美元	82.82亿元	56.24亿元	28.67亿港元
股价（2023年1月12日）（元/股）	55.66	23.95	45.5元（美元）	63.99	5.52	3.19（港元）
经营酒店数量	10975家	5887家	8176家	66家	58家	25家

续表

指标	知名连锁酒店品牌			知名单体酒店品牌		
	锦江酒店	首旅酒店	华住酒店	君亭酒店	华天酒店	富豪酒店
股票类型	A 股	A 股	美股	A 股	A 股	港股
静态市盈率（倍）	614	489	亏损	225	66	亏损

数据来源：A 股、港股与美股交易数据。

表 3　A 股与港股上市养老服务企业经营和投资指标对比

指标	医疗 / 养老运营商	轻资产养老运营商		
	宜华健康冰 ST	松龄护老	嘉涛（香港）控股	恒智控股
上市时间	2000 年 8 月 7 日	2017 年 2 月 15 日	2019 年 6 月 13 日	2017 年 7 月 12 日
总股本（股）	8.78 亿	9.03 亿	10 亿	4 亿
发行价（元 / 股）	7.68	0.88（港元）	0.51（港元）	0.72（港元）
总营收（2021 年）	13.34 亿元	2.46 亿港元	2.57 亿港元	2.04 亿港元
利润（2021 年）	–7.09 亿元	321.4 万港元	7950 万港元	5219 万港元
市值（2023 年 1 月 12 日）	11.15 亿元	8.13 亿港元	6.2 亿港元	3.2 亿港元
股价（2023 年 1 月 12 日）（元 / 股）	1.26	0.9（港元）	0.62（港元）	0.8（港元）
经营机构数量	医院 11 家 / 养老公寓 5 家	11 家	8 家	7 家
股票类型	A 股	港股	港股	港股
静态市盈率	亏损	亏损	5.4 倍	79 倍

数据来源：A 股与港股交易数据。

由表 4 可以看出养老产业对资本投资缺乏吸引力。

综上，养老产业的低增长属性更符合偏好长期投资的价投类资金、产业资本及不喜好风险但谋求回报稳定的长期资金投向。

表 4　多行业代表企业市值对比

指标	互联网行业	新能源行业	传统金融业	服务业（酒店）		养老行业	
	腾讯	比亚迪	浦发银行	锦江酒店（连锁酒店）	君亭酒店（单体酒店）	宜华健康冰 ST	松龄护老
市值（2023 年 1 月 12 日）	35905 亿港元	8172 亿元	2137 亿元	595 亿元	82 亿元	U 亿元	8 亿港元

数据来源：A 股与港股交易数据。

五、养老企业发展底层逻辑与投资价值

企业的使命在于创造价值。健康产业企业价值投资的底层逻辑建立在服务质量、效率、多元收入、经济效益等经营和财务面最优平衡上。

（一）健康产业企业发展机会

健康产业企业市场运营能力提升比洞察趋势能力更重要。把握不住的机遇不是机会。养老企业大的发展机会在哪里？

在企业战略和顶层设计层面：

（1）慈善基金开始投资养老基础设施，聘请专业运营企业经营管理；

（2）在专业的细分行业上做专医护和照护服务；

（3）新的商业设计与运营模式；

（4）通过购并重建产业生态和盈利模式；

（5）新的产业人才培育和派遣服务模式；

（6）与中小保险企业战略合作，为其康养项目提供顾问和运营支持；

（7）投资建设退休社区和 CCRC 医养社区；

（8）公有养老资产的产权与运营权改革。

在市场端，养老服务企业需要在老龄需求市场“两头”寻找商业机会，一“头”是指初龄老人，就是在 55~75 岁身体健康生活能够自理的老人（又称为“活力老人”），面向这类市场需求老年群体开展旅居“医康养游”等服务。另一“头”是指在 75 岁及以上高龄、生活需要介助和健康需要介护的老年群体（又称为“护理型、介护型老人”），这部分长者对医疗和康复依赖度较高，而家庭没有能力提供满足生活最低要求的护理能力。

（二）养老企业可持续增长模式

产品和服务符合消费需求、能够激活购买交易、具有持续正向现金流，这是养老企业得以存续和胜出的底层逻辑。对于单体养老项目，虽然每年有经营利润、现金流正向，只能表示企业有经营价值。只有产品和服务有特色和差异性，具有复制能力，通过复制能提高市占率，扩大营运规模，提升利润率水

平，才具有投资价值。

现有市场环境下，为适配现金流价值和投资价值模型，一般需要对商业模式和资产配置模式进行优化。针对投资和运营原则建议如下："长钱"投资产，"短钱"投运营。投资上要轻、重资产分离，资产与运营分离。坚持长护险模式做刚需市场，坚持做医养结合，服务体现专业化，构建企业投资与运营的闭环。做好运营是首要目标，运营是驱动器，是价值创造；运营坚持（服务带来）正现金流，从运营着手实现资产升值、企业增值。

（三）企业价值链构建

企业需要围绕战略目标和可支配资源进行运营顶层设计，对商业模式进行效用再优化，自建运营生态或并入行业大企业的产业链/价值链。在现有发展阶段，构建企业投资价值模型建议如下。

（1）投建运—出让（项目）模式；地产业务和养老服务在一个项目上各自形成闭环，两个产业的业务协同融合放大经济效能。

（2）与中小险资结成战略合作，实现运营与产品服务定制。

（3）资产与运营分离、各自专业化运营，相互协同又各自独立商业运营。

（4）以轻运营构建连锁化品牌。

（5）以主动管理型产业基金做产业投资（专项投资—建运—被收购模式）。

健康产业优势是赛道长、增长有预期，市场规模大，产业周期波动小，需求持续。以中长期看，可持续增长仍然是企业最好的发展路径。只要在商业和盈利增长上能够构建持续的收入和利润增长就具有最有效的长期投资价值。

六、可投资性医养融合商业模式案例

医养结合是把医疗服务和养老服务相结合的新服务概念。在实际运营中，医疗和养老只是在被连接，按各自的服务逻辑彼此相互隔离运作。医养融合服务就是在两个服务中贯穿健康管理理念，将医疗康复、介护介助及疾病预防、健康保健等服务融合一体，由需求创新出一个全新商业业态。

图 3 为某城市的一个医养综合体 +CCRC 复合项目。该项目对医养服务融合做了有特色的商业设计。

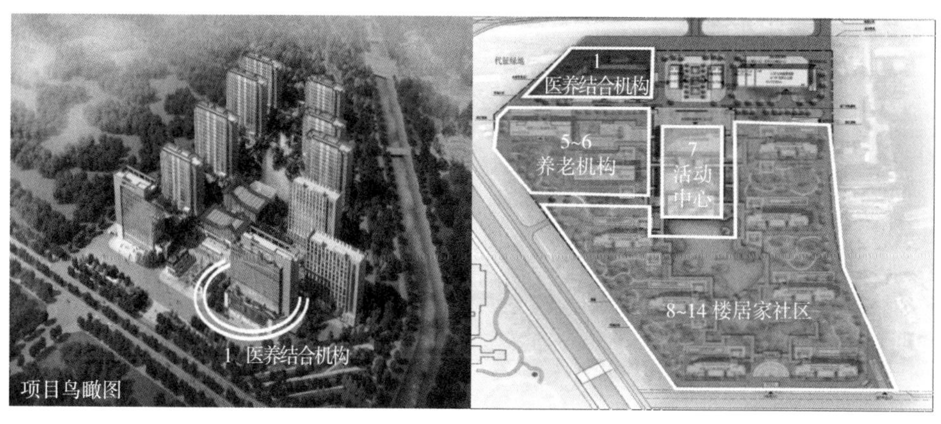

图 3　项目鸟瞰图及功能分区平面图

1 号楼是医养融合落地的承载物理平台，是产业空间。

商业目标就是要实现医疗、保健、康复、慢病管理、医护等服务融合的多业态运营融合，服务主线是“基于循证体检数据的健康管理持续跟踪服务”。1 号楼既是传统意义的医院，又是针对中老年人群医养需求设立的中老年医养保障服务平台。重要的不是疾病的诊断、治疗，而是防未病、早期治疗协助、慢病调理、疾病康复、健康管理等，更重要的是在个案管理中体现医疗人文理念（见图 4、图 5）。

1 号楼运营定位

二级医院 + 社区医院 + **体检与健康管理中心** + 介护中心

介护中心
面向医养刚需老人，为重度、失能、失智老人提供专业医疗招呼，兼顾临终关怀服务，形成咸特色医护照护项目

介护中心

体检与健康管理中心

体检与健康管理中心
以中老年体检为特色，为 2000+ 社区老人提供周期性体检，精准体检，疾病跟踪等服务，打造西安唯一的、特色的中老年体检健康管理中心

社区医院
承担公共卫生职责，包括疫苗注射，家庭医生、儿童疫苗等，具有扩大服务人群，导入客群，增加市场影响的作用，政府提供补贴

社区医院

二级医院

二级医院（老年病为核心）
以医养一体化为基础，老年医学医疗中心为特色，西医为主中医并重，对常见病、慢病的预防及持续管理，以及对亚健康的干预，包括伴随诊疗、康复功能

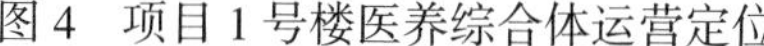

图 4　项目 1 号楼医养综合体运营定位

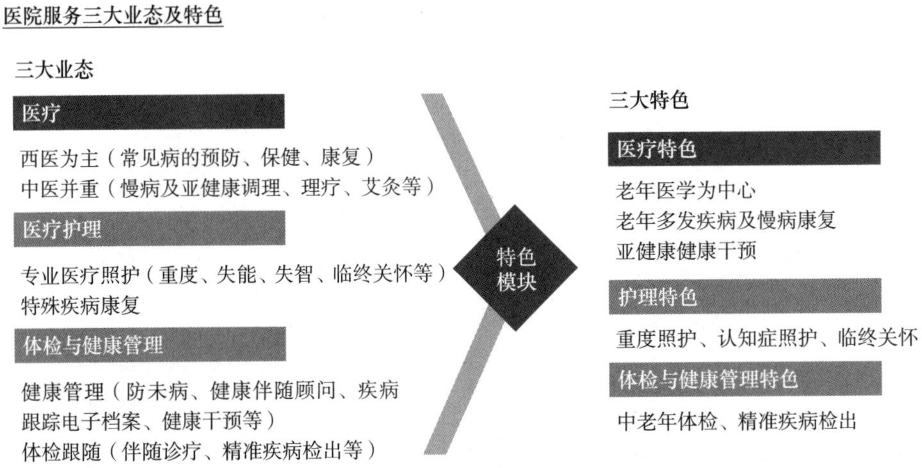

图 5　项目 1 号楼医养综合体业态及特色

通过该项目商业策划创建了一个新的商业服务模式。

（1）创建医院与养老机构、社区两者实现真正医养融合的运作模式。

（2）探索医疗如何支持重度、失能、失智刚需老人的医疗照护模式。

（3）以中老年体检为特色，建立引领型的老年疾病筛查运营模式。

（4）以健康管理、个案管理为重点，形成持续性医疗服务收入模式。

（5）以老年医学医疗为核心，探索面向老人的专业医疗服务模式。

七、产业风险与企业应变策略

时代转型，发展驱动力转换。面向新 10 年发展周期，健康产业短期周期波动风险不容忽视。

（一）养老产业风险分析

（1）行业发展风险。风险主要来自两个方面，一是监管侧，现有的某些扶持支持政策随着产业与市场逐步成熟渐次退出；市场监管和发展规范加强。二是市场侧，在今后 3~5 年内市场需求大概率依旧低迷。

（2）企业发展风险。

①持续亏损，资金链断裂，破产清算或被并购。

②局限在单一市场内同质化竞争因处于劣势被洗牌、被重组或退出。

③面对市场快速增长趋势，因经营能力和管理水平低于同行被市场淘汰。

④因对市场和项目投资可行性研究及运营落地策划不够导致投资失败。

（二）应变策略

对于养老产业，服务是价值，运营是增值，创新是价值倍增手段。在企业发展过程中要利用创新去化解风险。创新主要体现在以下几方面。

（1）创新战略和投融资模式。

（2）创新服务理念与模式，从体验模式向体验经济转型。

（3）从顶层设计出发创新商业模式。

（4）加强对高新科技、智能设备、智慧化信息系统利用，从服务型向科技型、数字化转型。

（5）从单一服务提供商向医养服务生态或健康产业链转型。

八、企业投融资策略

养老市场周期波动小。运营成熟的养老企业，经营收益稳定，更适合偏好稳健和安全性的资本投资。养老企业成长必需的融资环境仍然未能好转，养老企业通过股权融资支撑发展的道路走下去还很难。

投资养老产业资本大致分两类，一类是产业投资，就是通过投资形成产业资产，通过运营资产取得经营收益、逐步收回投资并取得收益回报。另一类是资本投资，通过投资股权在较短时期内等待所投项目市场价值增值、退出取得投资（价格差）回报，不以占有资产为目的。由于资本属性和投资目的不同，相应的养老企业的投融资策略也要相应地变化调整。

（一）养老企业10年投融资回顾

在养老企业投融资活动中，进入养老市场的资金大致分为三大类：一类是金融资本（以下简称“资本”），或者说是市场中的“热钱”。第二类资本是产业资本。第三类资本为小规模的社会资金。第三类资金的投资属性介于资本和产业资本之间，一般来讲它没有长期投资战略，更多的是财务投资性质，其投资行为在长、短期收益目标之间摇摆。

资本主要投向是养老企业 / 项目股权。投运营企业看好的是服务增值；投重资产（加运营）项目看好的是养老资产的升值。

资本趋利的盲目性使得在 2013—2017 年养老产业出现短暂投资繁荣。那时，资本普遍看好养老产业的短期红利，想在 3~5 年快速“变现离场”，投融资活动可喻为野蛮生长。很快“小泡沫”破了之后，社会资本就基本上处于观望和离场状态。由于产业的服务业属性，市场上的大资金、大资本基本没有进场。几个亿到几十个亿的项目投资虽然称为养老项目，本质上还是地产项目。不管是哪种类型的投资截至 2022 年年底，按投资目标评价还没有一家“跑出来”。

中国人民银行、民政部、银监会、证监会、保监会联发《关于金融支持养老服务业加快发展的指导意见》（银发〔2016〕65 号）支持拓宽有利于养老服务业发展的多元化融资渠道。推动符合条件的养老服务企业上市融资；支持养老服务业通过债券市场融资[11]。但鉴于养老企业所在行业市场化发展水平不高，截至 2022 年年底，国内股票市场尚未出现以康养 / 养老业务为主营业务的 IPO 上市企业。主要原因概括如下：第一，国内股票市场对上市企业的连续盈利能力要求较高，而康养项目和企业还没有达到这个发展阶段；第二，养老企业存在普遍资产规模小、经营体量小、营收规模小和商业模式不成熟等问题。市场公开披露案例有红杉创投和腾讯资本股权投资的福寿康（上海）医疗养老服务有限公司。

已经上市的极少数涉老产业企业，在其主业衰退而谋求主业转型，借国家发展养老产业新战略机遇主动布局新兴朝阳产业规划驱动下，在这 10 年内也率先挺进康养产业。但在产业热潮消退、投资经营与发展预期回归理性的最近 3 年内，以通过购并主要手段实现反向上市的案例都以失败告终。市场公开披露的案例有宜华健康（股票代码 SZ000150*ST 宜康）收购上海亲和源养老公寓、湖南发展集团（股票代码 SZ000722）转让退出湖南发展养老产业有限公司 82.5% 股权和清算湖南康乃馨养老研究院公司等，上述公司将完全退出养老业务。

（二）养老企业投融资策略

投资的核心逻辑是从“净资产收益率”（Rate of Return on Common Stockholders' Equity，ROE）到“ROE+ 净利润增长率”（Growth Rate of Net Profit，G），即关注

在现阶段盈利能力基础上，更重视未来成长性。

养老项目具有投资强度大、劳动密集性高、经营收益率低和投资回报期长的特点。在进行项目投资与融资规划安排时，采用适宜的融资策略将会是有效的。为保证项目资金供给充足不致断裂和投后经营资金有保障，以下策略是有效的。

（1）根据项目投资需求，优化资本结构安排，做到长线项目以长期资金来投，避免“短钱长用”。一般来说，重资产项目投资以 10 年及以上去做资金安排。轻资产项日投资一般需要按 6 年左右来计划。

（2）项目投资最好以股权投资模式备足资本金，避免以债务方式筹集项目投资资金，尤其避免以短期债务和高成本债务结构来筹集项目资本金。严禁对赌融资。

（3）在做好项目策划和可行性研究基础上，根据不可预见因素，充足做好项目后续流动资金的储备。

（4）险资特性与养老产业属性具有天然的契合度，建议与保险资金建立战略协同，或者与某种长期产业基金和投资资金结成战略关系。

（5）充分分析项目资源禀赋，争取利用国家对养老产业的长期贷款政策。

养老企业在新的 10 年周期应把握产业“提质增效”的驱动转换机遇，充分利用行业洗牌和企业购并等投融资市场变化进行投融资和再融资，为下一轮的行业复苏成长做好准备。

九、对养老产业可持续高质量发展的改革建议

养老产业经过 10 年发展存在问题和痛点是必然的正常的。关于未来产业如何整体提质增效提出如下改革发展建议。

（一）调整产业结构、优化供给侧结构性改革

（1）从财政扶持手段，逐步过渡到取消养老项目财政运营补贴。对养老项目进行补贴在产业发展初期起到一定引导和增强积极作用的同时，也产生了“选择赢家”的社会不公平问题。从产业发展的长期性看，财政补贴具有不可持续、限制竞争、资源配置不合理问题。

（2）加快构建可实施的评估体系组织架构和实施标准。从中国各区域、各省市经济社会发展不均衡差异考虑，可以统筹考虑分步走的方法。政策进入时机对促进产业良性发展非常重要。

（3）深化产权改革，将养老项目现有临时性财政补贴和资产使用政策予以资本化，将项目租金调整为项目公司股权投资，与社会资本形成项目利益共同体，共担风险共享收益，建立保障长期发展的责权利机制。

（4）为支持社会资本深度参与养老产业投资经营，建议对养老行业的企业特别是提供养老主业运营和服务企业，支持在新三板挂牌，利用资本市场资源配置优势，促进养老服务企业股权投资与交易。

（5）为增大社会资本参与度、提高投资积极性，建议出台针对养老产业投资推出税收优惠政策，对养老不动产项目的并购与相关股权投资出台交易环节税收支持政策。

（6）根据养老服务市场的区域性特点，优化间接金融扶持政策。建议由城市商业银行或农村商业银行等区域金融机构来承担养老企业经营性流动资金融资服务。

（7）在个税应税额的税前抵扣项目上，建议对具有享受长期护理险条件长者的实际供养人，增加抵扣细项，切实减轻半失能、失能失智长者家庭的税务负担，提高家庭养老经济承受能力。

（8）长期资金缺乏一直是制约养老产业健康发展的痛点和瓶颈。建议加强对长期资本供给结构和运行机制的倾斜性调整；地方政府宜将政府引导基金、产业基金等对养老产业做一定比例的投资配置以来解决投资入口难题。

（二）扩大健康产业消费、做好总需求管理

（1）从消费侧入手，尽快推动供给侧的长期护理险全面实施。政策瞄准“精准服务”，从根本上解决失能老人养老消费支付能力弱的问题。

（2）遵循共同富裕发展目标，助推慈善养老。将现有政府运营床位财政补贴手段引导过渡为市场化的公益基金来解决。发挥社会捐赠基金和公益基金的帮扶作用，取之于社会用之于民，从支付端提高老龄社会医养消费能力。

（3）鼓励与支持老龄化社区（退休社区、CCRC 社区）规划建设。支持区域性地产企业从城市需求和市场出发，以服务老龄化社会为目标，转型投资开发老年住宅提供综合养老服务，为今后 20 年的深度老龄化社会到来提供多样

化的养老产品。作为配套政策，政府就需要增加养老用地规划和土地供给，在地价和出让方式上相应予以调整。

（4）中国老龄人口基数大，其中空巢老人和独居老人等长者的绝对数量大。为了解决长者养老的后顾之忧，建议在现有信托机构中增加“老龄财产信托、资产管理”业务职能，丰富和完善中国式养老服务体系。就如同现在开始执行的“个人养老金账户”改革理念一样。

上述建议着眼点在全面改善和促进产业发展上，目标是在努力解决发展与效率平衡的同时兼顾发展公平问题。希望在优化现有政策基础上，从体制和机制上能够有效节约社会养老运行成本，不断引导和促进养老产业长期健康增长。

可以预见，在跨越20~30年健康产业景气循环中一定会涌现出许多新的商业业态和服务模式，也一定会出现一些超出现有环境预想下的具有前景的商业模式。面对快速变化的时代，健康产业企业需要对趋势做好预判和积极准备，在规划和行动上走在机遇和趋势之前取得发展先发优势。伴随社会全面进步，有理由坚信健康产业未来必将会在更高层次取得更高质量发展。

参考文献

［1］人民日报．习近平在教育文化卫生体育领域专家代表座谈会上的讲话［N］．2016-08-21.

［2］新华设立．中共中央　国务院印发《“健康中国2030”规划纲要》［S］．2016-10-25.

［3］中共中央，国务院．关于加强新时代老龄工作的意见：国务院公报2021年第34号［S］．2021-11-18.

［4］民政部．2017年社会服务发展统计公报［S］．2018-08-12.

［5］财政部．关于养老、托育、家政等社区家庭服务业税费优惠政策的公告：财政部公告2019年第76号规定［S］．2019-06-28.

［6］国务院新闻办．国务院新闻办就2022年国民经济运行情况举行发布会［N］．2023-01-17.

［7］新华社．半月谈丨这届银发人，有啥不一样［N］．2022-05-27.

［8］新京报．我国预计2035年进入重度老龄化阶段届时超三成人口为老

年人［N］. 2022-09-20.

［9］中共中央，国务院 . 扩大内需战略规划纲要（2022—2035 年）：国务院公报 2023 年第 1 号［S］. 2022-12-14.

［10］新华社 . 中华人民共和国国民经济和社会发展第十四个五年规划和 2035 年远景目标纲要［S］. 2021-03-14.

［11］中国人民银行，民政部，银监会，证监会，保监会 . 关于金融支持养老服务业加快发展的指导意见 . 银发〔2016〕65 号［S］. 2016-03-21.

HB.12 中国中医药健康产业人才培养模式与对策研究

王　力[①]　叶培汉[②]　孙敦振[③]

摘要：中医药健康产业是健康产业中的重要组成部分，也是独具特色和优势的一部分。本团队重点梳理了中医药健康产业的内涵与外延，并对其发展规模、发展优势、发展趋势、发展困境、发展机遇等方面进行分析。随着国民健康意识的提升，国家政策的大力扶持，中医药产业链的持续扩展，以及中医药国际传播的力度加大，中医药健康产业迎来了天时、地利的发展机遇，具有巨大的发展潜力；同时，也应积极应对和处理困境与挑战，如对资源环境的浪费和破坏、政策体系和配套措施不完善、核心技术和科技含量不高，以及国际市场文化差异和标准不统一等问题。中国中医药健康产业的发展，需要在政策、社会、技术、人才等各层面下功夫，而人才培养又是其中的关键一环。文中以康养旅游为例，对中医药健康产业人才培养的重要性与意义、培养目标与方向、存在的问题及基本路径等进行阐述，并提出对策与建议，首先，要以市场为导向，提高中医药康养旅游人才在供给上的精准性；其次，拓宽人才开发渠道，壮大高层次中医药康养旅游人才队伍；最后，优化人才成长环境，推动中医药康养旅游产业良性健康发展。通过以上梳理和总结，旨在为中医药健康产业人才培养提供参考和思路。

关键词：健康产业；中医药健康产业；康养旅游；人才培养

健康是人类全面发展的基础和必要条件。健康产业一头连着民生福祉，一

① 王力，管理学硕士，江西中医药大学经济与管理学院副院长、教授，研究方向：卫生事业管理政策。

② 叶培汉，管理学博士，主治中医师，江西中医药大学副教授，研究方向：亚健康及慢病中西医健康管理。

③ 孙敦振，管理学硕士，人力资源经济学博士研究生，江西中医药大学经济与管理学院卫生管理教研室副主任、讲师，研究方向：行政管理、医院人力资源管理。

头连着经济发展。随着社会经济的发展，人们对健康的需求日益迫切，特别是疾病谱的改变、老龄化社会的到来、生活方式的转变和对健康的不断追求，给健康产业带来了巨大的市场需求和发展机遇。中医药是中国独具特色的健康资源，也是潜力巨大的经济资源。推动中医药健康产业发展是建设“健康中国”、助力中国式现代化的题中应有之义。

一、中医药健康产业概述

（一）健康产业

1. 健康产业的内涵

（1）相关政策对健康产业的界定

近年来，国家鼓励并大力支持健康产业的发展，针对健康产业出台了多项政策文件，比如，《“健康中国 2030”规划纲要》专设第六篇“发展健康产业”，从优化多元办医格局、发展健康服务新业态（培育有特色的健康管理服务产业、培育健康文化产业和体育医疗康复产业、大力发展中医药健康旅游）、积极发展健身休闲运动产业和促进医药产业发展（加强医药技术创新、提升产业发展水平）等方面提出要大力发展健康产业。《“十三五”健康产业科技创新专项规划》指出，健康产业是“为维护和促进健康的产业，涉及生命全周期和健康全过程的产品及服务”。同时，“健康产业也是发展健康事业的基础和保障，健康产业的创新是健康事业发展的重要推力，实现健康事业与健康产业的协调发展和相互促进是推进健康中国建设的必然要求和战略重点”。《“十四五”国民健康规划》从推动医药工业创新发展、促进高端医疗装备和健康用品制造生产、促进社会办医持续规范发展、增加商业健康保险供给、推进健康相关业态融合发展等五个方面提出要做优做强健康产业。

从这些表述可以看出，对健康产业的范畴界定基本包括了医药和医疗器械研发生产、非公益性医疗服务，并拓展到健康产品、商业健康保险、健身休闲、健康旅游等相关领域，而基本的公益性医疗服务是未纳入健康产业范畴的[1]。

（2）行业标准及规范对健康产业的界定

中国现行的国民经济统计国家标准——《国民经济行业分类》（GB/A

4754—2017）中尚无“健康产业”的行业门类，从分类标准看，与健康产业相关的几个行业分别为医药制造业、医疗仪器设备及器械制造、医药及医疗器材批发、医药及医疗器材专门零售、卫生和社会工作、养生保健服务、体育健康服务等。国家统计局依据《“健康中国 2030”规划纲要》等有关健康产业发展要求，制定了《健康产业统计分类（2019）》，将健康产业定义为以医疗卫生和生物技术、生命科学为基础，以维护、改善和促进人民群众健康为目的，为社会公众提供与健康直接或密切相关的产品（货物和服务）的生产活动集合。

（3）学界研究对健康产业的界定

综合文献分析可以看出，对健康产业的界定主要集中在三大方面：其一，以三次产业划分，从大健康的视角去理解，认为健康产业是与健康紧密相关的制造与服务产业体系；其二，从健康产业链的角度，将健康产业划分为前端、传统和后端产业，分别达到维持健康、修复健康和促进健康的目的；其三，从健康消费需求和服务提供模式角度出发，认为健康产业可分为医疗性和非医疗性、公益和非公益性等类型。通过文献研究整理后发现，健康产业基本包括健康服务业和健康制造业两大领域得到了诸多专家的普遍认可[2]。

总之，健康产业发展迅速、前景广阔，对其概念与内涵的研究也一直处于发展之中，尚未达成共识。

2. 健康产业的分类

（1）政策文件中的分类

《健康产业统计分类（2019）》采用线分类法和分层次编码方法，将健康产业范围划定为医疗卫生服务，健康事务、健康环境管理与科研技术服务，健康人才教育与健康知识普及，健康促进服务，健康保障与金融服务，智慧健康技术服务，药品及其他健康产品流通服务，其他与健康相关服务，医药制造，医疗仪器设备及器械制造，健康用品、器材与智能设备制造，医疗卫生机构设施建设，中药材种植、养殖和采集等 13 个大类。其中，大类下分 58 个中类，中类下又分 92 个小类。

（2）基于需求视角的分类

基于不同人群的需求，可将健康产业分为健康人群需求、疾病人群需求、康复人群需求、照护人群需求。健康人群的健康产业需求以健康管理为主，主要包括健康宣教、健康测评、健康干预（养生保健）、随访管理等；疾病人群的健康产业需求以医疗服务为主，包括疾病检查、疾病诊断、疾病治疗等；康复人群的健康需求以康复服务为主，主要包括康复宣教、康复测评、康复干预、康复管理等；照护人群的健康需求以照护服务为主，主要包括照护宣教、健康评测、生活照料、健康干预等。

（3）基于健康产品和服务性质的分类

健康产业的分类还可从公共产品的性质，分析健康产品和服务的性质。健康产品和服务可以根据产品特性分为公共健康产品、准公共健康产品和私人健康产品三种。公共健康产品包含卫生服务、健康管理、健康信息管理等领域，如基本公共卫生服务、健康教育与健康促进、建立健康档案等；准公共健康产品包括非基本公共卫生服务、基本医疗服务、药品行业中的基本药品等；除了前两种健康产品，其他具有竞争性和排他性的健康产品则可归为私人健康产品，如个性化健康咨询、定制式健康体检、高端养老机构、养生会所、月子中心等。

此外，另有学者将其分为五大基本产业群，即医疗产业、非（跨）医疗产业、传统保健品产业、健康管理产业、新型健康产业等。具体为：医疗产业以医疗服务、药品、器械及其他耗材产销、应用为主体；非（跨）医疗产业以健康理疗、康复调理、保健器具、生殖护理、皮肤护理、美容化妆为主体；传统保健品产业以保健食品、保健补品、功能性饮品、健康用品产销为主体；健康管理产业以个性化健康检测评估、咨询顾问、中介服务、体育休闲、康养旅游和养生文化机构等为主体；新型健康产业主要包含两类，一类是以消杀产品、环保防疫、健康家居、有机农业为主体，一类是以围绕医药健康产品终端化为核心驱动而建立的中转流通、专业物流配送为主体。

3. 健康产业发展的意义

（1）对于经济发展的意义

随着互联网、物联网、人工智能、大数据技术的成熟和发展，生物健康技术如今已突飞猛进，健康产业的附加值和发展潜力巨大，已呈现引领新时期全球经济的趋势。美国微软公司联合创始人比尔·盖茨在21世纪初就曾将其称为“未来能超越信息产业的重点产业”。目前，虽然中国健康产业发展仍处于初级阶段，但市场潜力巨大，规模不断增长。据核算，2018年全国大健康产业总规模为6.42万亿元，比2017年增长12.43%，占GDP比重为7.08%，2021年全国大健康产业总规模为7.25万亿元，比2018年增长12.93%。中国的健康产业具有覆盖范围广、产业链长的特点，直接影响到国民经济多个行业的发展，将会成为中国新的经济增长点甚至是支柱性产业，特别是在后疫情时代以及工业化、城镇化、人口老龄化等背景下，更具有重要的战略意义。

（2）对于人民群众生命健康的意义

随着经济发展水平的不断提高和物质条件的不断改善，人民群众的健康需求必定会日益增长。据国家卫生健康委统计，截至 2021 年年底，全国总人口为 14.13 亿人，其中 60 岁及以上老年人口达 2.67 亿人，占总人口的 18.9%；65 岁及以上人口达 2 亿人以上，占总人口的 14.2%。预计“十四五”期间，60 岁及以上老年人口将突破 3 亿人，占比将超过 20%，进入中度老龄化阶段。到 2035 年前后进入重度老龄化阶段，60 岁及以上人口将突破 4 亿人，占比超过 30%。因此，发展健康产业，不仅是推进健康中国建设和维护人民群众生命健康的必由之路，也是积极应对人口老龄化、促进健康老龄化的必然选择。

（二）中医药健康产业

1. 中医药健康产业的内涵

（1）中医药产业链

将中医药健康产业定义为一个产业链，其中囊括中药材的栽培与种植、中药与中药保健品生产制造、新型健康保健品和器械的研发以及中医健康管理与健康服务等方面。《2021 年中国中医药行业创新发展简报》指出，预计到 2025 年，中医药市场规模有望达到 4.8 万亿元。

（2）健康制造业

将中医药健康产业定义为一种健康制造业，其关键特征是中医药的生产与制造。中国中医药制造市场规模从 2017 年的 673 亿元，增至 2021 年的 753 亿元，年均复合增长率约为 3.1%。比如中医医疗器械的制造行业，截至 2021 年 1 月，全国共有 2768 个中医医疗器械专利，已有 254 家中医医疗器械生产企业有产品获得批准。我国中医医疗器械行业市场规模也从 2014 年开始一直呈稳步增长态势，2020 年，中国中医医疗器械行业市场规模为 152.8 亿元。预计到 2023 年年底，市场规模有望达到 244.7 亿元。

2. 中医药健康产业的分类

中医药健康产业已涉及第一、第二、第三产业，建立了独具特色的大健康产业链。从第一产业的药物栽培、种植，第二产业的保健品制造、新型健康保健器械的研发，到第三产业的健康管理、健康服务和咨询集团等的兴起，都充分体现了中医药健康产业的全程性发展趋势[3]。

二、中医药健康产业发展现状

（一）现状概述

1. 整体规模

（1）中医药制造市场规模潜力巨大

近几年，中国中医药制造市场呈不断增长的趋势。数据显示，中国中医药制造市场从 2017 年 673 亿元增至 2020 年 737 亿元，年均复合增长率为 3.7%。2021 年，中国中医药制造市场规模达到 753 亿元。

（2）中药材零售市场成交额提升空间大

一般传统中药材讲究道地药材，是指在特定自然条件、生态环境的地域内所产的药材，因生产较为集中，栽培技术、采收加工也都有一定的讲究，以至于较同种药材在其他地区所产者品质佳、疗效好。数据显示，中国中药材零售市场成交额由 2017 年 19.79 亿元增长至 2020 年 86.00 亿元，年均复合增长率为 63.2%。2021 年，中国中药材零售市场成交额约增至 122.59 亿元。

（3）中药饮片市场规模稳步上升

中药饮片是中药材经过按中医药理论、中药炮制方法，经过加工炮制后的，可直接用于中医临床的中药。数据显示，2017—2020 年中国中药饮片市场规模由 1843.4 亿元增至 2646.7 亿元，年均复合增长率为 8.9%。2021 年，中国中药饮片市场规模进一步扩大，达到了近 3000 亿元的规模。

（4）中药配方颗粒市场冉冉升起

中药配方颗粒是以传统中药饮片为原料，经过提取、分离、浓缩、干燥、制粒、包装等生产工艺，加工制成的一种统一规格、统一剂量、统一质量标准的新型配方用药。近年来，中国中药配方颗粒市场规模不断增长。数据显示，2020 年我国中药配方颗粒市场规模达到 291.4 亿元，同比增长 14.8%。2021 年，中国中药配方颗粒市场规模超 300 亿元。

（5）中成药产量趋于平稳

中成药是以中药材为原料，在中医药理论指导下，为了预防及治疗疾病的需要，按规定的处方和制剂工艺将其加工制成一定剂型的中药制品。近几年，中国中成药产量总体呈现下降趋势，数据显示，在 2017 年达到 364.6 万吨后，随后几年都有所回落，2021 年中国中成药产量为 231.8 万吨，2022 年中国中成药产量为 227.7 万吨。

（6）中成药出口情况

目前，全球已经有 18 个国家和地区将中医药纳入医疗保险，中药先后在俄罗斯、新加坡、古巴、越南等国注册。受国外中成药需求变动影响，中国中成药出口量较为波动。数据显示，2017—2018 年中国中成药出口量出现下降，2019 年快速增长，2020—2021 年连续两年下降，由 12524 吨降至 11564 吨，2022 年中国中成药出口量又增至 14735 吨。未来，中国将加快推进中药进入国际主流医药市场，提升中药的国际地位。

2. 中医药健康产业的独特优势

自 21 世纪以来，随着医学模式由“生物—医学”模式逐渐转变为“生物—心理—社会—环境—工程”模式，现代医学理念也逐步由治疗疾病向预防疾病转变、由以疾病为中心向以健康为中心转变。健康产业的提出就是引导人们不仅要重视疾病和异常反应，还要关注躯体健康、心理健康、社会健康、智力健康、道德健康、环境健康等。中医药学浓缩了中华几千年传统文化的精髓，蕴含并丰富了具有本土特色的健康养生理念和医学模式，通过整体观念、形神统一、辨体—辨证施治和“治未病”等核心思想，不仅在满足人们健康需求上作出了贡献，还促进了人体生命科学的研究和发展，进一步影响了整个健康产业的格局以及推动医疗政策和经济的发展，使中医药健康产业逐渐成为我国健康产业发展的主要动力。

3. 中医药健康产业的发展趋势

近年来，在国家不断重视，行业政策环境持续利好下，中药质量不断提升，中药材野生变家种及替代品研究取得突破，生态种植加快推广，中药追溯系统应用范围不断扩大。同时，中国中药科技创新也不断深入，国家中医药管理局、科技部等部门持续加大中药的科技投入，加强道地药材、中药炮制、质量保障、新药研发等方面的研究，并积极建立中医药理论、人用经验和临床试验“三结合”的审评证据体系，进一步激发了中国中医药科技创新的活力，使得中医药市场稳步增长，并逐渐走向世界。

（二）中医药健康产业的发展困境

1. 资源环境

中国是中药材资源丰富、物种多样的国家，从《神农本草经》记载的365味中药，发展至今已达12807种，其中植物药11146种、动物药1581种、矿物药80种。如何处理好中药材资源开发利用与生态环境保护之间的关系，已成为当前的突出问题。在中药材的种植过程中，由于中国的土地资源一直在减少，自然环境亦遭受破坏，部分野生的中药材出现了资源枯竭现象，使得中药材在源头的供应上出现了缺口；在部分中药材的种植养殖过程中所采用的生产技术依然较为落后，一味地重视其产量的提高而漠视其质量保证，土壤的有限肥力也被迅速消耗，不合理使用化肥和农药等导致生态环境被破坏；在中药材的采集过程中，非可持续的采收方式使得资源减少，加上采收后的利用率较低，经常只留下其中的某一些部位作为药用，而其他被传统观点认为是“非药用部位”则被简单弃用，没有充分研究开发和利用。比如，在采集当归的过程中，一般只留用其根部，而其地上的茎和叶等部位则被直接扔弃。又如，在对白芍的加工过程中经常丢弃根头、根须和根皮等部位。在中药资源性产品和中成药的制造中，也有大量的废渣、废液和废气被排放到自然环境中，这些废弃物的种类繁多且成分复杂，既浪费大量宝贵的中医药资源，又严重地污染了自然生态环境[4]。

2. 政策体系

中医药健康产业起步较晚，且处于摸索性前进阶段，由于中医药行业的扶持政策与标准尚未完善，导致产业的整体发展步伐发展缓慢，甚至停滞不前。中国颁布了一系列中药材保护条例及中医药健康产业发展规划，如《中医药发展战略规划纲要（2016—2030年）》《关于加快中医药特色发展的若干政策措施》《关于加强中医药健康服务科技创新的指导意见》《“十四五”中医药发展规划》《中医药振兴发展重大工程实施方案》，但在中医药健康产业链的统筹规划上仍然不足，导致各地区发展失衡，普遍存在产业发展同质化、随意性及不成规模等问题。特别是经济欠发达地区，由于未制定符合当地实情的政策制度，导致地区中医药健康产业发展的制度化基础保障缺失。同时，政策体系与配套管理等滞后，优化完善的步伐缓慢，阻碍和制约了中国中医药健康产业的现代化发展之路。

3. 科技含量

中医药产品质量比较低、缺少先进科技和先进人才的投入，也是当前中医药产业发展中遇到的大问题。大健康产业的积极发展是为了给人们提供更高质量的健康产品和服务。但是，从整体上看，当前中医药产业的实际发展质量还比较低，缺乏先进技术的运用和自主创新。比如，中医药产业发展过程中，未能打造出更完整的产业链，缺少种植、研究、开发以及试验等过程，产学研结合不够，因此无法实现有效的质量控制，生产出的大部分产品都存在技术水平不高等现象，产品附加值比较低。主要表现为：①缺少科技方面的投入，企业对产品研发缺少资金支持，未给予总体的深入研究。②缺少中医药科技人才，导致中医药文化在传播中出现很多障碍，对中医药的认识不清、不深入。因此，与相对比较系统的西医知识相比，在医药文化传播方面，中医药文化传播处于不利地位。

4. 国际市场

由于东西方文化差异的影响，欧美西方国家对中国中医药学术体系认识片面与偏差，对中医药理论与临床应用等知识理解不清，甚至对中医药文化与事业发展存在偏见，对传统医药设置的法规制度也不尽相同，使得中医药走向国际化的发展进程阻力重重。中西方药学理论体系无法实现无缝衔接，导致中医药健康产品始终处于保健品的角色定位，无法进入药品行列。尤其是受西方国家政策法规的壁垒影响，中医药健康产品无法归置于国际医药市场的要求与标准范畴内，难以获得国际市场认可，造成中医药健康产业的国际市场竞争力薄弱。2021 年，在全球服务贸易大会“国际旅游与中医药服务贸易发展新趋势研讨会”上，上海中医药大学中医药国际化发展研究中心与商务部国际贸易经济合作研究院国际服务贸易研究所发布报告指出，中国中医药企业海外收入占总收入比值总体偏低，中国品牌海外热度也偏低，从“品牌海外热度”排名来看，前 30 名里只有 6 家中国大陆企业，占比约 20%，前列名次几乎均被国外企业占据。

（三）中医药健康产业的发展机遇

1. 健康理念

随着生活水平的大幅提高，现在人们对健康的认识已有大转变，认为没有疾病只是健康的一个基本层次，最主要的方面还是机体的整体正常状态，同时还包括心理健康和对社会、自然环境适应上的和谐。也就是说，人的躯体、心理与社会、环境的适应能力均处于协调和平衡的状态。因此，人们对健康的诉求也更多，在健康动机上，从原来的被动健康到主动健康方向发展；在健康需求上，以往只是单纯满足疾病治疗需要，现在是要满足多种需要，如治疗、预防、保健、养生、康复等。随着居民健康意识的提高，对健康的需求已呈现爆发式增长，所以健康产业尤其是中医药健康产业有着无比广阔的发展空间。

2. 国家政策

政策扶持是中医药健康产业得以发展的外在因素，《“健康中国 2030”规划纲要》《“十四五”中医药发展规划》《中医药振兴发展重大工程实施方案》等国家发展战略的指引以及政策的施行，推动了中医药健康产业朝正规化、规模化、高质量方向发展。目前，中国健康产业发展正在向养生保健与康复理疗、健康养老、文化旅游、健康服务等中医药领域倾斜。在政策扶持与市场需求的双重刺激下，中国中医药健康产业必然会成为推动社会经济发展不可或缺的一环。

3. 中医药产业链扩展

随着人们对中医药认识的逐步深入，以及中医药应用范围和场景的扩大，使得中医药产业发展迅速，目前已成为中国健康产业中最具发展潜力和活力的一部分。比如，中药制造的形式已从中药煎剂、片剂、颗粒剂发展到配方颗粒、植物提取物、中药化妆品、中药保健食品、中草药饲料添加剂、兽用中药、中药农药及中药消毒剂等其他产业，并且一些产业的需求量高于中成药产业，如中药化妆品和中药保健食品等。2023 年 2 月，国家药品监督管理局发布了《中药注册管理专门规定》，为中药注册管理开通了专门通路，中药产业将得到进一步支持和规范。另外，随着人们对生活品质和质量的要求提高，养生保健、中药美容、中医药文化、中医药培训等需求越来越多，说明利用科技途径研发中医药具有非常大的市场潜力[5]。

4. 中医药国际传播

习近平总书记对中医药工作作出重要指示，强调要遵循中医药发展规律，传承精华，守正创新，加快推进中医药现代化、产业化，坚持中西医并重，推动中医药和西医药相互补充、协调发展，推动中医药事业和产业高质量发展，推动中医药走向世界，充分发挥中医药防病治病的独特优势和作用，为建设健康中国、实现中华民族伟大复兴的中国梦贡献力量。

“一带一路”倡议为中医药产业的海外发展提供了宝贵契机。国家中医药管理局、推进“一带一路”建设工作领导小组办公室联合印发《推进中医药高质量融入共建“一带一路”发展规划（2021—2025 年）》与国务院办公厅印发的《“十四五”中医药发展规划》都提出要加强中医药国际化发展，推动中医药走向世界。

三、中医药健康产业人才培养——以康养旅游为例

（一）康养旅游的概念和意义

1. 康养旅游的概念

随着旅游的深入发展，人们已不满足于走马观花式的观光体验，“慢生活、深体验”的理念越来越受到旅游者青睐，而康养旅游的出现正好迎合了这一需求。一般认为，康养就是“健康”与“养生”“养老”“休养”等的组合。实际上，康养是一个包容性很强的概念，既可指一种持续性、系统性的活动，也可以是诸如休息、疗养、康复等健康和医疗行为，甚至可以延伸至整个生命维度。康养旅游即是健康养生类旅游的简称，是一种新型旅游方式，是从单一的游览观光到体验地方文化、融入当地生活、追求健康养生、开阔视野等多重需求的升级转变。对于康养旅游，国内外对其概念的界定比较多元[6]。2016 年 1 月，国家旅游局颁布《国家康养旅游示范基地》（LB/T 051—2016）标准，“康养旅游”的概念得到正式确认，即是指通过养颜健体、营养膳食、修身养性、关爱环境等各种手段，使人在身体、心智和精神上都达到自然和谐的优良状态的各种旅游活动的总和。

2021 年 7 月，中国旅行社协会发布了《康养旅游基地设施与服务规范》（T/CATS 008—2021），进一步推动康养旅游服务市场的健康发展。此外，还有地方出台的标准和规范，如安徽省市场监督管理局发布了《康养旅游—养生旅游服务规范》（DB 34/T 3875—2021）、海南省市场监督管理局制定了《康养旅游基地服务质量规范》（DB 46/T 576—2022）、山西省市场监督管理局出台了《康养旅游基地服务规范》（DB 14/T 2502—2022）。

2. 发展康养旅游的意义

随着中国社会经济和科技发展，中国人口老龄化愈加严重，同时现代人工作及社会压力日益加强，运动量减少，城市人居环境持续恶化，人们长期处于身心“亚健康”甚至是慢性病状态。特别是新冠疫情之后，人们对健康的诉求越发强烈，对生活质量、身心健康、免疫能力、延年益寿、优美环境的关注越来越多，对健康养生休闲度假的需求也呈暴发式增长。中国康养的自然资源和社会资源都十分丰富，康养旅游已成为中国政府各部门的重要布局方向，将成为一个高速发展的朝阳产业。2022 年 7 月，国家发展改革委、文化和旅游部联合发布的《国民旅游休闲发展纲要（2022—2030 年）》，提出旅游业要在“十四五”及未来的经济社会发展中发挥重要作用，休闲度假作为旅游业转型升级的方向，康养旅游将成为重要抓手。国务院办公厅于 2023 年 2 月印发《中医药振兴发展重大工程实施方案》，要重点支持中医药博物馆体系建设。在这种形势下，发展康养旅游具有广阔的市场空间，有利于发展健康服务新业态，助力健康中国建设。

（二）培养中医药康养旅游人才的重要性

1. 适应国家和地方发展需要

《“健康中国 2030”规划纲要》指出，要把健康产业列入“十三五”规划。随后，健康旅游迎来首个规范性标准的出台——《国家健康旅游示范基地》（LB/T 051—2016），对全国康养旅游基地建设的必备条件、基本要求做出了规定。2021 年，江西省发布了《江西省人民政府办公厅关于推进康养旅游发展的意见》（赣府厅发〔2021〕41 号），提出要全力发展中医药康养旅游产业。要想发展康养旅游基地，打造具有重大影响力的康养旅游示范基地和引领项目，专业康养人才的培养必不可少。只有培育出在中医药、医疗服务、养生休闲服务等方面具备高素质、高技能的复合应用型人才，才能进一步繁荣康养旅游市场，逐步推动和规范康养旅游的发展[7]。

2. 适应行业和企业发展需要

随着国家和地方政策的积极推动，各类养生保健机构、旅游公司和康养旅游服务迅速发展。但由于健康产业的不断丰富，再加上康养旅游对服务人员的专业要求更高，因此，培养一批能适应新发展需求的应用型人才势在必行。目前，全国已有不少院校在积极开办与康养相关的学科和专业，如康养休闲旅游服务专业，同时也出版了相关教材，如《健康旅游学》，以期培养不同层次和规格的康养服务人才，为康养旅游服务提供重要的人员保障和支撑。高校应积极与政府、企业、协会组织等建立紧密合作关系，同时政府也要出台具有地区特色的相关政策和发展规划，以促进当地康养旅游业的发展[8, 9]。

（三）中医药康养旅游人才的培养目标与方向

1. 培养目标的制定

为满足中医药康养旅游行业对人才的需求，须制定符合其发展规律和要求的培养目标。中医药康养旅游人才的培养目标，要求能系统掌握扎实中医药基础理论、康养理论基础、现代旅游管理、简单金融管理、艺美等知识体系，有一定人文知识底蕴和审美能力，服务意识较强的多元复合型人才。

2. 培养方向的制定

依据政府相关政策和规定，结合中国康养旅游的发展实际，首先，要提高康养人才的基本素质，包括积极乐观的态度、健全的人格、良好的自我管理能力和人际交往能力，以及正确的世界观、人生观、价值观等。其次，要提高学生的知识储备，如中医药理论、健康养生文化、人际沟通、旅游管理、旅游健康指导、心理学、计算机、急救指导、外语等知识。最后，提升学生的技能素养。由于康养旅游产业的种类较多，包括生态养生康养旅游、运动休闲康养旅游、休闲度假康养旅游、医疗保健康养旅游、文化养生康养旅游等，对于技能的要求也不一样，如中药、药膳、食疗、医疗保健、历史文化、运动功法等，因此需要注重引导学生掌握和精通某一方向领域内的专业技能[9]。

（四）中医药康养旅游人才培养存在的问题

1. 人才数量不足，人才供给和需求不均衡

中医药康养旅游市场以培育和发展与中医药文化相关的健康旅游线路、旅游项目、旅游品牌为目标。中医药康养旅游产业依托中医药文化资源开展，传统旅游业存在产业结构不均衡的问题，加之中医药文化资源的分布不均衡，造成中医药康养旅游产业结构、市场需求等方面也不均衡。市场机制不完善造成中国中医药康养旅游所需要的产品研发和产业经营管理等高端人才不足，高技能型康养旅游人才缺乏，国际化人才严重缺失[8]。

2. 人才培养模式僵化，人力资源开发方式单一

中医药康养旅游产业多是依托中医药资源丰富的中医医院和中药企业开展尤其是具有健康疗养资源的旅游景区，各有各的优势，有的具有中医药资源和文化优势，有的具有康养旅游的优势，在对康养旅游人力资源开发时，往往各自为政，相互交流较少，对于兼顾中医药健康旅游文化知识和产业发展技能的产品设计、推广宣传等人才的培养不够重视，因此缺少一套适合中医药康养旅游人才的完善的职业教育体系和培训体系。目前，在中医药院校中，中医药与旅游方面的“双师型”师资数量较少；在培养方式上也缺乏理论与实践相结合的模式，未能把学校教育与企业培训结合起来；在产教融合方面探索不够，教育投入与职业培训投入力度不够，人才培养开发多停留在较低层次，企业对员工的岗前和职业培训薄弱，针对性不强，造成高层次专业化人才短缺。

3. 人才队伍素质不高，使产业活力不能充分展现

人才培养是一个系统工程，是涉及多个主体、多个层次的持续性开发。各地中医药康养旅游产业还未形成人力资源开发的长效机制，存在市场机制调节不健全、行业培训机制不完善、人才激励机制不健全等问题，这就导致康养旅游人才供给和需求不平衡、人力资源开发方式单一、高素质人才缺乏流失等问题。此外，没有创建完善的培训管理体系，人力资源开发教师、人力资源部经理、从事相关工作的项目组成员的综合素质亟待提高；薪酬保障机制不健全，管理方法和手段落后，容易造成人才队伍素质不高，使产业活力不能充分展现出来，造成中医药康养旅游人才整体素质偏低，影响中医药健康产业的发展。

（五）中医药康养旅游人才的基本路径

1. 以市场为导向，提高中医药康养旅游人才在供给上的精准性

中医药健康产业的发展需要具有良好的职业素养、较强的实践能力和富有创新精神的应用型人才。中医药康养旅游人力资源开发，是要立足于人才市场体系，充分发挥市场在人力资源要素配置中的作用。一是完善人才市场机制，规范职业培训市场，一方面需要发挥市场在经营中的职能，另一方面发挥市场的监督职能；二是改革吸引留用机制，加大政策创新，营造尊重、吸引人才的环境，营造依法用人的环境，使人才市场的资源配置和促进就业功能日益增强；三是通过市场调控抓好项目实施，适时增加一批省级或市级中医药康养旅游人才研修和学术经验交流项目。加大旅游景区骨干型人才的培养，建立中医药康养旅游人才数据库，发挥企业、行业协会、社会培训机构等社会力量的积极性，使人才培养主体多元化[8]。

2. 拓宽人才开发渠道，壮大高层次中医药康养旅游人才队伍

中医药健康产业人才培养除了培养发展技能型卫生服务人才以外，还要培养有战略眼光、懂得系统规划、具有研发能力的高层次复合型人才。一是组织系统培训，实施技能提升工程，开展诸如异地考察、工作轮换、远程教育等培训方式的创新，积极利用现有的旅游人才培训中心和中医机构，加强对从业人员的外语、中医药知识、旅游及相关技能的培训，聘请以中医药专家和旅游专家为主的专业团队，联合开展导游和讲解员培训，加强中医药康养旅游企业和实用人才培训。二是建设人才培养平台，如人才创业园、高技能人才培养基地等，从实践需求出发，在中医药人才培养中，要积极探索师承教育与院校教育有机融合的路径，两者扬长避短，互相补充，形成有特色的高层次中医药康养旅游人才培养模式。

3. 优化人才成长环境，推动中医药康养旅游产业良性健康发展

为了促进中医药康养旅游向高层次、多元化方向发展，各类院校、政府和企业要紧密联系起来，优化人才成长环境，建立协同发展的创新体制机制。一是要加强现有人才的能力提升，加大旅游从业人员的培训力度，支持并鼓励他们走出去学习考察，学习借鉴其他地区康养旅游产业发展的优秀经验，支持本地康养旅游产业发展。二是企业与高校开展合作，高校设立培训中心，对企业

员工进行专业化培训，就中医药康养旅游实践、政策解读、实证研究等主题进行培训，促进产教研融合；三是要完善人才激励和晋升机制，让人才“进得来、留得住、能稳定”，稳定的人才队伍才能保障康养产业高质量发展[10]。

总而言之，中国中医药健康产业要想健康、长足发展，需要在政策、社会、技术、人才等各层面下功夫。正所谓，任督二脉通，则奇经八脉通、百脉通；产业链畅通，则产业基础实、经济韧性强；人才培养模式完备，则产业发展可持续、创新动力后劲足。

参考文献

［1］宋恺，邢以群，张大亮．市场需求下健康产业分类探析［J］．中国卫生经济，2020，39（5）：64–68.

［2］秦祖智，宗莉．范畴与范式：健康产业研究的逻辑起点与分析框架［J］．中国卫生经济，2019，38（11）：58–62.

［3］彭玮．医学模式转变对发展中医药健康产业的启示［J］．卫生软科学，2017，31（12）：10–13.

［4］张文龙，张建华，余锦龙．生态文明视域下我国中医药健康产业的生态化发展——以全产业链为视角［J］．企业经济，2020，39（8）：65–70.

［5］刘昀．大健康产业视域下中医药经济价值的实现机制［J］．营销界，2022（10）：20–22.

［6］赵敏，王丽华．近十年国内康养旅游研究述评［J］．攀枝花学院学报，2019，36（4）：48–53，101.

［7］黄传，谢琼．基于健康产业发展需要的应用型康养旅游人才培养［J］．人才资源开发，2019（17）：48–49.

［8］冯秀环，王佳俊．河北中医药健康旅游人才培养机制创新研究［J］．创新创业理论研究与实践，2022，5（11）：105–108.

［9］韦家瑜，谢琼．基于健康产业发展需要的应用型康养旅游人才培养模式分析［J］．农村经济与科技，2020，31（4）：390–391.

［10］罗艳．健康中国视域下安顺市康养旅游产业高质量发展路径研究［J］．四川旅游学院学报，2022（3）：65–69.

HB.13 基于 CiteSpace 的健康产业研究热点与趋势

韩雪飞[①] 党志梅[②]

摘要：为了深层探究中国健康产业发展状况以明确其研究热点和发展趋势，检索中国知网得到 1997—2022 年收录的有关“健康产业”发展研究有效文献 6590 篇，运用 CiteSpace 软件进行可视化分析，直观得出有关“健康产业”研究的研究机构、作者、关键词主体聚类和研究趋势，发现中国健康产业研究层次不断提升，研究方向呈多样化发展，但目前存在研究机构地域局限化，跨地区合作度不高，研究作者之间缺乏合作的问题。老龄化、森林康养、健康产业链成为近期研究热点，定量分析越来越多；未来研究重点将拓展到中医药健康旅游、互联网健康服务与管理、健康产业融合发展等方向，研究方法将更加丰富。

关键词：健康产业；CiteSpace；可视化分析；研究热点；研究趋势

一、研究背景

随着中国社会经济的飞速发展，民众对于健康的需求呈现多元化特点，从治疗疾病扩展到预防和医疗养护等多方面，健康产业的发展直接影响到社会居民的生活质量和幸福感。健康产业作为新兴产业是国家政府重点支持的产业，同时其对国家和地方经济发展以及产业结构优化发挥着重要的作用。为了给健康产业营造良好的发展环境，各级政府部门制定了一系列政策，如 2019 年出台的《健康中国行动（2019—2030 年）》文件，围绕疾病预防和健康促进两大

① 韩雪飞，管理学博士，天津中医药大学讲师，研究方向：中医药健康经济与管理、创新创业管理。

② 党志梅，天津中医药大学市场营销（国际营销方向）在校生，研究方向：健康医药营销。

核心，促进以治病为中心向以人民健康为中心转变，为中国健康产业的发展提供了战略方向和良好的环境。各相关领域的专家学者对健康产业的研究也在不断深入，推动中国健康产业迅速发展。据此，本研究使用 CiteSpace 软件来分析中国健康产业领域的相关研究成果，来发现近期研究热点与未来研究趋势，以期为健康产业领域的后续研究提供帮助。

二、数据与方法

（一）数据来源

文献检索来源于中国知网（CNKI）数据库，以“健康产业”为检索词进行检索，时间设置为 1997—2022 年，共得到原始文献 11037 篇。对原始文献整理筛除，去除不相关篇目，保留期刊论文、硕士及博士学位论文等，最终共得有效篇目 6590 章。

（二）研究方法

使用 CiteSpace 软件作为可视化分析工具，运用该软件中作者合作、机构分布、关键词共现、聚类分析等功能，用图谱展现研究话题在特定时间内的发展趋势和方向。选定 1997—2022 年共 26 年时间作为特定研究时间段，导入该时间段“健康产业”相关研究文献有效篇目共计 6590 篇，从发文趋势、时间分布、关键词聚类、核心作者群、作者与机构的合作网络分布等方面进行可视化网络分析，以结构图直观展现中国健康产业的研究概况和发展趋势。

三、研究结果

（一）年度发文分布分析

某领域文献发布数量及其变化趋势可以反映该领域研究历经的发展阶段。以此对该领域目前发展状况和未来发展趋势进行评估与预测。

1997—2012 年是中国健康产业研究的起步阶段。中国经济在这段时间内快速发展，人民生活水平不断提高，健康理念日益增强，健康产业在这段时间内保持良好稳定的发展态势并产生了巨大的投资效益，健康产业以集群化模式促进经济增长，此时对健康产业的重点在于对未来健康产业发展模式与产业结构建设方向的探索。

2013—2018 年是中国健康产业研究的快速发展阶段。在此时期，国家医疗卫生事业体系不断完善，人民生活水平取得长足进步，对于健康的理念也日益关注，对健康产业的研究不仅涉及以治疗疾病、恢复健康为目标的医疗服务业和药品药械行业，还覆盖到食品、生态、美容、体育健身、养身领域，乃至更高层次的保险业、理财业、文化业等多方领域[2]。这个阶段专家学者对于健康产业的研究方向更加细致，聚集于不同方向的健康产业细分化内容，探讨健康产业各个细分领域在此时期内的发展现状和创新型发展举措。

2019—2022 年中国健康产业研究文献数量逐渐降低。在这一时期，中国健康产业发展渐趋完善，健康产业引入互联网“大数据”等智能技术[3]，能够有效为健康产业创新发展赋能；2020 年开始由于受到新冠疫情影响，国内健康产业和企业受到挑战，中国健康产业的发展重点又从“非医疗性健康服务”回归于“医疗性健康服务”领域，以及到新冠疫情结束之后的“后疫情时代”，人们更注重居家康养和旅居康养，健康产业供给方需要提供更加完善的个性化服务[4]，产业品牌的构建十分关键。该阶段学者们主要研究健康产业发展面临的瓶颈及互联网和人工智能背景下健康产业品牌打造等建设完善措施。

各年发文量变化趋势如图 1 所示。

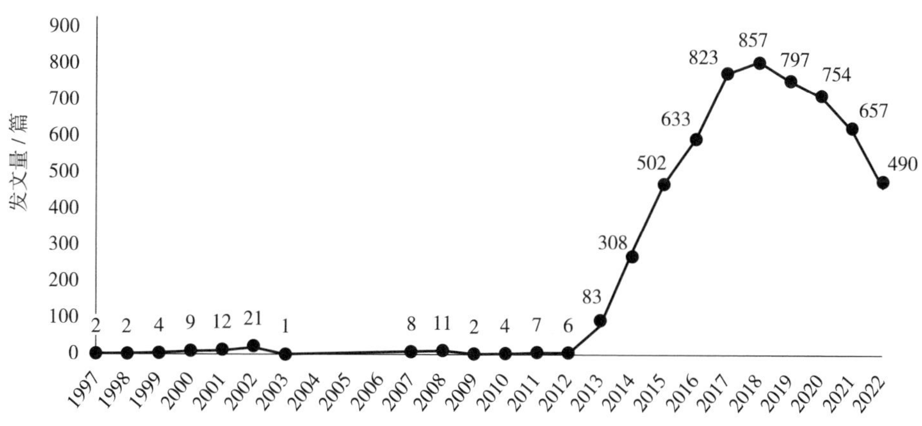

图 1　健康产业研究文献年度分布图

（二）作者共现图谱分析

某一研究领域内，高产作者的关注主题往往会引领该领域的发展方向[5]。将 6590 篇文献导入 CiteSpace 软件，时间切片按照文献发表年份选择 1997—2022 年，切片值设置为 1，节点类型选择 Author，去除编辑部特约记者，运行后得到作者共现网络图，如图 2 所示。

"健康产业"相关研究文献作者分布网络密度是 0.0015，节点为 598 个，连线 273 条，节点的连线密度意味着合作的程度深浅，一般而言，节点的连线程度越多，合作的程度就越紧密[5]。目前中国健康产业研究者尚未形成网络体系，大多数都处于独自研究状态。从作者共现频次来看，排在前三位的作者分别是张士横（哈尔滨理工大学），共现次数是 19 次；丁晓冰（云南省非物质文化遗产保护中心），共现次数为 14 次；张毓辉（国家卫生健康委员会），共现次数为 10 次。根据合作网络图谱，可将研究者大致分为 3 类：第一类是以张士横、李桥兴（贵州大学）等为代表的独立点存在的研究者，这些作者个人公开发表的研究成果多，但与他人无合作；第二类为以毛振华（中国人民大学）、王健（武汉大学）、李刚（澳门城市大学）、张林（上海体育学院）等为代表的单一节点连线的研究者，证明双方已有合作关系；第三类为以王秀峰（北京师范大学）、张毓辉（国家卫生健康委员会）等为代表的联结节点在三个或三个以上的研究者，已经形成了规模较小的研究团队。从团队之间的合作强度而言，关于健康产业的研究团队内部合作较为密切，而外部合作较少，甚至为 0，不同研究团队之间的联系强度十分薄弱，长期发展将不利于健康产业研究的深入开展。

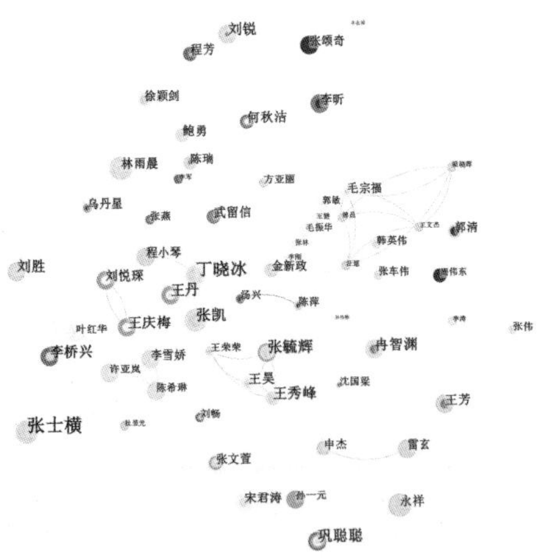

图 2　作者共现网络图

（三）机构共现图谱分析

中国关于健康产业发展研究机构共现情况如图 3 所示，网络密度为 0.007，节点共 443 个，连线 66 条。节点的大小代表研究机构发文量的多少，线条代表研究机构之间的合作关系以及强度[6, 7]。根据共现图谱，相关文献的研究机构分布区域以长三角地区、北方地区和西南地区为主，机构间合作较少。关于健康产业的个案研究主要集中在产业基础较为完善和科技创新能力较强的地区，或者是健康产业资源较为丰富的地区。个案研究机构包括吉林大学、上海交通大学和西南财经大学均为中国综合类高校，同时，包括中国医科大学、南京中医药大学、湖南中医药大学、北京中医药大学在内的院校均为中国医学类院校，且以中医学类院校为主，关于健康产业的学术研究同中医药文化密切相关。

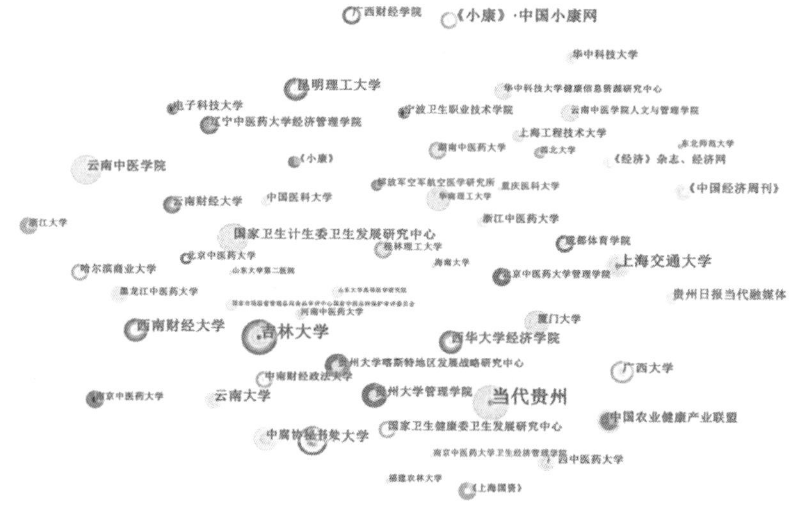

图 3　机构共线网络图

综上可知，健康产业的发展研究机构以北方地区和西南地区的高校居多，已有的合作多集中在同一高校内或者是同一地域范围内，相互间的合作网络稀疏，跨区域以及跨单位合作较少。由于机构之间合作缺乏，无法形成优势互补，不利于健康产业研究的进一步发展。

肆　综合发展篇

（四）关键词共现图谱分析

关键词频次和中心度可以用来分析健康产业的研究热点和前沿趋势。通过分析可知，健康产业的研究文献中，排在前十名的高频关键词为大健康、健康中国、健康管理、生物医药、全民健康、医疗健康、医养结合、对策、医疗器械、人才培养；中心度排在前十位的高频关键词为产业链、医药产业、医疗器械、生物医药、产业、大健康、健康管理、博览会、全民健康、医养结合等。其中，“大健康”频次为153，中心度为0.06；“健康管理”频次为92，中心度为0.06；“产业链”频次为53，中心度为0.11。这表明“大健康”理念、“健康管理”产业及“产业链”的研究已经成为健康产业的研究热点。由此可推断，目前健康产业的研究热点主要集中在健康管理、生物医药、医疗健康、医养结合、中医药及健康产业发展路径及对策等几个方面，如表1和图4所示。

表1　关键词频次与中心度表格

序号	频次	关键词	序号	中心度	关键词
1	153	大健康	1	0.11	产业链
2	133	健康中国	2	0.10	医药产业
3	92	健康管理	3	0.09	医疗器械
4	83	生物医药	4	0.07	生物医药
5	78	全民健康	5	0.07	产业
6	75	医疗健康	6	0.06	大健康
7	69	医养结合	7	0.06	健康管理
8	67	对策	8	0.06	博览会
9	63	医疗器械	9	0.04	全民健康
10	61	人才培养	10	0.04	医养结合
11	59	发展	11	0.04	中医药
12	59	养老产业	12	0.04	体育产业
13	58	中医药	13	0.04	健康养老
14	57	医药产业	14	0.04	产业园
15	57	体育产业	15	0.04	健康
16	56	博览会	16	0.03	医疗健康
17	53	产业链	17	0.03	人才培养
18	53	健康养老	18	0.03	乡村振兴

续表

序号	频次	关键词	序号	中心度	关键词
19	53	产业融合	19	0.03	发展战略
20	51	产业发展	20	0.03	森林康养
21	50	乡村振兴	21	0.03	养老服务
22	50	健康旅游	22	0.03	产业集群
23	48	发展战略	23	0.03	老年人
24	46	直销行业	24	0.03	健康城市
25	45	高峰论坛	25	0.03	老龄化
26	44	康养产业	26	0.02	发展
27	40	疫情防控	27	0.02	养老产业
28	39	森林康养	28	0.02	产业发展
29	39	特色小镇	29	0.02	直销行业
30	39	产业园	30	0.02	高峰论坛
31	38	养老服务	31	0.02	疫情防控
32	36	智慧医疗	32	0.02	智慧医疗
33	36	产业	33	0.02	高新区
34	35	高新区	34	0.02	智慧养老
35	35	产业集群	35	0.02	发展策略
36	35	老年人	36	0.02	健康服务
37	35	健康城市	37	0.02	人工智能
38	34	天士力	38	0.02	卫生健康
39	33	大数据	39	0.01	健康中国
40	33	经销商	40	0.01	对策
41	32	发展路径	41	0.01	产业融合
42	31	老龄化	42	0.01	健康旅游
43	31	智慧养老	43	0.01	康养产业
44	30	发展策略	44	0.01	特色小镇
45	30	健康	45	0.01	天士力
46	29	融合发展	46	0.01	大数据
47	29	健康服务	47	0.01	经销商
48	29	人工智能	48	0.01	发展路径
49	29	卫生健康	49	0.01	融合发展
50	28	路径	50	0.01	路径

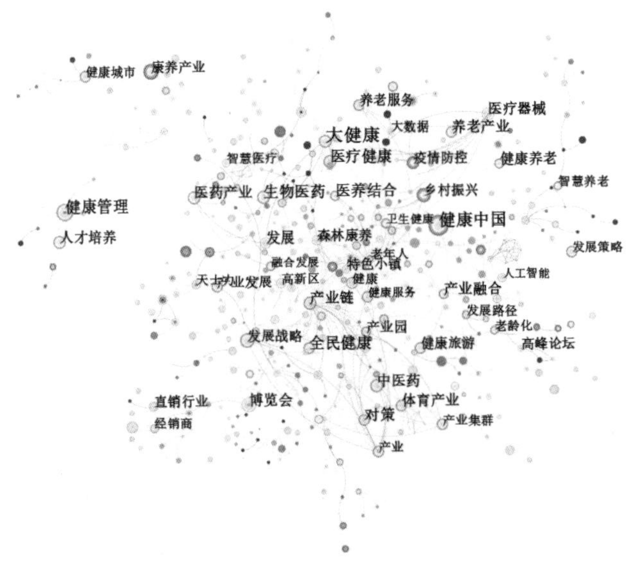

图 4　关键词共现图

（五）关键词聚类图谱分析

通过 CiteSpace 关键词自动聚类来得到关键词聚类图谱。常用 Q 值 MEAN（Q，S）值衡量聚类效果，本次聚类分析中的 Q 值等于 0.8782，大于 0.5，表明网络结构显著，MEAN（Q，S）值为 0.9179，大于 0.7，表明研究结构良好，聚类效果良好且聚类结果是能够让人信服的。同时，聚类效果与聚类字体大小成正比，聚类效果越好，字体越大，关键词越多。聚类结果如图 5 所示。

从图 5 中可以看出主要有 15 个聚类，其中前 10 个聚类分别是 #0 健康产业、#1 老年人、#2 森林康养、#3 产业链、#4 生物医药、#5 医疗健康、#6 健康旅游、#7 精准医疗、#8 医药产业、#9 健康中国。从关键词的聚类可以看出，其主要强调两部分：一部分为健康旅游康养方面，比如老年人、森林康养、健康旅游、健康中国等；另一部分强调健康医药医疗，比如产业链、生物医药、医疗健康、精准医疗、医药产业等。这说明健康旅游康养与健康医药医疗已经成为近年健康产业研究的热点。本图中各个节点联结十分密切，说明健康产业发展正处在高速发展状态，研究主题与研究领域不断深化拓展。

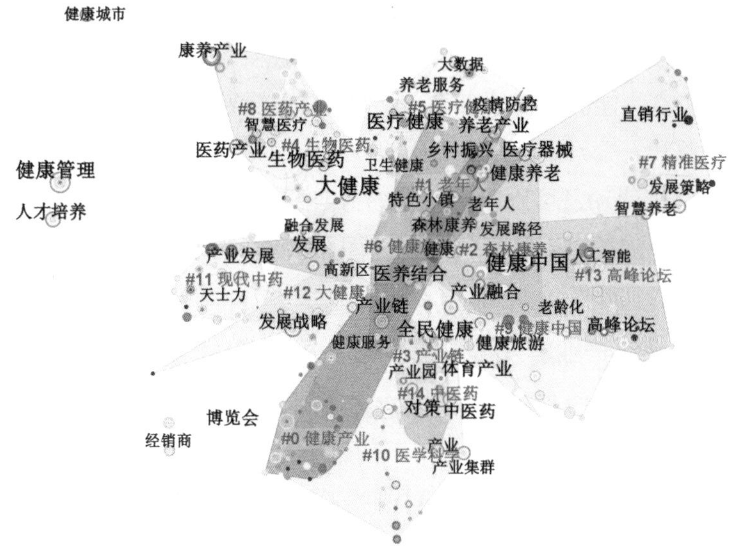

图 5　关键词聚类图

在关键词聚类图谱中选取前 3 个关键词聚类进行分析，可以发现近年对于健康产业的研究热点展现出以下特点。

1. 以老年人为目标人群的健康产业研究

国家统计局发布的第七次全国人口普查数据显示，我国 60 岁及以上人口高达 2.64 亿，占总人口数的 18.7%，65 岁及以上人口高达 1.9 亿人，占总人口数的 13.5%，老龄化问题成为我国社会重点问题之一[8]。随着社会经济的飞速发展和人们健康观念的逐渐转变，老年人的养老健康服务不再停留在单一的物质层面，逐渐在精神层面多元化拓展，于是，在国家提出“乡村振兴战略”背景下，为响应国家号召和满足老年人健康服务要求，健康旅游和森林康养等康养旅居模式产生并得到了发展，在满足老年人对环境适宜的乡村护理式康养要求的同时，还能够开发乡村旅游资源，提高经济效益，使当地产业基础逐步完善，医疗水平不断提高[9]。另外，在新冠疫情的影响下，老年人群体对健康状况更加重视，对健康产业资源的需求增加，倒逼相关产业不断升级，线上智慧医疗等新型模式产生，使得健康产业服务不断完善，发展迅速。

2. 森林康养在健康产业领域的发展现状探究

森林康养概念于 2012 年率先在北京市引入，随后各地也相继开始了探索研究，多家森林康养基地陆续建设成功投入使用。2019 年中国森林康养项目数目取得突破性增长，森林康养产业进入了飞速发展时期。中国自然景观资源和人文资源丰富，能够为森林康养产业发展提供独特的优势，依托中国现有丰富的森林资源和人文景观，针对不同康养客群，满足多样化客群需求，在森林环境中开展健康活动，可以对疗养者的身心健康起到积极作用[10-12]。目前中国森林康养产业依托“乡村振兴战略”等国家政策支持，大力完善农村基础设施建设，因地制宜开发景观资源，实施生态康养。

3. 健康产业中产业链发展现状研究

一般而言，健康产业是指与健康直接或间接相关的生产和服务领域的新兴产业[13]。健康产业链的范围包含了人的整个生命周期中对于健康的需求。通过对文献的可视化图谱分析发现，目前关于健康产业链研究的重点集中在产业融合、产业集群、发展战略与优化对策等方面。

（六）时间线分布

中国健康产业相关研究呈现不断向前发展的过程，可以将 1997—2022 年健康产业发展研究发展演进过程及其变化分为 3 个阶段：第一个阶段为 1997—2012 年，第二个阶段为 2013—2018 年，第三个阶段为 2019—2022 年，与前期发文趋势图所展现的结果近似一致。

1997—2012 年由于中国经济快速增长，人民生活水平提高，民众对于健康理疗的需求增加，伴随着健康理念的日渐提升，对健康产业提供的服务关注度逐步增大，但由于中国健康产业处在刚刚起步的阶段，相关研究文献较少，发文量较少且研究内容也较为单一。

2013—2018 年相关研究文献数量逐步提升，该阶段的主要关键词包括“大健康”“医疗健康”“产业融合”“森林康养”“养老服务”和“智慧健康”等，关于健康产业的发展实现了多领域和深层次发展，呈现点面结合与纵向延伸的发展态势，同时，在该时间段内健康产业研究关键词出现了“产业融合”“产业集群”“大数据”等，表明了健康产业的发展在此期间出现了更为成熟的发展形式。

2019—2022 年每年发布的文献数量有所减少，但整体发文量较多，相关专家学者主要探究关于健康产业发展的创新型举措，相关研究上升到更高层次，同时体现出了健康产业未来发展趋势和动态。在该时间段内健康产业研究关键词出现了“乡村振兴”“融合发展”“卫生健康”等，表明人们对于健康理念的接受度和关注度逐渐提升，健康产业的发展与区域其他产业相互融合协同，成为带动区域经济发展的新支柱，如表 2 和图 6 所示。

表 2 关键词起始年份表

序号	关键词	频次	起始年份	序号	关键词	频次	起始年份
1	健康产业	839	1997	26	高峰论坛	45	2014
2	大健康	153	2014	27	康养产业	44	2017
3	健康中国	133	2016	28	疫情防控	40	2020
4	健康管理	92	2008	29	产业园	39	2016
5	生物医药	83	2000	30	森林康养	39	2015
6	全民健康	78	2015	31	特色小镇	39	2016
7	医疗健康	75	2014	32	养老服务	38	2015
8	医养结合	69	2016	33	产业	36	2001
9	对策	67	2015	34	智慧医疗	36	2014
10	医疗器械	63	2013	35	产业集群	35	2014
11	人才培养	61	2013	36	健康城市	35	2014
12	养老产业	59	2015	37	老年人	35	2012
13	发展	59	2014	38	高新区	35	2015
14	中医药	58	2013	39	天士力	34	2014
15	体育产业	57	2011	40	大数据	33	2016
16	医药产业	57	2008	41	经销商	33	2015
17	博览会	56	2001	42	发展路径	32	2016
18	产业融合	53	2015	43	智慧养老	31	2017
19	产业链	53	2011	44	老龄化	31	2012
20	健康养老	53	2016	45	健康	30	2014
21	产业发展	51	2011	46	发展策略	30	2014
22	乡村振兴	50	2019	47	人工智能	29	2017
23	健康旅游	50	2015	48	健康服务	29	2015
24	发展战略	48	2006	49	卫生健康	29	2019
25	直销行业	46	2014	50	融合发展	29	2018

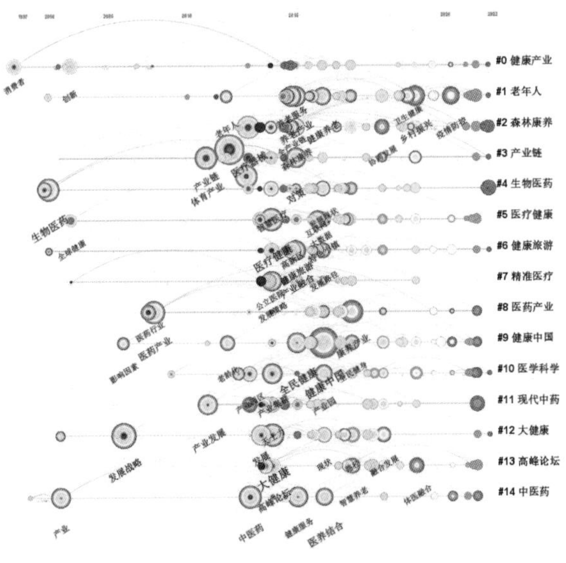

图 6　关键词时间线图

（七）突现词分析

突现词是指短时间内使用频率快速上升的关键词，表 3 为关键词突现分布，其演变时期主要分为 3 个时间段：

1997—2002 年，“生殖健康”为健康产业研究领域的热点内容，该时期关于健康产业研究热点单一；2003—2018 年，以“健康体检”“直销行业”“医药行业”为代表，该阶段主要围绕健康产业资源下沉至市场企业进行研究，其主要的热点突现词为天士力、直行企业、医药行业；2019—2022 年，以“老年人”“疫情防控”“乡村振兴”“融合发展”“体医融合”为代表，突现词多为时事性较强的新概念词汇，且关于“老年人康养”的研究热度比较高。可以看出研究健康产业与区域经济发展的关系将成为健康产业研究的重点领域，这包括健康产业与老年经济的融合、与乡村振兴的协同等；体医融合等多产业融合发展也将成为该领域的未来的研究热点。

表 3　突现度最强的前 25 个关键词分布

关键词	年份	突现强度	开始	结束	1997—2022
生殖健康	1998	6.11	1998	2002	
健康体检	2008	4.15	2008	2014	
产业链	2011	4.99	2011	2013	

续表

健康产业	1997	11.66	2013	2014	
王老吉	2013	6.73	2013	2015	
天士力	2014	9.55	2014	2017	
控股集团	2014	8.09	2014	2016	
直销行业	2014	7.58	2014	2018	
移动医疗	2014	7.14	2014	2016	
医药行业	2008	6.11	2014	2017	
理事长	2014	5.35	2014	2016	
经销商	2015	8.18	2015	2016	
直销企业	2015	5.85	2015	2018	
社会办医	2014	4.85	2016	2018	
国务院	2014	4.58	2016	2017	
同比增长	2016	4.19	2016	2018	
党中央	2018	5.2	2018	2019	
卫生健康	2019	6.84	2019	2020	
老年人	2012	5.19	2019	2022	
温江区	2019	4.27	2019	2020	
成都市	2019	4.27	2019	2020	
疫情防控	2020	14.72	2020	2022	
乡村振兴	2019	14.24	2020	2022	
融合发展	2018	5.77	2020	2022	
体医融合	2019	5.65	2020	2022	

四、研究结论与趋势展望

（一）研究结论

根据对 1997—2022 年中国知网收录的有关“健康产业”发展研究有效文献分析，发现了以下四个问题。

1. 居民健康需求增加

中国社会进入人口老龄化阶段，居民对于慢性病防治和养老保健的需求持续上升，且人们的健康意识不断增强，对关于健康的消费需求呈现多元化，深层化与个性化特点[14-18]。随着社会经济的发展，中国居民收入稳步提升，购买能力提高，恩格尔系数降低，支出向健康保健领域倾斜，更有能力进行健康消费产品支出。

2. 研究领域更宽更深

关于中国健康产业的研究文献中，作者、关键词的数量变化趋势，表明健康产业的研究领域逐步拓宽，研究程度逐步深入。1997—2012 年是中国健康产业研究的起步阶段，此时的研究重点是对未来健康产业发展模式与产业结构建设方向的探索。2013—2018 年是中国健康产业研究的快速发展阶段，这个阶段的研究聚集于探讨健康产业各个细分领域在此时期内的发展现状和创新型发展举措。2019—2022 年中国健康产业研究文献数量略有降低，学者们主要研究健康产业发展面临的瓶颈及互联网和人工智能背景下健康产业品牌打造等建设完善措施。

3. 学者研究联系较少

从作者及机构共现图谱中可以发现，学者及机构间的合作交流度不够，健康产业的发展研究机构以北方地区和西南地区的高校居多，已有的合作多集中在同一高校内或者是同一地域范围内，相互间的合作网络稀疏，跨区域以及跨单位合作较少，无法形成优势互补，不利于健康产业研究的进一步发展。学者和机构应该增强交流和合作，拓宽研究领域和研究思路，提出更多促进健康产业发展的创新型实施策略，加强区域资源的交流与共享，推动建设特色产业集群，更好地推动健康产业多元化发展。

4. 老龄化、森林康养、健康产业链成为近期研究热点

老龄化问题成为中国社会重点问题之一，老年人的养老健康服务不再停留在单一的物质层面，逐渐在精神层面多元化拓展，在此背景下健康旅游和森林康养等康养旅居模式产生并得到了发展[19-20]，人们对健康产业资源的需求增加，倒逼相关产业不断升级，线上智慧医疗等新型模式产生，使得健康产业服务不断完善，学者们也更关注健康产业链内产业融合、产业集群、发展战略与优化对策等方面的研究。

（二）健康产业研究趋势展望

根据关键词聚类图谱分析，预测未来中国健康产业领域未来研究热点如下。

1. 中医药健康旅游

随着中国大力推行“乡村振兴战略”，更多地区着手依托乡村丰富的自然景观资源，发掘中医药优势，打造中医药生态康养旅游新模式[21-25]，将中医药与健康产业深度融合，探索新兴发展路径，加强医养结合，打造中医药康养产品，推出中医药日化用品等。

2. 互联网健康服务与管理

如今，大数据已经推动人工智能进入新的发展阶段，将人工智能技术融入健康产业中，一方面能够普及智能医疗诊断设备；另一方面能够通过大数据对目标受众的精准分析，使得相关专家学者能够对产业进行深度研究，使其在推出相关智能产品的同时让产业结构优化升级速度提升。将人工智能和中医药同时与健康产业融合发展，都会是未来的研究热点。

3. 健康产业融合发展

2016 年中共中央、国务院《“健康中国 2030”规划纲要》提出 2030 年健康服务业总体规模要超过 16 万亿元人民币，《促进健康产业高质量发展行动纲要（2019—2022 年）》提出，到 2022 年，中国将基本形成内涵丰富、结构合理的健康产业体系[26-30]。健康产业与养老、旅游、体育、食品、金融投资以及人工智能新技术的融合将成为研究的重点。

五、结语

随着中国进入经济高质量发展阶段，人口结构发生变化、居民人均收入增加、医药卫生及社会保障水平提高以及大健康理念的普及，“十四五”期间，中国健康产业将加速发展，市场需求将进一步释放。未来健康产业的研究需要进一步拓展健康产业新业态、新模式研究，丰富研究方法、研究范式和研究路径，加强研究合作交流和多学科互动，促进我国健康产业可持续发展。

参考文献

[1] 刘红娟，白晶净 . 医药健康产业的发展前景和海南的举措 [J]. 海南

广播电视大学学报，2012，13（3）：49–56.

［2］任静，张振忠，王云屏，等．我国健康产业发展现状研究［J］．卫生经济研究，2013（6）：25–28.

［3］桑平起．构建人工智能大健康产业城［J］．人大建设，2018（1）：48–49.

［4］隗建华．大健康产业发展困境及解决策略探析［J］．财经界，2022（31）：50–52.

［5］杨娜．基于 CiteSpace 的我国智慧健康养老研究现状及趋势的可视化分析［J］．中国管理信息化，2022，25（22）：226–229.

［6］荆巧玉，郤蕾蕾．基于知识图谱的中医药健康旅游研究热点及趋势分析［J］．攀枝花学院学报，2022，39（6）：50–59.

［7］陈春梅，许诺．我国关于日本教师教育研究述评——基于 CNKI（1990—2020）的文献计量与知识图谱分析［J］．集美大学学报（教育科学版），2022，23（3）：5–12.

［8］谢恩东，韩知浩，马小琴．基于 CiteSpace 国外居家养老研究的可视化分析与思考［J］．护理实践与研究，2023，20（2）：224–229.

［9］曾子峰，刘丹丹．乡村振兴与大健康产业背景下广西田园式养老研究［J］．农村经济与科技，2022，33（19）：181–185.

［10］贠航，张晓文．森林康养对人体健康的影响研究综述［J］．林业调查规划，2022，47（6）：135–140，154.

［11］廉红霞．森林康养产品存在问题及开发策略［J］．热带农业工程，2020，44（2）：106–108.

［12］郭樑，吴杨波．森林康养产业发展浅析——以洪雅·峨眉半山七里坪森林康养旅游度假区为例［J］．现代园艺，2022，45（3）：73–74+62.

［13］侯胜田，刘华云，张永康．中国医疗旅游的发展前景与挑战［J］．中国医院，2013，17（5）：27–29.

［14］姜艺佼，张思文，姜庆丹，等．“健康中国”视域下 2006—2020 年中医药健康产业发展的研究热点与趋势分析［J］．中国医药导报，2021，18（31）：28–33.

［15］高春南，王娟．区域新医药与生命健康产业协同发展分析——基于城市产业投融资比较视角［J］．时代金融，2020，784（30）：108–111.

［16］李亚凡，徐磊，王莉，等．生物医药和大健康产业数据可视化应用［J］．科技创新与应用，2020（28）：167–168.

［17］雷晓康，汪静．健康中国背景下的智慧健康养老：战略目标、体系构建与实现路径［J］．西北大学学报（哲学社会科学版），2020，50（1）：131–139.

［18］王晓晓，郭清．基于 CiteSpace 的近十年我国医养结合研究热点及发展趋势分析［J］．中国全科医学，2021，24（1）：92–97.

［19］张伯礼，张俊华，陈士林，等．中药大健康产业发展机遇与战略思考［J］．中国工程科学，2017，19（2）：16–20.

［20］廖娣华，张建国．基于 CiteSpace 的国内园艺疗法及康复花园研究可视化分析［J］．西南师范大学学报（自然科学版），2021，46（1）：115–124.

［21］李小玉，向丽，黄金成，等．中国森林康养资源利用与产品开发［J］．世界林业研究，2022，35（6）：75–81.

［22］宋杨．基于规划视角界定健康产业概念［J］．新经济，2022（12）：147–152.

［23］郑亚庆，刘思辰，吴霞，等．健康中国背景下我国健康产业发展的思考［J］．现代商业，2019，518（1）：39–40.

［24］夏淑洁，蔡建鹰，李灿东．基于“健康中国”战略探讨中医药发展问题［J］．中国社会医学杂志，2020，37（4）：339–341.

［25］郑玮，董聪，胡臻．多元国家战略框架下中医药发展现状及管理思考［J］．中国初级卫生保健，2018，32（8）：4–8.

［26］赵希勇，房建磊，那守海，等．国内外健康旅游研究述评［J］．中国林业经济，2020（2）：84–88.

［27］张彩．城市社区智慧医养结合模式研究［J］．合作经济与科技，2020，646（23）：174–175.

［28］刘伟，聂蕊．健康中国战略下培育健康消费新业态的路径研究［J］．卫生经济研究，2023，40（2）：1–5.

［29］吴蔚．提升医旅康养融合特色助力乡村振兴战略实施［J］．北京观察，2023（1）：62–63.

［30］马国栋，刘艳环，高博，等．体医融合：概念、融合路径及保障机制［J］．成都体育学院学报，2023，49（1）：97–103.

HB.14 中国健康产业园区建设现状及发展对策建议

冯居君[①] 白思敏[②]

摘要： 国家公共卫生体系的建设以及国家大健康产业的发展，对于国民幸福感的提升来说是至关重要的。同时，健康产业园能更好地促进医疗健康领域的技术创新和发展，这对于中国的社会经济以及医疗卫生事业都具有积极作用，因此国家通过各项政策促进健康产业园的建设和发展。但是，中国健康产业园区在建设的过程中也存在诸多不足，阻碍了产业园的建设，甚至和产业园建设的最初目标背道而驰。本文通过对中国健康产业园区开展调研，检索到目前有健康产业园区 389 个，涉及 21 个省市，并从研究中国健康产业园区建设要素入手，运用文献调研和实地调研的方法，对中国健康产业园区建设面临的宏观环境以及现状进行深入剖析发现，目前在中国健康产业园区的发展建设中，存在只重数量不重质量、边规划边开发的情况，造成许多产业园区存在建设滞后甚至停滞的情况。从而提出了应该建设独具特色的高质量健康产业园区，依靠网络信息技术更好地发展产业园区的各项功能和服务，同时积极引入研发型企业，进一步增强健康产业园区的科研开发能力，并且借助政府政策支持与鼓励，达到推动中国健康产业园区发展的最终目的。

关键词： 健康产业园区；发展模式；发展对策建议

① 冯居君，经济学硕士，陕西中医药大学人文管理学院副教授，研究方向：中医药产业发展、中医药健康经济与管理。

② 白思敏，管理学博士，陕西中医药大学人文管理学院副教授，研究方向：中医药产业、中医药健康经济与管理。

一、健康产业园区的概述

（一）健康产业园区的概念

党的十八大报告明确指出，必须健全全民医疗保障体系，通过医疗服务监管体制以及医疗保障等多项服务和政策，促进中国健康产业良好发展。中共中央以及国务院就针对健康产业的发展制定了具体的战略，并将这一发展的重要性提升到国家战略层面，提出了《“健康中国 2030”规划纲要》，在这个纲要中提出了新的发展模式以及新的创新产业，只要能够满足全民健康需求，并且能够提升全民身体精神健康的相关产业，都可以称为“健康产业”。健康产业所涵盖的内容有很多，具体包括智慧养老、医疗服务、产业配套以及环境等各项内容。基于以上的概念介绍可以得出，健康产业园区就是通过政府的宏观指导以及引领，基于健康产业的要素构成，建立的综合性的产业群聚集地。

（二）健康产业园区的特点

健康产业园区的建设和发展存在三方面的特点。

首先，园区的建设必然涉及较长的产业链，这条产业链上会覆盖许多方面的产业和服务，其中包括医疗服务管理以及技术等各项内容，同时各个维度和服务之间又相互配合，形成了一个整体的产业网络构架；

其次，健康产业园区的建设离不开科技创新，许多的产业建设都有较高的科技含量，为了能够有效地保证居民的生活健康，健康产业园区的建设必然是以科学技术为基础的，其中将会融入生物医疗信息等多方面的内容；

最后，健康产业园区的建设有较大的市场需求，随着中国经济水平的提升，人们拥有了更高的物质生活水平，解决了基本的物质生活难题以后，人们对于健康生活和高质量的生活有了更多的追求，所以健康产业园区建设中所覆盖的各项服务就有了较大的市场，同时也拥有广阔的发展前景和较好的发展潜力。

（三）健康产业园区的要素

健康产业园区是以健康服务为核心建设的园区，所以园区内的主要要素包括旅游、健身、养生、药物和医疗。下面从几个方面进行详细介绍：

（1）高端医疗服务。医疗服务的建设离不开各个医疗中心和医疗机构的入驻，通过这些机构和医疗中心可以为产业园提供更加专业化的医疗服务。同时也能够精细化地提供差异化服务，如可以引入皮肤专科医院，耳鼻喉科专科医院以及骨科专科医院等不同的机构，并且在园区内建立起各个实验中心，具体包括影像中心、病理诊断实验室等各种机构，这样可以让园区拥有更强的专业能力，同时园区也能够提供更加高端的医疗服务。

（2）药械生产研发。园区需要拥有药物以及各种医疗器械的生产和科研能力，其中主要涉及三方面内容：一是健康保健品的生产和研究；二是不同医疗药物的创新和发展，具体包括现代中药、创新药以及生物药等各项内容；三是医疗器械的生产和研究，医疗器械主要包含各种疾病诊断的高端设备，具体包括智能化医疗设备，体外诊断设备以及各种体内影像探查设备等。目前这个领域大部分都被国外的大型生物医药公司垄断。园区的建设必须进一步提升研发能力，从而更好地进行各种医疗器械和药物的生产和研发。

（3）康复疗养。园区的建设除了要拥有强大的医疗团队和机构以外，还需要结合园区自身的特点和环境建立起人与自然和谐统一的状态，在园区内应该充分地利用自然环境的优势，基于自然环境搭建田园瑜伽以及养生运动等多样化的服务内容，让居住在园区内的人可以感受到自然康复疗养的效果。

（4）健康管理。对于园区来说，除了疾病的治疗和预防，更重要的是健康管理，所以需要在园区建设中加入护理中心、抗衰老中心以及体检中心等康复医疗中心机构，通过产业链以及健康产业的进一步延伸更好地进行人员的健康预防管理。

（5）医疗旅游。在园区内还应该将旅游和医疗两个产业进行更好的融合，如可以在其中加入会议中心、度假酒店、生态园区等各项功能区。

二、中国健康产业园建设的宏观环境分析（PEST）

（一）政策（Policy）环境分析

健康产业是典型的新兴产业，发展空间十分广阔。当前，健康产业开始逐渐向第四消费热点发展，居于买房、车以及旅游的后面，并得到国家政策的大力支持和资本市场的密切关注。从国家到地方，一系列政策相继出台，为健康产业及健康产业园区建设发展助力。国家层面的相关文件汇总如表 1 所示，如党的十九大报告提出，深入推进健康中国发展战略，政府明确指出，医疗健康行业逐渐发展成中国支柱性产业之一，这些均会严重影响到医疗健康产业发展。总的来说，今后国内医疗健康产业必然得到长足的发展。

1. 国家政策

表 1　中国健康产业发展相关文件汇总

官方文件政策	内容
《“健康中国 2030”规划纲要》	在 2017 年，政府制定健康中国 2030 发展规划，深入推进健康营养行业。中央明确提出，服务模式自以治病为重点逐渐向以人民健康为重点的方向转变，构建完善健康教育体系，深入推广健康知识，对群众构建健康观正确指导，强化预防干预，这对于创设良好的生态、社会环境是有积极作用的，能够使健康寿命延伸，对确保人民健康创设有利条件，对打造健康中国发挥积极作用
《国民营养计划（2017—2030 年）》	在 2017 年 7 月中旬，政府制订 2017—2030 年国民营养计划，结合中国具体国情，自国内人们营养健康具体情况出发，进一步强化营养能力，它有两个方面：一是使营养科研能力提高；二是关注培育营养人才，对健康营养行业发展深入推进
党的十九大报告	在 2017 年 11 月，党的十九大报告提出，深入推进健康中国战略，进一步推进国民健康计划，将全方位全周期健康服务提供给普通大众。所谓全方位全周期健康服务，可以将个体的整个生命周期全面覆盖，它包括很多方面，不单将养老服务包括在内，还将急慢性疾病包括在内，此外还将康复服务包括其中
《健康管理蓝皮书：中国健康管理与健康产业发展报告（2018）》	在 2018 年，健康管理蓝皮书问世，主要是中国健康管理产业发展报告。为了使小康社会发展战略深入推进，使人民健康素养进一步提升，不断强化人民身体素质，与健康管理发展需求相符，同时正式实施资质认证机制，人力保障部把健康管理师在知识—技能型职业中加入进来，同时将其在健康—卫生特有职业中加入进来

续表

官方文件政策	内容
《健康中国行动（2019—2030 年）》	在 2019 年 7 月中旬，政府出台 2019—2030 年健康中国行动计划，在这一文件中确定健康中国的指导原则与发展目标，自三个层面入手：一是影响健康因素；二是全生命周期健康；三是预防疾病，制定相应的行动，严格控制烟，推动心理健康发展，全方位开展健身运动，预防心脑血管疾病。民族以及社会发展的主要标志就是人民健康，科学、经济的健康措施就是预防
《关于下达 2019 年医疗服务与保障能力提升（卫生健康人才培养）补助资金预算的通知》	财政部、国家卫生健康委、国家中医药管理局共同出台 2019 年医疗补助资金预算的相关文件，结合这一文件能够得出，将去年预先下去的预算指标排除在外，此次政府下发 24.8 亿元，主要在卫生健康人才培育工作中

2. 地方政策

在国家政策的加持下，中国健康产业迅猛发展，与此同时，地方政府鼓励支持政策力度加大，为健康产业园区发展提供支撑力。地方政府针对健康产业园区的建设出台了一系列有针对性的政策，相关文件汇总如表 2 所示。如苏州市委市政府出台 2020—2030 年苏州健康产业地标实施方案，相同地，湖南省人民政府出台《支持湖南健康产业园核心区建设的若干政策措施》的通知。至此全国各地健康产业园区的建设也进入火热阶段，健康产业园作为近些年快速兴起的模式，是健康产业集聚的重要功能载体。各省市围绕产业转型升级这一重要任务，产业规模进一步拓展，将入驻企业资源有效聚集在一起，对企业发展大力支持和帮助，使产业园总体利润不断增长，推进城市社会经济的健康发展。在行业发展战略中，最主要的媒介就是健康产业园，其发展空间是非常大的。

表 2　地方政府关于健康产业园区发展相关文件汇总

省市政府	健康产业园区建设的相关文件
苏州市委、市政府	全力打造苏州市生物医药及健康产业地标实施方案（2020—2030 年）
湖南省人民政府办公厅	支持湖南健康产业园核心区建设的若干政策措施
湘潭市人民政府	关于支持湖南健康产业园核心区若干政策的意见
深圳市发展和改革委员会	深圳市促进大健康产业集群高质量发展的若干措施
深圳市发展和改革委员会	深圳市促进生物医药产业集群高质量发展的若干措施
深圳市发展和改革委员会	深圳市促进高端医疗器械产业集群高质量发展的若干措施
佛山市人民政府	佛山市促进生物医药与健康产业集群

（二）经济（Economy）环境分析

1. 健康产业经济总量增加明显

2021 年 5 月下旬，易凯资本公开 2021 年健康产业白皮书。结合相关数据能够得出，在 2019—2020 年，健康产业规模大概在 8 万亿元到 9 万亿元。其中，和药相关的市场规模超过 2.5 万亿元，医疗器械市场规模为 10000 亿元，诊断市场规模也为 10000 亿元，此外，医疗以及数字医疗等市场规模在 4.5 万亿 ~5.5 万亿元。过去几年，大健康产业增长率超过 12%，与国内 GDP 相比，还要高 1 倍左右，在国内产业中，发展速度最快的一个就是大健康产业。结合国家发展计划能够看出，2030 年将超过 16 万亿元[1]。近二十年来，中国健康产业发展迅猛，如图 1 所示。

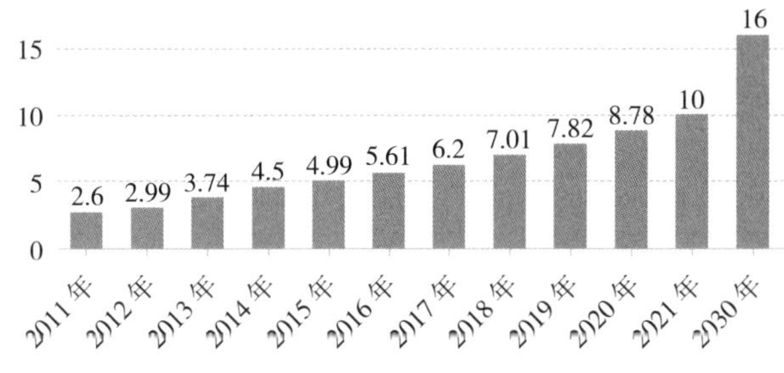

图 1　2011—2030 年中国健康产业规模统计图

数据来源：中商产业研究院数据库。

2. 居民收入水平加大了国民健康意识

由于人们收入不断增长，消费结构发生了很大的变化，同时由于新冠疫情的暴发，人们在健康生活方面的要求越来越高，国内大健康产业的发展空间十分广阔。现阶段，国内大健康产业发展才刚刚开始，市场发展空间十分广阔。针对中国而言，“健康中国”战略的深入推进，能够使大健康产业地位不断提高，今后这一领域必然得到深入健康发展。

3. 人均医疗保健费用支出

随着人们对健康方面的关注度越来越高，越来越重视健康投资，导致近十年中国城镇居民人均医疗保健支出明显增加，具体数据如表 3 所示。很多医疗保健品开始进入千家万户，很多家庭开始广泛应用医疗器械，城镇居民保健消费是不断上涨的。医疗保健理念自以往的医疗治病逐渐转化成预防保健，人们重视健康，愿意付出金钱来获取健康，这是城镇居民的主要生活追求，大多数滋补保健品开始走向千家万户。

在医疗领域等支出不断快速上涨。首先，在预防方面的支出不断上涨。当前，大多数居民身体健康的主要措施有两个：一是健康体检，二是定期体检。其次，医药支出不断上涨。前期人们大多在小病的情况下不会花钱买药，扛一扛就好了，当前，人们只要有一点不舒服就会到医院看病买药，同时还要去知名医院让专家大夫来诊断。

表 3　近十年中国城镇居民人均医疗保健支出数据

年份	城镇居民人均医疗保健支出（元）	城镇居民人均医疗保健支出比上年增长（%）
2013	1136	3.4
2014	1306	14.9
2015	1443	10.6
2016	1631	13.0
2017	1777	9.0
2018	2046	15.1
2019	2283	11.6
2020	2172	-4.8
2021	2521	16.1
2022	2481	-1.6

数据来源：国家统计局网站。

（三）社会（Society）环境分析

1. 人口结构变化

2010—2040 年，是国内人口老龄化快速增长的关键阶段，预计到 2027 年，国内老年人数量将高于 3 亿人，在 2044 年将达到 4 亿人。在今后的 50 年时间里，国内老年人口是不断上涨的态势。人口老龄化的深入，使得人们的手术需求不断上涨，同时医保覆盖范围越来越大，国内在医疗器械方面的需求进一步上涨。政府对创新医疗器械、医疗技术升级是大力支持与鼓励的，对国产器械发展开绿灯，使其逐渐将进口器械全面取代，全面破除国外产品的垄断现状，由于需求的增长，加之政策的支持，中国高耗材市场不断深入发展。

2. 医疗需求增加

由于中国开始向老龄化社会迈进，加之人们收入不断增长，消费结构发生变化，在2020年，医疗健康产业市场规模为8万亿元，今后国内这一领域的市场发展空间是十分广阔的。对于健康产业来说，它与传统医疗产业进行比较，两者的发展模式是不一样的，这一模式是自单一救治开始朝着预防、治疗、康养的方向迈进。[2]

全世界经济发展的主要动力是医疗健康产业，以全世界医疗健康为依托，使集聚区优势全面体现出来，通过分析能够得出，对于医疗健康产业来说，它是典型的人才、知识密集型产业，它的集聚发展基础是非常完善的，对于产业园模式发展是十分适宜的。

（四）技术（Technology）环境分析

1. 高新技术运用于健康服务

新型医疗服务不断涌现出来，它是以人工智能为依托，与大数据技术有机结合，同时还使用先进的机器人技术，不单使传统医疗服务有效性显著提高，同时通过科技驱动，服务效率显著提升，在传统认知背景下，使医疗服务进一步延伸，将服务对象逐渐向这两类群体扩展，此外医疗资源发展速度越来越快，不断集聚发展经验，逐渐向市场深入渗透。运用大数据推出个人化的健康和医疗大数据，AI对检验结果的详细分析和预测功能，有望达成“治未病”的目标，通过基础疾病的分析与预测，引领健康免疫防护新趋势，开拓全新健康时代。

2. 布局成立医药科技产业园

截至2022年年底，国内生物医药产业园共计190多家，占比近50%，这些产业园大多位于江苏省以及广东省地区，这些地区的医药产业园共计达到40家，在国内占比达到21%，在2020年，国内生物医药产业园居于前十位的，分布地区不集中，居于首位的产业园是上海张江产业园，最近几年，国内生物医药园区产值规模是不断上涨的趋势，每年平均增长速度为11%，在2019年，产值规模2.2万亿元。

三、中国健康产业园区的建设现状

（一）中国健康产业园区的类型

从目前的建设情况来看，国内大部分的健康产业园主要以健康产业为主导，然后配合加入一些休闲健身以及服务等其他机构，如果从不同园区的建设功能特点来看，目前的园区主要包含以下 4 种类型：第 1 种是以服务为核心的服务型产业园区；第 2 种是以专科医疗为核心建设的专科型园区；第 3 种是以生产各种医疗设备为核心建设的健康产业园区；第 4 种是以药物和医疗器械研发为核心建设的健康产业园区。[3]

1. 服务型

这种类型的产业园区主要是为人们提供康体养生的场所，同时在园区内加入休闲疗养以及旅游度假等其他功能。这种类型的园区，通常都拥有较多的自然资源，比如南京国际健康产业园，这个园区就是以健康养生服务为核心建设的园区，其中包含了商务办公区、高端医疗保健中心、休闲养生区等各种功能区。

2. 专科型

这种类型的产业园区主要是以专业医疗服务为核心进行建设的，在此基础上加入商务、研究以及会议的其他功能。通常情况下，这类园区都是以专科医院为基础进行建设的，典型的例子就是海南博鳌乐城国际医疗旅游先行区，这个园区的建设一共有 20.1 平方千米，其中包含海南省肿瘤医院医学中心，同时还加入了海南新生命干细胞抗衰美容中心等其他高端的医疗机构，各个医疗机构的加入可以为园区带来更加专业化和精准化的医疗服务，可以提供更好的医疗资源。

3. 生产型

这种类型的产业园区主要是以健康相关工业产品的生产为基础进行建设的，典型的例子是广西玉林中医药健康产业工业园区，这个园区加入了仓储物流食品和保健品生产等各种功能区，所以具备食品药品的生产功能，物流功能以及综合配套医疗服务等多种功能。[4]

4. 研发型

这种类型的产业园区依托研发单位，联合高校、医院医疗、研究单位进行研发工作，主要的形式是科研基地、研发中心。典型的园区是天津健康产业园区，这一产业园区中包含许多的功能区，具体涵盖了高端地产产业、医疗医药产业，以及旅游商贸配套产业等多种类型，同时其中还加入了许多科研机构，具体涵盖了天津中医药大学中医第三附属医院以及天津医科大学等多种医疗科研机构，所以这一园区包含了产学研等多项功能，并且其服务覆盖全国，还能够向东北业等地区进行辐射。

（二）中国健康产业园区的发展模式

1. 基于管理运营的发展模式

根据对园区运营进行规划管理的主体进行分类，可以将健康产业园区划分为政府主导型、公司主导型和政府企业共同管理型三类，如表 4 所示。

第 1 种是政府主导型的园区，这种园区是在政府统一规划和管理中进行建设的，所有的组织和办公室都由政府派出相应人员进行管理，并且由政府确定具体的职责和权限。

第 2 种是公司主导型的园区，这种园区是以公司管理为基础进行运营的，公司更多的是对园区内的不同行政事务进行协调。

第 3 种是政府企业合作管理的类型，这种类型的园区由行政单位和对应的企业单位进行分工合作，政府在运营过程中起主导和管理作用，企业主要配合政府进行园区的建设和管理。

表 4 不同管理运营模式小健康产业园区

发展模式	管理方式	代表园区
政府主导型	政府主导管理	广西玉林中医药健康产业园
公司主导型	公司综合管理	苏州环球国际健康产业园
政府企业共同管理型	政府公司合作管理	成都国际医学城

2. 基于园区投融资的发展模式

根据园区投资主体的不同，可以将健康产业园区分为政府全资投入、社会资金投入以及政府和社会共同投资三类，如表 5 所示。

（1）政府全资投入即健康产业园区的资金全部由政府投入。

（2）社会资金投入即健康产业园区的资金以社会资金为主投入，此类园区多由社会资金进行冠名投资。

（3）政府和社会共同投资是建设现代园区应用较多的模式，由政府与社会共同注入资金进行园区建设。

表 5　不同投融资模式下的健康产业园区

发展模式	资金投入方式	代表园区
政府全资投入	政府全资投入建设	中国智慧健康谷
社会资金投入	以社会资金为主冠名投入	青岛百洋健康科技园
政府和社会共同投资	政府社会资金共同投入	青岛蓝色生物医药产业园

3. 基于研发的发展模式

从目前建设情况来看，大部分的园区都拥有相应的研发产业链，并且研发单位和园区之间有着密切的联系。根据产业园区的具体特点，可以将其研发类型分为两种，如表 6 所示。

第 1 种是以高校和医院等多种类型的科研单位为基础进行建设的园区，这种园区称为“依托型研发园区”。

第 2 种是通过引进各种研发中心和科研基地进行建设的园区，这种园区称为“引进型”。

表 6　不同研发模式下的健康产业园区

发展模式	研发方式	代表园区
依托合作	依托学校、医院合作研发	山东大学青岛蓝谷健康产业园
平台引进	建立平台，引进研发机构	青岛智能健康产业园

（三）中国健康产业园区的建设规模及分布

截至 2022 年年底，中国健康产业园区数量为 389 个，从地域分布来看，健康产业园区主要分布在经济水平相对高的华东地区，华中地区、华北地区以及华南地区。西南地区、东北地区、西北地区所占比重较小，如表 7 所示。排在前列有山东、广东、浙江、河南、江苏、湖北、安徽、河北等省份，如表 8 所示。目前国内比较知名的大健康产业园区如表 9 所示，这些健康产业园区借助于当地拥有的高端医疗资源，进行了大健康产业的布局，走在了全国的前列。

表7 中国健康产业园区地区分布

地理区域	省份	数量	小计	比重（%）
华东地区	上海	7	155	39.84
	江苏	26		
	浙江	34		
	山东	42		
	安徽	22		
	江西	15		
	福建	9		
	台湾	0		
华中地区	湖北	24	67	17.22
	湖南	16		
	河南	27		
华北地区	北京	14	51	13.11
	天津	14		
	河北	18		
	山西	4		
	内蒙古	1		
华南地区	广东	35	45	11.57
	广西	8		
	海南	2		
	香港	0		
	澳门	0		
西南地区	四川	12	35	9.00
	重庆	6		
	贵州	14		
	云南	3		
	西藏	0		
东北地区	黑龙江	4	29	7.46
	吉林	11		
	辽宁	14		

续表

地理区域	省份	数量	小计	比重（%）
西北地区	陕西	5	7	1.80
	甘肃	0		
	新疆	2		
	青海	0		
	宁夏	0		
总计		389	389	100

数据来源：前瞻产业园区库 _ 前瞻产业研究院（qianzhan.com）。

表 8 中国健康产业园区排名表

省份 / 市	数量	比重（%）
山东	42	10.80
广东	35	9.00
浙江	34	8.74
河南	27	6.94
江苏	26	6.68
湖北	24	6.17
安徽	22	5.66
河北	18	4.63
湖南	16	4.11
江西	15	3.86
北京	14	3.60
天津	14	3.60
辽宁	14	3.60
贵州	14	3.60
四川	12	3.08
吉林	11	2.83
福建	9	2.31
广西	8	2.06
上海	7	1.80
重庆	6	1.54
陕西	5	1.29

续表

省份 / 市	数量	比重（%）
山西	4	1.03
黑龙江	4	1.03
云南	3	0.77
海南	2	0.51
新疆	2	0.51
内蒙古	1	0.26
总计	389	100.00

数据来源：前瞻产业园区库 _ 前瞻产业研究院（qianzhan.com）。[5]

表 9　中国主要大健康产业园区

序号	园区名称	省市	园区简介
1	天狮国际健康产业园	天津市	占地 1 平方千米，总投资将达到 70 亿元，园区是集产品研发、中试、生产制造、国际物流、国际营销、国际教育与培训、国际旅游与研讨、国际康复、养生保健、健康管理于一体，产学研紧密结合
2	中谷生命科学医疗器械产业园	安徽省宁国市	占地约 500 万平方米，总投资 53 亿元，集生产、商务办公、技术化、经销、展会、学校、医院、金融、生活、生态于一体的现代城市化工业园区，为医疗科技企业提供生产、研发、销售一体的特色创业平台
3	中关村高端医疗器械产业园	北京市	项目规划用地面积 19.19 万平方米，以高端医疗器械产业为主，集研发、孵化、生产于一体，打造高端医疗器械产业集群。重点发展高端医疗器械研发总部、新型高端医疗器械生产制造、医疗器械企业孵化成长、医疗器械支撑服务四大产业功能
4	南京国际健康产业园	南京市	园区占地面积 20 万平方米，建筑面积 30 万平方米，总投资 5 亿元以上。以健康养生服务为主题，包括第三方体检中心、高端医疗保健中心、中医药研发及孵化中心、健康文化博览中心、休闲养生区、酒店会所区和商务办公区
5	武汉健康城	湖北省武汉市	建设用地 2400 亩。项目五大开发内容：养老、康体养生、医疗保健、娱乐与旅游、休闲与开放空间
6	深圳大百汇生命健康产业园	广东省深圳市	园区总建筑面积约 30 万平方米，项目定位为分子诊断、基因检测、数据、健康服务、医疗人工智能、细胞诊疗、高端轻医疗服务等生命健康前沿领域
7	京鼎大健康生物科技产业园	河北省邢台市	园区 1000 亩，园区产业定位是发展健康产业，重点吸引国家健康食品、保健产品、医疗材料及器械、美容护肤等方面的国内外知名机构、研发中心及相关企业入驻

续表

序号	园区名称	省市	园区简介
8	广东医谷南沙园区	广东省广州市	占地面积 70 亩，项目总投资约 20 亿元，园区以整合资源、集成服务，全面打造医疗大健康产业链为目标，为入园企业降低成本、提高经营效率，推动企业快速发展和升级，为企业创新发展提供服务平台
9	无锡（马山）国家生命科学园	江苏省无锡市	总规划面积 5 平方千米，园区核心功能定位于生物药物、生物技术、医疗器械的研发、总部、产业化基地和集医疗、保健、康复于一体的国际生命健康产业基地。重点建设“一园三地”（医药创新高地、健康产业基地、养生休闲胜地）
10	长春亚泰国际医药健康产业园	吉林省长春市	占地面积约 68 万平方米，总投资预计约 70 亿元。具有研发孵化、生产制造、医药物流、健康管理等核心竞争力的“智能化产业园区”，吉林省内最大的医药产业综合园区

四、中国健康产业园区的发展对策建议

（一）建设独具特色的高质量健康产业园区

目前在健康产业园区的发展建设中，不乏只重数量不重质量、边规划边开发的情况，造成许多产业园区存在建设滞后甚至停滞的情况。所以，国内许多健康产业园区的发展以及建设应该更加关注园区自身的质量，通过前期统一的规划来更好地协调不同的部门，最终通过不同部门的配合共同完成建设。这个过程中必须对于周围相同类型的企业园区和相关内容进行充分的了解，只有这样才能尽可能地提升不同企业之间的合作效率，尽可能地提升资源的利用率。也可以结合对应地区的特点来进行建设，从而产生具有个性化特色的健康产业园区。

（二）依靠网络借势发展产业园区

目前网络信息技术快速发展，特别是 5G 技术，可以让信息通信实现跨越性发展，并且这些技术可以满足企业海量数据信息的发送和存储，这样可以进一步加快不同企业之间的联系和合作效率，同时信息化建设也将成为未来产业

园区重要的关注点之一，以信息技术为基础发展而来的大数据技术以及人工智能技术将会是未来服务的关键技术，这对于一体化电子健康服务来说是必不可少的，所以必须依靠网络更好地发展产业园区的各项功能和服务。

（三）进一步增强健康产业园区的科研开发能力

对于健康产业园区的发展来说，只有拥有较强的科研能力才能够持续地实现快速的发展和创新，所以各个产业园区应该积极地引入研发型的企业，比如可以积极地和医院以及学校等具备科研能力的单位进行充分的合作。然后根据自身的发展特色有针对性地进行功能开发，这才是未来健康产业园区的核心发展模式，当然我们国家的产业园区建设也可以借鉴其他国家成熟的管理模式，这样可以尽可能地降低产业园区建设过程中的成本，提升建设的效率。

（四）借助政府政策支持与规划

健康产业园区的建设，必须由当地政府和企业进行充分的合作，同时园区的建设也必须要符合政府统一的规划，只有脚踏实地的落实每项政策，脚踏实地的和每个机构进行相互合作，才能够实现相应的功能，对于政府来说，可以针对机构进行审批时关注机构对应的发展情况，对于符合自身规划的园区可以加快审批流程，促进机构和园区的合作，这样对于城市的发展和健康产业的创新来说都是非常有利的；另外在开发以及税收等相关内容中，政府也应该制定对应的优惠政策，在这个过程中政府不能够一味地快速放行，必须做好监管和监督，特别是对园区建设过程中的人员和投入监管。健康产业园区的发展和建设，拥有相应的规律，所以在前期规划时必须符合园区建设的特点，政府也可以通过相应政策来帮助园区进行招商引资，通过地区特点来转变相应的竞争力，这样才能够真正地促进园区的建设和发展。

参考文献

［1］黄兰 . 我国健康产业园区建设现状及发展趋势探讨［J］. 中国市场，2020（32）：63-64.

［2］大江快报 . 大健康产业发展空间巨大预计 2030 年市场规模逼近 16 万亿［N］.（2020-08-15）https：//m.gmw.cn/baijia/2020-08/15/1301461690.html.

［3］人民资讯 .2030 年健康产业规模将达 32 万亿元，或将出现改变行业格局超级玩家［N］.（2021-05-26）https：//baijiahao.baidu.com/s ？ id=1700795153805800426&wfr=spider&for=pc.

［4］左旭，叶睿，孟开 . 我国健康产业园区建设现状及发展趋势［J］. 卫生软科学，2018，32（5）：16-20.

［5］奥海咨询 . 健康产业园建设项目可行性研究报告［N］.2022-06-24.

［6］2019 年中国大健康产业规模及十大健康产业园汇总分析［N］. 中商情报网，2019-07-10.

伍

县域产业篇

HB.15 中国县域健康产业竞争力评价报告

侯胜田[①] 王天琦[②] 董美佳[③] 焦科兴[④] 李艺清[⑤]

摘要： 健康产业已经成为21世纪引导全球经济发展和社会进步的重要产业。在国家高度重视健康产业发展的背景下，各县域地区抢抓机遇，发挥优势，成果斐然。本报告运用文献研究、问卷调查等方法，经专家推荐选7个具有一定代表性的县域地区为研究对象，并对其健康产业竞争力进行多维度评价，系统分析其在产品实力、产业规模、创新能力、人力资源、基础设施、经济实力、政府支持、产业效益8个维度的发展情况。根据数据结果，发现县域健康产业发展主要存在区域间发展不平衡、科研创新能力偏弱、人才队伍建设薄弱、政策法规相对滞后等问题，并提出了推动产业融合、加强科技创新、健全人才队伍、强化政策扶持等有针对性的对策和建议，以期为县域健康产业的后续发展提供参考与支持。

关键词： 县域地区；健康产业；竞争力评价

随着社会发展和物质生活水平的提高，人们对健康产品的需求逐渐加强，在此背景下，既能保障改善民生，又能拉动内需增长的健康产业成为21世纪引导全球经济发展和社会进步的重要产业。当前，学界对于健康产业的概念和内涵尚未统一，参考国家统计局在2019年4月出台的《健康产业统计分类（2019）》对健康产业的定义，结合参与产业实践的经验，侯胜田教授研究团队将健康产业定义为：以医疗卫生和生物技术、生命科学为基础，以维护、改善和促进人民群众健康为目的，为社会公众提供与健康直接或密

① 侯胜田，管理学博士，北京中医药大学管理学院教授，研究方向：健康经济与管理、中医药发展战略、健康产业竞争力、健康旅游。

② 王天琦，北京中医药大学管理学院研究生，研究方向：健康产业竞争力、健康旅游。

③ 董美佳，北京中医药大学管理学院研究生，研究方向：中医医院、中医药健康旅游。

④ 焦科兴，北京中医药大学管理学院研究生，研究方向：旅居康养、健康旅游。

⑤ 李艺清，北京中医药大学管理学院研究生，研究方向：互联网医院、中医药健康旅游。

切相关的产品（货物和服务）的生产活动集合。并在实践过程中将其分为两种类型：一类偏重社会效益，主要推动者是政府和非营利机构；另一类是实现社会保障目的的同时更追求经济效益，主要由市场机制确保供给。本报告的研究对象是更加强调经济属性，由市场生产和提供健康产品和服务的健康产业。

近年来，国家高度重视健康产业发展，相继出台多项政策和措施积极推动健康产业发展，各县域地区也纷纷响应国家号召，抢抓健康产业发展机遇，充分发挥独特优势，并取得了一定成绩。县域健康产业的发展不仅能够带动当地相关产业发展，而且有利于改善产业结构，推动县域经济转型升级。

为探究县域地区健康产业发展水平，本报告共选取了7个具有一定代表性的县域地区作为研究对象，对7个县域地区在产品实力、产业规模、创新能力、人力资源等8个维度进行评价分析，并根据数据结果提出推动产业融合、加强科技创新、健全人才队伍、强化政策扶持等有针对性的对策和建议，以期为县域健康产业的后续发展提供参考与支持。

一、资料与方法

（一）调查对象

由于健康产业涉及细分领域多、产业链覆盖面广，且健康产业在中国仍处于初级发展阶段，部分关于健康产业发展的指标数据难以获取，且县域地区受自身人力、物力、财力的限制，在统计数据的完整度方面存在一定不足。此外，中国县级行政区划单位共计2800余个，考虑到研究时间的有限性和数据的可获取性，最终经专家推荐，本报告共选取了7个健康产业发展较好且较具有代表性的县域地区作为研究对象，分别是江苏省苏州市昆山市、浙江省台州市临海市、河南省焦作市武陟县、陕西省咸阳市秦都区、甘肃省定西市陇西县、甘肃省庆阳市西峰区和黑龙江省牡丹江市林口县，涉及华东、华中、西北和东北四大地区。

（二）调查内容与方法

本报告基于北京中医药大学侯胜田教授研究团队研制的中国县域健康产业竞争力评价指标体系对 7 个县域地区进行评价，其中数据来源于以下两个方面：一部分是定量指标，定量指标反映县域地区的经济实力、健康产业领域的人力资源和健康产业实际效益等，具体测量项目共 14 个，数据主要来源于当地国民经济与社会发展统计公报、当地发布的有关健康产业发展的文件、当地卫生统计年鉴、当地政府工作报告、当地工商局、统计局或企查查等查询平台。另一部分是定性指标，定性指标主要反映县域地区健康产业领域的产品实力、产业规模、创新能力和政府支持力度，具体测量项目共 18 个，采用问卷法进行测量评价，并邀请健康产业领域专家填写电子问卷。本次调查时间是 2023 年 2 月 19—23 日，主要通过微信社交媒体软件向专家发放问卷，最终共收集问卷 40 份。为了保证数据质量，本研究在问卷设计中，对各县域地区设置为随机排序，并设置了漏答约束；手工检查了是否有逻辑错乱、后台 IP 地址相同、评价选项完全相同的问卷，进一步保障数据的有效性，最终得到有效问卷 33 份，有效回收率 82.5%。

（三）数据处理

在数据分析方面，本研究首先将获得的定量指标数据和定性指标数据导入 MS Excel 2016 中。由于指标间量纲量级不一致，因此需要利用公式（1）将指标去量纲化处理，并将所有指标标准化为 0~100 的规范值：

$$x'_{ij}=\frac{x_{ij}-\min(x)}{\max(x)-\min(x)}\times 100 \qquad (1)$$

式中，x_{ij} 为第 i 个国家，第 j 项指标原始数值；x'_{ij} 为其标准化后的值 $\max(x)$、$\min(x)$ 为第 j 项指标的最大值及最小值。

经过无量纲化处理之后，得到各个指标的发展指数（百分制），各指标值之间的关联程度不变，同时具备统一的量纲，接着引入权重，加权求和，计算出 7 份县域地区健康产业竞争力的总体发展指数，并对 7 个县域地区健康产业竞争力不同维度的发展指数进行汇总整理，最后利用图表更加直观地分析 7 个县域地区的健康产业竞争力。

二、数据分析

（一）7个县域地区总体健康产业竞争力分析

根据所收集的数据，2021年7个县域地区健康产业竞争力的总体发展指数为46.20，整体处于正在发展阶段，发展潜力巨大。通过综合分析7个县域地区健康产业竞争力各指标的发展指数，有超过1/3的指标发展指数在50以上，有近2/3的指标发展指数超过40，其中健康产业领域企业数量与规模、健康产业领域科研资源丰富程度、重点医药企业研发能力、当地政府对健康产业的财政投入力度、对健康产业的招商引资力度、政府行政效率和健康产业对当地经济的贡献这7个指标的发展指数均超过60。从8个维度上看，产业规模维度的发展指数最高，同时其中的每项指标发展指数均在50以上；其次是政府支持维度；人力资源维度的发展指数最低，有较大的提升空间（见表1）。

表1　7个县域地区总体健康产业竞争力各项发展指数

一级指标	二级指标	发展指数	该维度发展指数
产品实力	健康产业领域产品品牌知名度	46.99	47.85
	健康产业领域知名产品丰富程度	46.82	
	健康产业领域知名产品特色程度	49.74	
产业规模	健康产业领域企业数量与规模	65.56	59.53
	健康产业领域知名企业丰富程度	57.36	
	健康产业园区建设	55.68	
创新能力	发明专利拥有量	25.75	45.79
	健康产业领域科研资源丰富程度	62.09	
	重点医药企业研发能力	63.65	
	信息技术与健康产业的融合度	29.50	
	生物技术与健康产业的融合度	47.95	
人力资源	每千人口拥有卫生技术人员数	27.60	29.38
	每千人口拥有执业医师数（含助理医师）	24.90	
	每千人口拥有注册护士数	35.64	

续表

一级指标	二级指标	发展指数	该维度发展指数
基础设施	每千人口医疗卫生机构数	53.18	42.23
	每千人口医疗卫生机构床位数	27.22	
	养老服务机构数	30.95	
	交通运输能力	57.56	
经济实力	人均 GDP	28.12	42.22
	GDP 增速	51.74	
	居民人均可支配收入	48.76	
	居民人均消费支出	40.25	
政府支持	健康产业政策科学完备性	48.94	50.63
	卫生健康支出占财政支出比重	22.68	
	对健康产业的财政投入力度	60.31	
	对健康产业的招商引资力度	62.68	
	政府行政效率	62.22	
	当地营商环境	46.94	
产业效益	中药材产量	29.04	40.92
	中药材产值	24.48	
	健康产业对经济的贡献	65.47	
	健康产业对就业的贡献	44.68	

（二）7个县域地区健康产业竞争力评价分析

为了更直观地比较7个县域地区健康产业竞争力在产品实力、产业规模、创新能力、人力资源、基础设施、经济实力、政府支持和产业效益8个维度的得分情况，本报告对7个被评价对象的总体发展指数进行排名，并在此基础上分为三组：总体发展指数较高的为优秀发展组，总体发展水平高，包括前两名；完善发展组，包括第3名到第5名，总体发展水平尚有提升空间；总体发展指数最后两名的为努力发展组，虽然发展水平相对不高，但具有巨大的发展潜力。

1. 优秀发展组

本报告将总体发展指数排名前两名的县域地区列为优秀发展组，分别是江苏省苏州市昆山市和陕西省咸阳市秦都区（详见图1）。这两个地区的健康产业竞争力在8个维度的平均得分率为68.36%，整体发展水平较高。其中江苏省苏州市昆山市的健康产业竞争力总体发展指数接近70，在7个地区中排名第一。其在政府支持、经济实力、创新能力和产业效益4个维度的得分率较高，均在7个地区中排名第1。近年来，昆山市大力发展以小核酸为特色的生物医药产业，高度注重技术创新和产业创新，其中苏州泽景制药有限公司、苏州瑞博生物技术股份有限公司和苏州旭辉检测有限公司等当地重点医药企业专注于新药、新技术研发与创新，并已取得重大成果。昆山市政府也大力支持当地健康产业发展，陆续出台《昆山市小核酸及生物医药产业创新集群建设实施意见》《市政府关于印发昆山市城乡居民基本养老保险实施细则通知》《昆山市2022年基本公共卫生服务中医药健康管理工作方案》等政策文件，不断引进社会资本，并加大对健康产业的财政投入力度，促进当地健康产业高质量快速发展，不断提高健康产业对当地经济的贡献力度。

陕西省咸阳市秦都区的健康产业竞争力总体发展指数超过60，在7个地区中排名第2。其在人力资源、产业规模和产品实力3个维度的得分率较高，均在7个地区中排名第1。秦都区每千人口拥有卫生技术人员数有20余人，高于全省平均水平2倍，能够为当地基本医疗卫生服务提供有力保障。此外，秦都区健康产业领域优秀企业发展势头强劲，全区共有步长、康惠、修正集团等50多家知名企业，涉及制药、医疗器械、生物医药、物流配套等多个细分领域，同时拥有2家上市企业和6家规模以上医药制造业企业，相较于其他地区秦都区健康产业规模具有一定竞争优势。与此同时，秦都区依托本土资源优势，打造出如“陕中”“泾渭”“泾渭八正”“泾渭金砂”“zbt”等知名的健康产业品牌，并开发出包括“步长脑心通”“丹红注射液”“步长稳心颗粒”“心速宁胶囊”“华蟾素胶囊”“气血和胶囊”和咸阳“泾渭茯茶”等多种具有特色的健康产业领域知名产品。丰富且具有特色的产品是推动秦都区健康产业发展的重要因素，但与昆山市对比发现，秦都区健康产业竞争力在创新能力和政府支持方面还存在一定的上升空间。

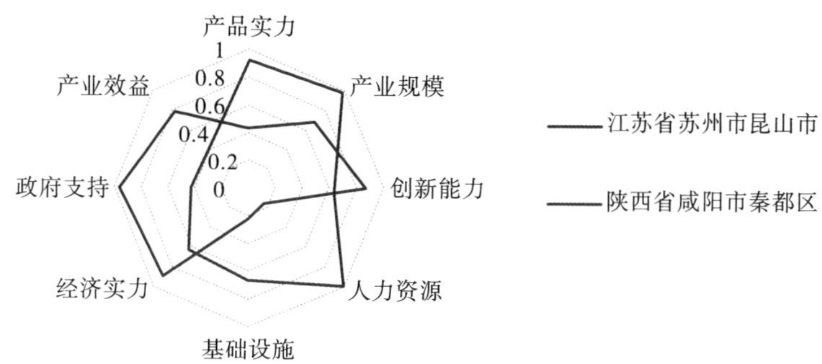

图1 第1、第2名县域地区健康产业竞争力8个维度得分情况

2. 完善发展组

本报告将总体发展指数排名第3名至第5名的县域地区列为完善发展组，分别是浙江省台州市临海市、河南省焦作市武陟县和甘肃省定西市陇西县（见图2）。3个地区的健康产业竞争力在8个维度的平均得分率为53.12%，整体发展水平中等。其中浙江省台州市临海市的健康产业竞争力总体发展指数接近60，在7个地区中排名第3。其在产业规模、政府支持和创新能力3个维度的得分率较高，均在7个地区中排名第2。临海市健康产业规模宏大、内容丰富，现有各类医疗卫生机构727家，规模以上医药企业45家，拥有华海药业、永太科技、万盛股份、奥翔药业、木立科技5家上市公司，其中华海药业进入中国医药工业百强，恩泽医药入选2019浙江省服务业百强企业。为推动当地健康产业发展，临海市政府于2021年3月和12月相继发布《临海市卫生健康事业发展“十四五”规划》和《临海市健康产业“十四五”行动方案》，加大对健康产业的财政投入和招商引资力度，为健康产业发展提供全方位的政策支持。此外，临海市健康产业创新能力强劲，目前在医药健康领域拥有国家级企业技术中心2个、省级企业技术中心及研究院14个、省级高新技术企业研究开发中心22个，拥有丰富的科研资源。但与其他地区对比发现，临海市产品实力维度的得分率较低，未来应注重打造知名品牌，开发出更具特色的优质产品。

河南省焦作市武陟县的健康产业竞争力总体发展指数超过50，在7个地区中排名第4。其在产品实力和产业规模方面发展水平较高，均在7个地区平均水平之上。武陟县特色产品丰富，怀山药、怀牛膝、怀菊花和怀地黄（生地）四大怀药闻名于世，且当地还以养老产业和医药产业为特色产业，健康产业发展态势良好。此外，武陟县扎实推进健康产业载体建设，共建成 3 个健康产业园区，包括圪垱店镇圣博健康产业园、赛科中药生物科技产业园和武陟县产业集聚区，各大龙头企业快速发展，并积极带动中小企业稳步跟进，不断壮大健康产业。与其他地区相比，武陟县在人力资源和经济实力方面还存在不足，未来应增加卫生健康资源，充实专业技术人员数量，不断增强当地的医疗服务能力，同时要努力提高当地居民物质生活水平，提高消费者对健康产业产品和服务的消费需求，进而推动健康产业发展。

甘肃省定西市陇西县的健康产业竞争力总体发展指数接近 50，在 7 个地区中排名第 5。其在产业效益和产品实力两个维度的得分率较高，其中产业效益在 7 个地区中排名第 1。陇西县以中医药产业为当地的主导产业，拥有陇西黄芩、陇西白条党参、陇西柴胡、陇西黄芪、陇西款冬花等特色中药材。陇西县利用当地中药材种植的天然优势，结合创新性技术，培育优质产品，大力推进中药现代化创新发展，2020 年，全县中医药产业总产值达到 232 亿元，对 GDP 的贡献率 37.9%，对农民人均可支配收入的贡献率主产区约 40%，成为支撑县域经济发展的首位产业。与其他地区相比，陇西县在创新能力、基础设施和经济实力方面还需要进一步完善，将健康产业与信息技术、生物技术创新融合，增加养老服务机构数量，满足老年人养老需求，并不断提高当地居民消费水平，扩大健康产业市场需求。

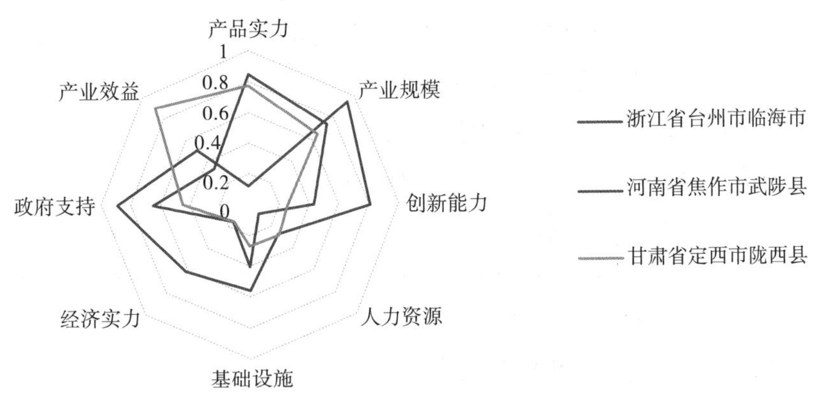

图 2　第 3 名、第 5 名县域地区健康产业竞争力 8 个维度得分情况

3. 努力发展组

本报告将总体发展指数排名最后的两个县域地区列为努力发展组，分别是黑龙江省牡丹江市林口县和甘肃省庆阳市西峰区（见图 3）。两个地区的健

康产业竞争力在 8 个维度的平均得分率低于 50.00%，整体发展水平不高。其中黑龙江省牡丹江市林口县的健康产业竞争力总体发展指数在 7 个地区中排名第 6。林口县健康产业竞争力 8 个维度的得分率均较低，其中人力资源、产业规模、基础设施和政府支持的得分率在 7 个地区中排名最后，亟须改善提升。林口县特色中药材品种较多，拥有林口黄芪、林口白鲜皮、苍术、蒲公英、沙棘、苦参等丰富多样的产品种类，因此林口县应立足生态资源优势，强化政策扶持，加大招商引资力度，创新科学技术，推动中药材产业多元化、规模化、专业化发展。此外，良好的基层医疗服务水平是发展健康产业的基础保障，因此应加大对医疗卫生资源的投入力度，提升医疗设备、病床数等硬件设施，同时健全医疗卫生人才队伍，保证医疗服务的可及性和服务效果。

甘肃省庆阳市西峰区的健康产业竞争力总体发展指数在 7 个地区中排名最后。西峰区健康产业竞争力 8 个维度的得分率均较低，其中产品实力、创新能力和产业效益的得分率在 7 个地区中排名最后，需要在今后的发展中重点推进。西峰区应充分发挥“岐黄故里”品牌优势，利用中药材资源优势、区位优势和文化优势，创新产品开发，提高当地特色产品的丰富度和知名度，将岐黄中医药品牌做大做强。此外，西峰区应加强自主创新能力，重点医药企业需要努力提升研发和生产能力，积极引进高层次人才，同时需要大力推动健康产业与互联网、大数据等新技术快速融合，推进智慧医疗发展。

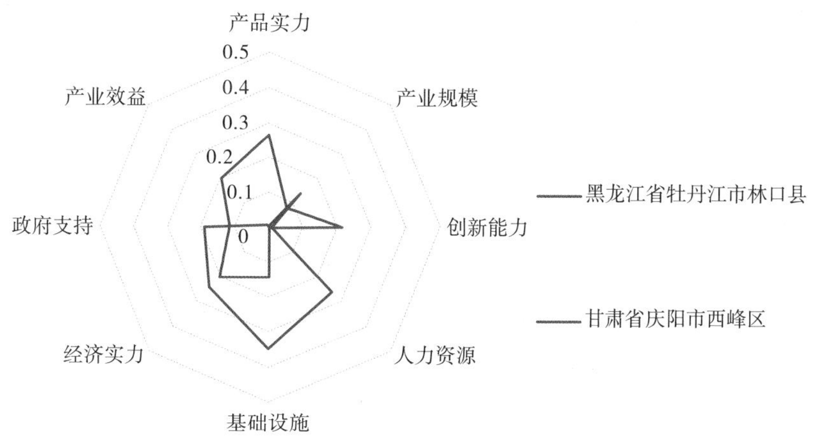

图 3　第 6 名、第 7 名县域地区健康产业竞争力 8 个维度得分情况

伍　县域产业篇

三、问题与建议

（一）存在的主要问题

1. 产业尚处初级阶段，区域间发展不平衡

调查结果显示，2021 年 7 个县域地区健康产业竞争力的总体发展指数为 46.20，发展指数不高，说明县域地区的健康产业整体还处于初级发展阶段。虽然各县域地区在健康产业领域已经形成了一批知名品牌企业，但从整体来看，企业规模普遍偏小，规上企业和上市企业数量不多，行业中龙头领军型企业亟待培养，中小型企业亟须扶持。此外，县域地区健康产业发展存在产业结构不合理的问题，大多数地区仍以医药产业为健康产业中的主导领域，在养老服务、智慧健康等领域还存在不足，且产业之间的融合程度不高。总体而言，县域地区的健康产业离现代化、多元化、规模化和品牌化的发展仍有一定差距[1]。

调查结果发现，各地区健康产业发展还存在不平衡的问题，整体而言，华东地区县域健康产业发展水平较高，西北地区和东北地区的县域健康产业发展水平较低。相比西北地区和东北地区，华东地区经济更加发达，交通更加便捷，城市政商关系表现良好，对人才的吸引力较强，为健康产业提供了有利的发展环境。资本基础的匮乏限制了县域健康产业的快速发展[2]。因此，资本和环境基础较弱的西北和东北地区应充分发挥自己的资源优势，将地方特色融入产品开发中，采用差异化战略，打造独特品牌，形成竞争优势。

2. 科研创新能力偏弱，产品开发缺乏特色

科技创新是推动一个地区经济增长的关键，也是推动产业高质量发展的必要条件。虽然当前各地区对创新能力重要性的认识在不断提高，整体科研创新能力也在不断增强，但调查结果显示，作为新兴产业，部分县域地区存在着健康产业领域科研资源不足、产品研发能力偏弱、大多数医药企业仍以仿制药研发为主、发明专利拥有量较少等问题。此外，县域地区健康产业与互联网 +、大数据、云技术等信息技术融合度不高，与生物技术结合度不强，仍以传统发展模式为主。

产品是健康产业发展的关键构成要素，但由于县域地区的创新能力偏弱，

产品实力也有待提升，存在的问题主要表现在健康产业领域内的产品品牌知名度不高、产品特色性和丰富性不足，无法满足消费者复杂多样的个性化需求，不能引起消费者的兴趣，市场竞争力不高。

3. 人才队伍建设薄弱，服务水平亟待提高

作为新兴的复合型产业，人才队伍是影响健康产业发展的重要因素和强力保障。由于中国现阶段健康产业发展主要集中在发达的一线城市和沿海地区，专业人才也更集中于此，相比之下，县域地区对专业人才的吸引力不高，复合型专业人才紧缺是目前限制县域地区健康产业发展的主要因素之一。一方面，县域地区医疗卫生人员总量不足，每千人口执业（助理）医师数、护士数相对较低，卫生技术人员配备不足，服务水平不高，卫生健康资源的匮乏难以满足快速增长的居民卫生服务需求。另一方面，由于县域地区存在缺少较好的工作平台、缺少优质的项目、员工福利待遇较低等问题，难以留住优秀人才，研发、医疗服务、企业孵化人才、高级市场策划人员、优秀企业管理人员等高端健康产业人才严重缺乏，高素质专业人才普遍不足，各类健康服务机构专业从业人员服务意识普遍不高。

4. 政策法规相对滞后，财政扶持力度不足

产业发展离不开政策支持。近年来，国家高度重视健康产业发展，陆续发布《国务院关于促进健康服务业发展的若干意见》《“健康中国 2030”规划纲要》《健康中国行动（2019—2030 年）》等政策文件，为健康产业指出了明确的发展方向。各县域地区也积极响应国家号召，相继出台健康产业发展的利好政策。但是从整体上看，大多数县域地区健康产业政策体系尚未健全，针对县域健康产业发展还需要进一步明晰政策，将政策规划具体化、系统化、全面化。此外，健康产业正处于探索发展时期，推动县域健康产业发展不仅需要政府的政策支持，也需要资本保障。调查数据显示，大多数县域地区对健康产业的财政投入力度和招商引资力度仍有待加强。

（二）对策与建议

1. 推动多元化产业融合，实施一体化品牌战略

健康产业具有辐射范围广、产业间关联度高等特点，因此，推动健康产业高质量发展必须紧抓产业融合跨界发展新趋势，重点推进如健康服务业和健康制造业等传统健康产业同休闲旅游、养生养老、体育健身、互联网等新业态深度融合。各县域地区应充分发挥和利用自己的资源优势和环境特色，创新发展新模式，推动各细分行业深度融合发展，做大做强和延伸拓展产业链，形成互促共进、协调联动的大健康产业体系。相比城市，县域地区的森林资源、温泉资源、中药材资源等更为丰富，部分地区还蕴藏着丰富的养生文化，因此各县域地区可以利用自己得天独厚的条件将各项资源同工业相结合，生产制造道地药材，开发特色中医药养生产品；也可以将森林资源和温泉资源同休闲旅游相融合，发展森林康养和温泉康养，打造不同的养生项目；还可以将养生文化同当地的人文旅游资源相结合，打造文化体验与养生旅游风景区等。在充分利用区域特色资源的同时，打造出特色品牌与项目，从而吸引到更多的专业人才、消费者和投资者，推动当地健康产业良性发展。

2. 加强科技创新能力，开发地区特色产品

科技是第一生产力，创新是第一动力，因此发展健康产业必须以科研为抓手、以创新为引领，推进高端人才会聚，推动科研成果转化。一是要丰富健康产业领域内的科研资源，积极打造孵化加速平台，推进重点企业研发中心建设，为产业发展搭建科技创新载体和平台，催生提升科技创新原动能。二是要持续鼓励医药企业研发创新药，对企业自主研发的生物医药创新产品给予资金支持，不断提高企业的核心竞争力。三是要将健康产业与互联网、大数据、云计算等新技术深度融合，推进智慧医疗、智慧医院、互联网医院建设，把“互联网+医疗健康”贯穿于医疗服务全过程，努力实现医疗信息互通共享，提高医疗服务的便民水平。四是要将健康产业与生物技术高度融合，不断提升健康产业产品品质。加强产品开发能力不仅强调产品的创新性，同时也需要具备特色性。因此各县域地区要深入挖掘本地特色，将地区丰富且独特的生态环境、人文景观等资源充分融入健康产业领域产品创新中，采用差异化发展策略。

3. 提高复合人才素质，健全人才队伍体系

卫生健康人才是保障基层医疗服务质量的基础，是满足人民群众对医疗卫生需求的关键。各县域地区应围绕卫生事业发展，充实专业技术人员数量，创新人才工作机制，改善人才工作环境，制定合理的人才引进制度并提高相应的福利待遇水平，并积极搭建有利于人才成长的载体，比如科研工作站、新技术培训基地等，为优质人才提供良好的发展平台[2]，增强对人才的吸引力，减少人才流失，建设一支高素质的卫生健康人才队伍。研发人员、企业孵化人才、高级市场策划人员、优秀企业管理人员等高端健康产业人才是促进健康产业发展的重要推动力。各县域地区首先应积极引进高层次人才，针对健康产业高层次人才出台专项政策，设立专项人才发展资金[3]，以高水平待遇吸引人才、留住人才。此外，县域地区还要以人才为中心，健全配套服务机制，及时解决高层次人才子女入学、配偶就业、医保等问题，解决人才后顾之忧，提高人才的幸福感。

4. 强化产业扶持政策，加大资金投入力度

县域政府要加强顶层设计，及时制订并出台推动健康产业发展的政策措施和发展规划，各地区应根据自身在经济、资源、环境等方面的发展情况，因地制宜出台相应的健康产业发展引导政策，并将措施落实到每步。同时要建立健全产业协会，通过产业协会进一步加强产业发展的规范性，加强对各行业的监管力度。产业发展同样需要资金支持，因此县域政府要提高卫生健康投入占地方财政投入中的比例，推动医疗卫生服务业快速发展。同时县域政府还要及时出台促进健康产业发展的金融扶持和财政优惠政策。完善对发展健康产业的激励奖励制度，对健康产业创新型企业实行减税补贴政策，对中小型健康产业企业实行低息贷款措施，解决企业融资难问题，激励企业不断创新发展。此外，县域地区由于受到自身财政影响，仅仅依靠本地资本条件难以推动健康产业可持续发展[2]，因此政府部门要积极拓宽筹资渠道，加大招商引资力度，营造良好的投资环境，引导和鼓励社会资本投资健康产业领域。充分发挥政府扶持政策的引导作用和社会资本的促进作用，共同打造健康产业新发展格局。

参考文献

[1] 吴全军 . 推动健康产业创新升级发展研究——以山东省青州市为例[J]. 决策咨询，2017（1）：76–80.

[2] 钟鑫，王桂超，朱修凝 . 县域健康产业发展现状及对策研究——以四川省为例 [J]. 西部经济管理论坛，2020，31（5）：1–7，64.

[3] 李墨 . 滨海新区健康产业发展的现状、问题与对策研究 [D]. 天津：天津财经大学，2020.

HB.16 陕西省咸阳市秦都区健康产业发展调查报告

欧阳静[①] 胡一凡[②]

摘要： 陕西省咸阳市秦都区不断推动健康产业提质增效，在健康企业发展、健康品牌与产品研发、健康产业项目开发、健康产业单位建设等方面取得了突出成效，但仍然存在相关短板和不足，包括健康产业规模有限与产业结构有待优化升级，健康资源开发力度不足与产业链缺乏拓展，健康产业园区、项目、特色小镇的集聚效应未能充分发挥，健康产业领域研发创新能力和成果转化有待加强，医疗卫生服务能力和健康服务资源优化程度仍有提升空间，信息技术应用不足、缺乏与健康产业领域的有效融合。对此，秦都区需要着眼于健康产业结构优化与产业层次提升、健康产业规模化与产业链延伸、健康产业项目建设与产业集聚、健康产业科研创新与成果转化、健康服务资源优化与品牌建设、健康产业发展与信息技术应用融合等方面，定位于“高端化”“智能化”“高质量”的发展目标，推动健康产业的全面、优质、可持续发展。秦都区健康产业的发展具有政策环境保障、健康需求增长以及本土资源优势的有利条件，同时仍面临健康产业监管与市场竞争两个方面的挑战。未来秦都区政府需要进一步引进高质量项目、优化营商环境、提升干部作风，以高质量项目硬支撑、营商环境硬基础、干部作风能力硬保障为推动当地健康产业发展提供有力支持。

关键词： 健康产业；陕西省；秦都区

① 欧阳静，经济学博士，陕西中医药大学人文管理学院院长、教授，主要研究方向：卫生经济与政策、医疗保险学。

② 胡一凡，法学博士，陕西中医药大学人文管理学院讲师，主要研究方向：公共事业管理、卫生政策。

一、秦都区健康产业发展现状与问题分析

（一）秦都区健康产业发展现状

秦都区是隶属于陕西省咸阳市的一个县级区，区域总面积 259 平方千米，常住人口 81 万人。2021 年，秦都区全区生产总值为 442.01 亿元，其中三次产业增加值分别为第一产业 13.28 亿元、第二产业 195.72 亿元、第三产业 233.01 亿元，公共财政预算收入 10.26 亿元。2021 年秦都区人均 GDP8.99 万元，GDP 增速 11.2%，居民人均可支配收入 42645 元。2021 年，秦都区地方财政支出共计完成 700580 万元，卫生健康支出 31451 万元。

在国家“大健康”理念与“健康中国”战略的引领和指导下，秦都区不断推进健康产业发展，出台了《“健康秦都 2030”规划纲要》《“健康秦都 2030”行动规划主要任务分工方案》《秦都区推荐健康企业示范建设工作方案》《深化健康细胞示范建设的指导意见》《关于推荐健康社区示范建设的实施意见》等一系列政策文件，为当地的健康产业建设提供了有力的政策支持与保障。2022 年 1—10 月，秦都区全区规模以上工业总产值完成 553.72 亿元，同比增长 4.8%，其中医药制造业产值 63.61 亿元，同比增长 11.6%。

秦都区不断推动健康产业提质增效，在健康企业发展、健康品牌与产品研发、健康产业项目开发、健康产业单位建设等方面取得了突出成效。

1. 健康企业发展势头强劲

在健康产业领域，秦都区发展了一批优秀企业，包括步陕西步长制药有限公司、陕西康惠制药股份有限公司、陕西摩美得制药有限公司、修正药业集团咸阳制药有限公司、陕西医药控股集团有限责任公司、陕西东泰制药有限公司等制药企业，陕西威高致远医药科技有限公司、陕西威尔芙生物科技有限公司、陕西达索生物医药有限公司等医疗器械企业，陕西中港万海生命科学研究院有限公司等生命科学产业“干细胞”制备和储存企业，并基于中成药制造，逐步拓展到生物制剂、化学制剂、高端医疗器械以及干细胞等方向。[1] 陕西步长制药有限公司、陕西东泰制药有限公司、陕西康惠制药股份有限公司为代表的健康企业发展势头强劲。陕西步长制药有限公司是上市公司山东步长制药有限

公司的全资子公司和核心企业，以中药产品生产为主要业务，拥有7个剂型和50多项产品，是国内较早通过新版药品生产质量管理规范（Good Manufacturing Practice，GMP）的认证的药品生产企业，公司经营业绩长期稳居陕西省民营医药企业第一名，2019年实现营业收入36.45亿元，利润9.3亿元；陕西东泰制药有限公司是集药品研究开发、生产、销售于一体的综合性现代化制药高新企业，产品覆盖心脑血管、男科、妇科、五官科、肝胆、消化、皮肤科等多领域，2019年实现销售收入18.2亿元，利税3.44亿元；陕西康惠制药股份有限公司是集药品产学研销于一体的国家高新技术企业、国家知识产权优势企业，公司产品25个品种列入国家医保目录、3个品种列入国家基本药物目录，2019年年底销售收入达到2.71亿元、营业利润4500万元。各大健康企业不断迸发创新活力，发挥先发优势带动相关产业发展，为健康产业的蓬勃发展持续输入能量。

2. 健康品牌和产品种类丰富

秦都区依托本土资源优势，不断开发和发展优质并具有特色的健康品牌和产品。当地拥有陕西步长制药有限公司、陕西康惠制药股份有限公司、陕西东泰制药有限公司、陕西摩美得制药有限公司、西诺医疗器械集团有限公司、陕西海天制药有限公司、陕西关爱制药有限公司、修正药业集团咸阳制药有限公司、“陕中”“泾渭”“泾渭八正”“泾渭金砂”“脑心通胶囊”“zbt”“万花山”“思壮”“天禄”“沙利舒”等健康产业领域的知名品牌，发展了包括步长脑心通、丹红注射液、步长稳心颗粒、红核妇洁洗液、心速宁胶囊、华蟾素胶囊、气血和胶囊、复方沙棘籽油栓、四季抗病毒合剂、陕西仙喜辣木茯茶、咸阳泾渭茯茶、泾渭牌固肠止泻丸、维血宁合剂、复方双花片、沙棘干乳剂、东泰脉管复康胶囊等在内的一系列健康产业领域知名产品，并创造了中医康复保健旅游、咸阳湖景区、“健康小屋”、咸阳市智慧健康养老“时间银行”、“不老帮”智慧养老平台等健康产业领域特色产品。咸阳保健品厂生产的“505神功元气袋”在20世纪90年代风靡全国，该产品对支气管炎、肺气肿、关节炎、失眠、胃病、消化不良等多种病症具有良好的效果，广受患者欢迎。相关健康品牌和产品在迎合广阔市场需求的同时，也充分发挥了当地的医药优势，在研发与推广方面持续发力，推动健康产业不断创新发展。

3. 健康产业项目开发成果显现

秦都区在健康产业方面拥有咸阳高新区陕西孙思邈高新制药有限公司基

地建设项目、咸阳高新区细胞制备中心项目等多个咸阳市重点项目。其中，咸阳高新区陕西孙思邈高新制药有限公司基地建设项目由修正药业集团和陕西医药控股集团共同投资建设，是规模最大、设备先进、技术力量雄厚、质量一流的现代化西北医药生产基地，通过对资源、资金、管理、专业技术、金融、物流等资源整合，实现规模化、集约化经营。[2]咸阳高新区细胞制备中心项目是陕西省首个生命科学全方位细胞研发中心，建设有细胞制备中心、综合细胞库、医学临床转化基地、医学公共服务平台、体检中心等多个基地平台，为推动高端健康产业科技研发实力提升集聚更多资源优势。医药制造业已成为秦都区的支柱产业之一。2022 年上半年，秦都区五大支柱产业合计实现产值 303.89 亿元，增长 5.03%，占全部规模以上工业的 91.89%，对规模以上工业贡献率为 94.49%，其中医药制造业增长 8.1%。健康产业项目为拉动秦都区经济增长提供了重要的驱动力，对经济发展的贡献程度日益增强。

4. 健康产业示范单位建设卓有成效

在“健康秦都”的发展理念指导下，秦都区积极创建健康产业领域示范单位，并在健康产业领域的企业、基地、医院等示范单位建设取得了一系列显著成果，包括 2021 年陕西省首批省级健康企业建设示范单位（陕西步长制药有限公司、陕西正泰智能电器有限公司、陕西东泰制药有限公司）；国家智慧健康养老示范企业（咸阳秦云信息技术有限公司）；全国智慧健康养老示范基地、2019 中国改革年度案例（咸阳市“时间银行”智慧健康养老新模式）；陕西省中医适宜技术应用推广示范教学点（秦都区中医医院立“中医李新民传承工作室”）；国家中医药火炬特色产业基地（咸阳中医药特色产业基地）；首批陕西省健康医院示范单位（咸阳市第一人民医院）；2022 年陕西省中医药特色医养结合示范基建设单位（秦都区第一爱心护理院）等。相关成果对增强健康产业领域活力与创新性、推动产学研融合起到了重要的示范和带动作用。

（二）秦都区健康产业发展存在的问题分析

在秦都区大力推进健康产业发展的过程中，还存在以下问题有待进一步解决和完善。

1. 健康产业发展层次与健康产业结构有待优化升级

健康产业为秦都区的工业发展提供了重要支撑。2021 年，秦都区五大支柱产业占规模以上工业的比重为91.4%，累计实现产值580.72亿元，同比增长23.6%，其中医药制造业增长6.8%。2022年1—10月，秦都区全区规模以上工业总产值完成553.72亿元，其中医药制造业63.61亿元，同比增长11.6%。2019年，秦都区形成了以陕西步长制药有限公司、陕西东泰制药有限公司、陕西康惠制药股份有限公司等为代表的规模以上医药企业6户，完成规模以上工业产值64.02亿元，占全区规模以上工业总产值的13.22%。

咸阳市的健康产业领域企业特别是医药企业众多，发展了陕西步长制药有限公司、陕西康惠制药股份有限公司、陕西摩美得制药有限公司、修正药业集团咸阳制药有限公司、陕西医药控股集团有限责任公司、陕西东泰制药有限公司、国药控股咸阳有限公司、陕西天士力医药物流有限公司、陕西海天制药有限公司、陕西昊源中药饮片有限公司、咸阳医药工业集团有限公司、咸阳达康药用胶囊有限公司、陕西白鹿制药股份有限公司、陕西富捷药业有限公司、陕西咸阳五零五集团公司等15家医药企业，其中陕西步长制药有限公司、陕西康惠制药股份有限公司为健康产业领域上市企业。截至2022年，咸阳市全市共有药品生产企业34家，拥有药品剂型23种，药品批准文号998个，独家品种107个。[3]但从秦都区健康产业领域的企业发展总体状况来看，大多数企业仍然存在规模较小的短板，缺乏有效的融资方式和足够的融资能力，企业竞争意识和实力欠缺，无法有效把握市场机遇和应对市场变化。

秦都区的健康产业发展层次和竞争力仍然有待提升。目前秦都区已经基本形成了包括药品制造、医疗器械、养生服务等在内的健康产业内容，但健康产业的发展层次和竞争力仍然不足。咸阳市整体以高端装备制造、新兴信息技术、节能环保、新能源、新材料等产业为主，总体工业基础相对薄弱，在高新生物技术医药产业方面缺乏优质项目，产业集聚度较低。[4]从专家评估结果来看，秦都区的生物技术与健康产业融合度指标处于中等偏上水平。秦都区的健康产业仍然以医药制造业为主，缺乏生物技术等高层次的健康产业相关技术保障和项目支持，当地的健康产业区位优势有待发掘和发挥。

2. 健康资源开发力度不足，健康产业链缺乏有效拓展和延伸

咸阳市拥有丰富的生物资源，尤其是中药材资源。截至2021年7月，咸阳市共有超过600个中草药资源品种，拥有黄芪、地黄、兰科、沙参、沙棘等多种药用植物。截至2021年年底，咸阳市中药材种植面积达到7.68万亩，产量1.31万吨。2020年以来，咸阳市先后入选陕西省定制药园2个、秦药中成药优势品种10个，在中药材种植和开发方面取得了显著成果。对于如此丰富的中药材品类，秦都区有必要充分利用地理区位优势，进一步开发和深入挖掘中药材的价值，扩大产量和产值，开展产品深加工，推动中药材种植业发展。但从秦都区目前的中药材种植业发展情况来看，中药材种植规模有限，药材种植与加工缺乏规范，容易导致药材质量难以保障。

与此同时，秦都区的健康产业链也有待扩充和延伸。中药材拥有从种植到生产、加工、流通的一整套产业链，中药材与食品补剂、营养保健、旅游康养等产业均有深度结合的可能性和契合性。但很多本上中药材种植企业仍然处丁小规模的种植或粗加工阶段，产业链较短，且缺乏自主创新研发的产品。难以有效挖掘中药材价值。因此，有必要对秦都区以中药材种植业为基础的产业链拓展进一步探索，依托本土特色开发更多的中药材高附加值产品。

3. 健康产业园区、项目、特色小镇的集聚效应未能充分发挥

在健康产业园区和项目建设方面，截至2022年8月，咸阳市共有咸阳高新区医药产业园、旬邑中医药健康产业园、三原医药健康产业园3个重点园区。位于秦都区的健康产业园区主要有3个，分别是咸阳高新区医药产业园、西安交大药学院教学科研生产基地、陕西天士力医药物流园。咸阳高新区医药产业园目前已经聚集了陕西步长制药有限公司、修正药业集团咸阳制药有限公司、陕西康惠制药股份有限公司、陕西摩美得制药有限公司等50多家医药企业，并于2020年获批国家火炬咸阳中医药特色产业基地。在健康产业项目建设方面，秦都区拥有咸阳高新区陕西孙思邈高新制药有限公司基地建设项目、咸阳高新区细胞制备中心项目等咸阳市重点项目。但从秦都区整体的健康产业发展来看，当地有代表性的健康产业园区以及省级以上的健康产业重点项目数量仍然不多。在园区和项目建设方面，以政府主导下的招商引资、项目引进为主，园区内部缺乏内生发展动力，难以有效迎合市场需求和实现科学发展。园区以引进和聚集大企业为主，对于中小企业的集聚效应不足，产业孵化与创新能力还有待提升。

在健康产业特色小镇建设方面，随着老龄化程度的逐渐加深，老年人的健康养老需求不断增长，这一现实背景也为集医疗、养生、康复、旅游、食品、文化等多重功能于一体的健康产业特色小镇提供了十分广阔的发展空间。但秦都区目前还未建立起有效结合当地资源与文化特色的代表性的健康产业特色小镇，在休闲旅游、养生保健、康复疗养等方面以小型企业提供服务为主，健康产业的规模化发展程度不足，集聚效应未能发挥出来，不同类型的健康产业之间也未形成有效结合与联动。

4. 健康产业领域研发创新能力和成果转化有待加强

咸阳市拥有多个健康产业领域相关的科研平台（见表 1），其中包括 12 个省部级以上科研平台，形成了以陕西中医药大学为核心，中医、中药各大研究平台和中心等为支撑的医药产业研发梯队。秦都区大力鼓励和推动科研创新，2021 年共获授权专利 2954 件、发明专利拥有量 808 件，专利持有量位居咸阳市第一。[5] 在健康产业发展方面，秦都区依托陕西省中药资源产业化协同创新中心、陕西省创新药物研究中心、陕西中医研究所、陕西中医药大学协同创新中心、陕西省中药饮片技术工程研究中心等科研机构平台，不断加强科研创新与成果转化，为健康产业提供有力的科技支持。秦都区医药企业的研发能力也非常突出。当地代表性企业——陕西步长制药有限公司设 16 个生产车间和 1 个中试研发中心，“步长制药”获得中国驰名商标，脑心通胶囊等多个主导产品获评陕西省“名牌产品”；陕西东泰制药有限公司拥有西北地区最大的独立中药材处理及提取车间，年处理中药材可达 1 万吨，2019 年公司投资 6000 多万元用于 50 个科技项目研发；陕西康惠制药股份有限公司设有 4 个子公司和 3 个药品生产基地，共有片剂、胶囊剂、颗粒剂、合剂等 18 条 GMP 认证制剂生产线，拥有 107 个药品生产批准文号，其中独家产品或独家剂型 16 个、国家发明专利 19 个。

表 1 秦都区健康产业领域相关科研平台

序号	机构名称	序号	机构名称
1	陕西省中药资源产业化协同创新中心	8	陕西省中药基础与新药研究重点实验室
2	陕西省创新药物研究中心	9	国家中医药管理局中医药科研中药制剂三级实验室
3	陕西省健康环境研究所	10	国家中医药管理局中医药科研中药药理三级实验室
4	陕西中医研究所	11	陕西省中药生物工程技术中心
5	陕西中医药大学协同创新中心	12	陕西省中药制药工程技术研究中心
6	陕西省中药饮片技术工程研究中心	13	陕西省中药研究所
7	陕西省秦岭中草药应用开发工程技术研究中心		

与此同时，秦都区在健康产业领域的研发创新方面仍有不足。秦都区地处

陕西省关中平原腹地，与东部沿海地区相比其对人才的吸引力和相关优势不明显，容易导致健康产业相关的研发创新领域人才流失，难以形成高层次的科研人才梯队。从秦都区对健康产业的财政投入和政策科学完备性来看，相关指标也显示出秦都区的健康产业还一定程度缺乏充足的财政投入支持以及科学完备的政策体系支撑。在医药研发创新领域，目前大部分企业仍然以仿制药为主，由于缺乏关键核心技术、经费投入和政策支持不足等问题，企业的新药研发能力有待加强，研发成果落地还存在差距。在医疗器械研发方面，企业普遍规模小、分布散，缺乏规模化企业带动产业发展，并且目前大多数医院和医疗机构采用的医疗器械仍然以进口为主，高端医疗器械的研制开发面临困境。此外，在健康产业领域的科研创新方面，药品和医疗器械的安全性、监管的高效规范性、知识产权保护等问题也有待解决和完善。

5. 医疗卫生服务能力和健康服务资源优化程度仍有提升空间

近年来，秦都区不断加大政策支持与财政投入，推进医疗卫生机构与人才队伍建设。2021 年，秦都区全区地方财政支出共计完成 700580 万元，卫生健康支出 31451 万元。卫生健康支出占当地财政支出的比重为 4.49%。根据《2021 年秦都区国民经济和社会发展统计公报》的数据计算，秦都区每千人口医疗卫生机构数为 1.18 个，每千人口医疗卫生机构床位数为 17.35 张。根据《秦都年鉴 2020》的数据计算，秦都区每千人口拥有卫生技术人员数 23.07 人，每千人口拥有执业医师数（含助理医师）7.02 人，每千人口拥有注册护士数 10.19 人。相关数据高于 2020 年陕西省全省平均每千人口床位数 6.89 张、平均每千人口卫生技术人员数 9.2 人、平均每千人口执业（助理）医师 2.88 人、平均每千人口注册护士 3.93 人的数据。从现有的数据来看，秦都区的健康服务机构和床位供给总体上高于陕西省的平均水平，能够为人民群众提供基本的医疗卫生保障。

当前陕西省的医疗医药产业呈现出“一高双低”格局，即医疗与人才资源高度集中在都市核心区，社区医院、村卫生室的医疗和人才资源非常匮乏。[6] 咸阳市健康服务机构以民营中医医疗机构为主，服务内容单一，在医疗卫生和健康管理方面缺乏专业人才。医疗卫生机构行为缺乏规范性，在监管中仍然发现存在违规接诊、乱收费项目等情况，特别是一些民办医疗机构资质良莠不齐，服务能力不足，难以有效满足群众就诊需求。当地的医疗卫生机构难以留住人才，卫生技术人员队伍总体素质有待提升。此外，在中医药健康服务领域，从咸阳市整体的情况来看，中医药健康服务机构大多提供的是中医医疗服务，缺乏专门的、有针对性的中医护理和康复服务机构，中医药养生保健服务方面还欠缺规范化管理。因此，总体而言，秦都区现有的医疗卫生机构和人才队伍建设仍然有待加强，医疗卫生服务能力和健康资源还有待优化，才能更好地满足人民群众不断增长的对更高质量医疗卫生服务的需求。

6. 信息技术应用不足，缺乏与健康产业领域的有效融合

秦都区的信息技术与健康产业的融合度仍然有待于提升。近年来，秦都区结合大数据、云技术、数据挖掘等先进技术，大力推进“惠民一卡通”“智慧医疗”等项目建设。秦都区积极探索推进“互联网＋养老”等新型服务模式，2019 年投资 203.8 万元，建设 94 个社区和党建中心“云医院”远程医疗服务平台。在智慧医疗方面，咸阳市第一人民医院建成了荣科医疗西北首个智慧医院样板项目——智慧医院掌上医院项目；咸阳市妇幼保健院应用了群创智慧医疗综合显示解决方案。在医药电商方面，天士力医药物流园项目通过建立仓配一体化的三层物流网络架构，实现信息、设备、物资的科学高效调度。秦都区在健康领域已经建立了信息技术平台，能够更好地满足群众在就诊过程中的服务便利和需求。但总体而言，当地的信息技术与健康产业的深度融合不足，健康服务管理方式和服务手段创新力度还有待增强。特别是还没有建立起集中、统一的数据库与交换平台，健康领域相关数据交换共享程度较低，导致信息技术难以大规模地实现应用并推动健康产业发展。此外，数据管理的标准化、政府对相关数据平台的监管和规制等也是当地信息技术与健康产业融合过程中需要着力考虑并解决的问题。

二、秦都区健康产业发展的解决方案及建议

基于对秦都区健康产业发展的现状与问题分析，秦都区需要进一步优化健康产业结构与提升产业层次，推动健康产业规模化与产业链延伸，加大力度助推健康产业项目建设与产业集聚，促进健康产业科研创新与成果转化，优化健康服务资源与加强品牌建设，加强健康产业发展与信息技术应用融合，从而推动健康产业提质增效，实现高质量发展。

（一）健康产业结构优化与产业层次提升

在健康产业结构和层次方面，秦都区需要形成科学精准定位，以“大健康”理念和“健康中国”战略为引领，不断优化产业结构和提升产业层次。

一是在挖掘本土资源的同时积极引进优质项目，大力支持和布局具有带动作用的头部企业，积极开发细胞治疗、智能康复、远程医疗、健康设备、智能机器人等高端产品与设备。对于中西部非沿海地区来说，发展大健康产业重要的是提升对外开放水平，承接东部沿海和国际健康产业转移，提升本地区的健康产业发展活力。[7] 打造“大企业引领、园区化带动”的产业格局，加快推进产业链发展转型升级。[8]

二是优化营商环境，简化企业生产经营审批手续和流程，加强信用监管和知识产权保护，深化政企沟通与协调，着力解决企业发展中的困难和需求，并通过信用贷款支持、加大贷款风险补偿力度、贷款延期还本付息、落实税费减免政策、建立健全信用监管等，强化金融扶持，为健康产业领域的中小企业提供可靠的融资方式和渠道，提升中小企业竞争力与创新性。

三是推动健康产业发展深度融入共建“一带一路”倡议大格局，学习借鉴国外健康产业在发展定位、战略目标、经营策略等方面的经验，与国内外知名品牌共同开发和推动产业优化升级，推动健康产业国际化发展。树立“小切口大纵深树标杆”的产业培育思路，导入引擎项目，在国内外树立产业标杆和引进优质企业，形成骨干龙头企业、优质高成长企业、后备企业等不同层次的企业梯队，提升健康领域高端产业竞争力。[9]

（二）健康产业规模化与产业链延伸

产业链涵盖了企业链、价值链、技术链、产品链、空间链五大维度。[10] 目前中国的县域大健康产业以单一产业链居多，未能形成多维产业空间链。[11] 针对秦都区的特点，需要在当地已有健康产业的基础上进一步挖掘产业潜力，实现产业链拓展延伸，扩大产业面。

一是在已有的本地中药材种植基础上，通过与周边县区政府、知名企业、科研院所等合作，扩大中药材种植产量和产值，推动中药材种植产业规模化，并加强中药材精深加工，运用生物发酵、中药炮制等技术，保障中药材存储、运输、供应、加工等环节，实现不同产品、环节之间的优势互补。

二是开发食品、营养保健品、高端化妆品、医疗美容产品等多种类型的健康产品，特别是利用中医药资源与优势，积极开拓市场，推出各类中药熏蒸、药浴、药膳等产品，创新产品价值，打造优质品牌，带动相关产业发展。

三是依托当地的区位空间优势，发展健康旅游、贸易、服务等产业，塑造优质产业品牌。完善度假酒店、老年公寓等配套设施，做优做强特色餐饮、健康管理、理疗美容、运动康复、休闲康养等服务，增强服务参与感和体验感。此外，可将本土文化与中医药、康养等元素相结合，推出健康文化旅游、健康文创产品、健康文化电影和文学作品等特色产品与服务。

（三）健康产业项目建设与产业集聚

秦都区在打造本土特色的健康产业特色小镇、健康产业园、健康产业重大项目还需持续发力，提质增效，形成产业集聚效应。

一是围绕“秦文化”“孙思邈”等历史、地理、文化资源，深入挖掘其中的文化产业价值，并以咸阳湖景区、泾河新城茯茶镇、大秦古桥风情园、泾渭茯茶坊、沙河古桥遗址等当地特色旅游资源为基础，以区位和环境优势为依托，打造本土特色的健康小镇与健康品牌。可借鉴陕西省的白鹿原健康小镇、西安国际港务区“体育健康小镇”、安康秦岭·皇冠健康小镇等健康产业特色小镇等的优势与经验，发展健康旅游、休闲、康复、疗养等产品和产业，并加强宣传，积极申报省级及以上的健康产业特色小镇，提升当地产业和品牌的知名度。

二是在咸阳高新区医药产业园、西安交通大学药学院教学科研生产基地、陕西天士力医药物流园等已有的健康产业园区的基础上，打通区域产业园区之间的壁垒，实现与旬邑中医药健康产业园、三原医药健康产业园等周边县区重点园区之间的合作和产业集群化发展，形成辐射带动整个区域的综合性健康产业园区。

三是制定有吸引力和竞争力的政策，大力推动对外招商引资，推动健康产业重大项目落地，从而实现以点带面、助推现有企业发展，同时通过与周边市区合作，形成区域性产业集聚效应，对中小企业形成带动，推动健康产业快速发展。

（四）健康产业科研创新与成果转化

科研创新是将健康产业研究成果转化为现实生产力的关键。秦都区需要紧密结合健康产业链，以创新为引擎、以科研为驱动，进一步推动产学研一体化与科研创新与成果转化。

一是在健康产业研究层面，围绕临床需求，不断鼓励和加大医药创新研发，推动新药合成、药物筛选、药效评价、药物分析和安全评价等各环节完善，研制并推广竞争小、有自主品牌优势的基本药物、专科药物和疫苗、制剂，提高健康产业研发竞争力。

二是在健康产品生产方面，依托现有的骨干企业，不断推进研发基地建设，促进各基地之间的合作，打造一批创新平台和重点实验室，联合并发挥医学院校、科研机构、基地平台的优势，不断创新健康资源的开发与利用。

三是在健康产业人才培养方面，以陕西中医药大学为基础，推动健康产业相关的“医、文、管”人才教育和培养，并形成与陕西省中药资源产业化协同创新中心、陕西省创新药物研究中心、陕西中医研究所等科研院所深度交流合作的格局，面向现实需求推动健康产业人才培养。

（五）健康服务资源优化与品牌建设

面对健康服务资源与现实需求不匹配的情况，秦都区需要以现实需求为导向，不断增强服务意识，提升服务质量，创新优化健康资源布局，加强健康品牌建设，有效满足群众的医疗卫生服务需求。

一是推进紧密型城市医联体建设。2021 年，秦都区共有医疗卫生机构 582 个，其中医院、卫生院 49 所，医院、卫生院床位 8530 张，各类卫生技术人员 11341 人。2022 年，全区建成日间照料中心 31 个。在现有的医疗资源基础上，有必要进一步构建紧密型城市医联体，加强医院、医疗卫生机构之间的信息资源共享和交流合作，构建高能效的协作服务网络。

二是强化医疗卫生服务机构建设。秦都区拥有秦都区第一爱心护理院、咸阳银杏老人院、咸阳恒名家和养老服务有限公司、秦都馨安老人院等养老服务机构。2019 年，秦都区为养老机构提供运营补贴 21.54 万元，为城市社区日间照料中心补助 410 万元，建成 8 家社区日间照料中心。在健康产业发展的过程中，还需要进一步加强政府对服务机构的引导、支持与监管，例如为公立医院、卫生院等机构发展提供更多政策支持，在医院床位、卫生技术人员等方面更好满足群众需求；支持鼓励民办养老机构发展，并加强监管与规范力度；社区建设中引入市场机制，推动日间照料中心建设和更好地提供服务。

三是形成本土特色的医疗卫生服务品牌。利用现有的“健康小屋”、智慧健康养老“时间银行”、“不老帮”智慧养老平台等健康产业领域特色品牌和平台，通过鼓励企业积极创新与合作，迎合市场需求，推动公私合作，打造更多的健康服务知名品牌。

（六）健康产业发展与信息技术应用融合

在“智能革命”的背景下，秦都区需要进一步结合大数据、云计算、物联网、区块链、人工智能等新兴技术，推动信息技术融合并赋能健康产业升级发展。

一是利用大数据和智能化分析技术，对当地的健康市场需求进行深度分析，精准识别和定位现有用户群体，并充分挖掘潜在的用户群体，为健康产业结构优化、产业层次升级、产业链拓展等提供科学有效的决策依据与支持。

二是借助大数据、云计算、虚拟现实等技术，集聚优势，开发远程健康监测与专家会诊系统、智能可穿戴健康设备、智能化临床决策系统、智慧医疗管理系统、人体成分分析仪等产品，将信息技术融入健康监测、医疗服务、运动康复等环节当中，为医院和医疗机构提供更智能的平台与设备支持。

三是建立统一的数据库与信息平台，方便医院、医疗机构、医药公司等健康数据的存储与共享，同时加强政府对相关数据平台的监管和规制，强化数据管理的标准性与规范性，实现健康数据的安全共享与利用。

四是以需求为导向，结合互联网平台，将健康元素、产品融入生活圈、交通圈。可通过与知名 App 和软件平台进行合作，以健身直播、食物推荐、活动参与等形式推广当地健康产业和产品[12]，形成宣传效应。

三、秦都区健康产业发展的未来前景展望

未来的秦都区健康产业具有广阔的发展前景，在发展定位上以健康产业高端化、智能化、高质量发展为导向，在充分利用有利条件与优势的同时，注意

分析和规避可能存在的风险，提升健康产业的活力与竞争力。

（一）秦都区健康产业的未来发展定位

秦都区健康产业的未来发展需要以“高端化”“智能化”“高质量”的发展定位和目标，实现健康产业的全面、优质、可持续发展。

1. 健康产业高端化发展

针对秦都区健康产业发展中面临的困境与问题，要求当地在发展健康产业过程中既要因地制宜，充分利用本土特色与优势，也要善于挖掘健康产业的价值，在生物医药、医疗器械等领域不断开拓新的高端市场。同时，健康产业高端化也将体现在当地健康人才的高端化方面。随着健康产业发展和政策红利的释放，在传统医疗卫生服务之外，健康产业发展将吸引更多高层次科研创新人才和团队，健康管理师、公共营养师等多元化的健康职业类型也将不断增多，为健康产业提供更可靠的人才队伍保障。

2. 健康产业智能化发展

智慧健康产业链包括以可穿戴设备、数字诊断设备为基础的健康数据采集，以通信设备、云存储及软件业为支持的健康数据传输与管理，以及以生物医药、医疗器械、健康服务等行业为主的健康产品与服务提供。[13]医药制造是秦都区现有的五大支柱产业之一，医疗器械、生命科学等也是秦都区重要的健康产业组成部分，未来的健康产业发展必将依托现有的产业基础，利用数字化、智能化技术，形成“大健康”与“科技智造”的深度融合。

3. 健康产业高质量发展

在市场不断细分和企业竞争日益激烈的现状下，规模小、分散化的健康产业越来越难以有效迎合现实的市场发展和群众的健康需求，这就需要秦都区的健康产业发展模式将从过去的粗放式发展逐渐向精准化、专业化、标准化的高质量发展模式转变。健康产业发展要求在产业结构和内容方面也要作出调整，在中药材种植、医药研发制造等传统产业的基础上拓展产业链，与生态农业、健康旅游、养老服务等多种产业相结合，提高产业的竞争力，实现协同发力。

（二）秦都区健康产业发展的有利条件

秦都区健康产业的发展离不开有利的政策环境保障、日益增长的健康需求以及本土资源的潜在优势。

1. 政策环境的支持

在国家提出“健康中国”战略的背景下，陕西省、咸阳市、秦都区各级政府层面都出台了一系列关于健康产业发展的指导性政策文件（见表2）。相关政策文件从智慧健康养老产业、数字健康产业、老年健康服务、中医药健康服务等角度提出了指导和实施意见。同时，秦都区政府不断优化当地营商环境，推广项目建设“容缺受理”与“承诺+副本制”、做实“墙内事帮办、墙外事包办”，推出“多证合一”审批改革和远程踏勘专业审批平台、方便企业群众办事[14]，并对表现突出企业大力奖励。相关政策与措施为秦都区的健康产业发展提供了重要的支持作用。

表2 秦都区健康产业发展的指导性政策文件

序号	文件名称	文件层次
1	《“健康陕西2030”规划纲要》	省级
2	《关于深化健康细胞示范建设工作的指导意见》	省级
3	《关于推进健康企业示范建设的实施意见》	省级
4	《推进智慧健康养老产业高质量发展的工作意见》	省级
5	《陕西省智慧健康养老产业发展实施方案》	省级
6	《推动陕西数字健康产业发展的建议》	省级
7	《智慧健康养老产业发展行动计划（2021—2025年）》	省级
8	《关于大力发展健康养老产业的建议》	省级
9	《关于建立完善陕西省老年健康服务体系的实施意见》	省级
10	《陕西省人民政府关于促进健康服务业发展的实施意见》	省级
11	《陕西省人民政府办公厅关于促进中医药健康服务发展的实施意见》	省级
12	《以高质量监管和服务促进全省医药产业高质量发展的若干措施》	省级
13	《“健康咸阳2030”行动规划》	市级
14	《“健康咸阳2030”行动规划主要任务分工方案》	市级
15	《咸阳市2020年健康城市建设实施方案》	市级
16	《关于促进中医药传承创新发展的实施意见》	市级
17	《咸阳市加快中医药特色发展若干意见》	市级

续表

序号	文件名称	文件层次
18	《咸阳市人民政府关于促进健康服务业发展的实施意见》	市级
19	《咸阳市人民政府办公室关于促进中医药健康服务发展的实施意见》	市级
20	《“健康秦都 2030”规划纲要》	区级
21	《“健康秦都 2030”行动规划主要任务分工方案》	区级
22	《深化健康细胞示范建设的指导意见》	区级
23	《关于推荐健康社区示范建设的实施意见》	区级
24	《秦都区推荐健康企业示范建设工作方案》	区级

2. 健康需求的驱动

健康需求方覆盖了全人群、全生命周期，既包括疾病人群，也包括亚健康与健康人群。[15] 根据 2020 年数据，秦都区拥有约 49.16 万人。2021 年，秦都区全区城镇居民人均消费支出 31082 元，较 2012 年提高了 11062 元。随着消费水平的提升，人们的消费模式也逐渐转变，对健康产品的消费需求呈现出多元化和由量到质的变化趋势，这就为健康产业发展提供了新的契机，同时也要求健康产业能够灵活调整并契合现实需求，将需求转化为健康产业发展的内在驱动力。

3. 本土资源的优势

从自然资源来看，秦都区土地资源广阔，土壤肥沃，气候温和、光照充足，适宜多种植物生长。[16] 相关环境为中药材种植提供了有利的地理和自然条件。从地理区位来看，秦都区交通网络发达，拥有铁路专用线 5 条、过境高速公路 3 条，距西北最大航空港——西安咸阳国际机场仅 15 千米。[17] 秦都区毗邻省会西安市，位处关中—天水经济圈和西咸一体化发展的核心地区，具备了融入“一带一路”倡议大格局与对外开放的绝佳区位条件。[18] 独特的区位优势、发达的铁路和公路网络也为健康产品生产加工、存储供应、物流运输提供了便利。此外，秦都区还拥有丰富的旅游资源、广阔的水域资源以及较高的矿泉水品质，适宜发展及健康旅游、休闲娱乐、运动康养等项目。

（三）秦都区健康产业发展的挑战与应对

在当前陕西省委省政府提出的全省开展高质量项目推进年、营商环境突破年、干部作风能力提升年“三个年”活动目标及安排指导下，秦都区政府需要进一步引进高质量项目、优化营商环境、提升干部作风，以高质量项目硬支撑、营商环境硬基础、干部作风能力硬保障为推动当地健康产业发展提供有力支持。

1. 健康产业监管方面的挑战与应对

健康产业监管不仅涉及健康企业的准入和经营监管、产品和服务的安全性监管，还涉及健康产业在应用智能化、数字化技术过程中的监管。秦都区在推动健康产业发展的过程中，需要不断强化监管机制，推进企业登记备案管理。以重点实验室和研究机构为龙头，推动药品、医疗器械、健康食品等各类产品的检验检测机构能力建设。利用大数据、区块链等技术，完善产品信息化追溯机制，推进智慧监管。加强健康数据监管，保障数据采集、传输、存储、处理、使用、开放等全生命周期的健康数据安全。

2. 市场竞争方面的挑战与应对

健康产业作为一项市场广阔的朝阳产业，近年来受到政府和企业越来越高的重视，各地都在不断出台健康产业的支持政策，鼓励扶持健康企业发展，外资企业也开始瞄准和抢占国内健康市场，使得健康产业领域的竞争程度日趋激烈。对此，秦都区在发展健康产业的过程中，需要大力挖掘和利用本土资源特别是中医药健康产业资源，不断创新和提升自主性，开发独家健康产品和品牌，增强本土健康产业的竞争力，获得消费者更高的认可程度，从而确立市场优势。秦都区政府要充分利用本土资源和政策支持吸引更加优质和多元化的健康产业项目，让产业进得来、留得住、发展好。

参考文献

［1］《秦都年鉴》编纂委员会．秦都年鉴 2020. 咸阳市秦都区地方志办公室，2021.

［2］咸阳市人民政府．陕西孙思邈高新制药有限公司生产基地项目简介［EB/OL］.（2017-11-14）［2023-02-06］.http：//www.xianyang.gov.cn/ztzl/2017nzt/sxsdejsczlqnxzltxyflt/ylqyyljgjyycyyqjj/201711/t20171114_9777.html.

［3］咸阳医药产业质量提升行动成效显著［EB/OL］.（2022-10-11）

[2023-01-15].https：//m.thepaper.cn/baijiahao_20258596.

[4] 黄文静，孙晓春，宋忠兴，等.咸阳市中医药大健康产业的SWOT分析[J].中国食物与营养，2017，23（9）：9-13.

[5] 咸阳市秦都区市场监管局以“小切口”改革推进高质量发展[EB/OL].（2022-09-28）[2023-02-01].https：//m.thepaper.cn/baijiahao_20106466.

[6] 王俊.健康中国战略视域下大健康产业发展研究：以陕西省为例[J].改革与战略，2020，36（9）：65-72.

[7] 杨玲，鲁荣东，张玫晓.中国大健康产业发展布局分析[J].卫生经济研究，2022，39（6）：4-7.

[8] 咸阳市疫情防控及医药产业发展座谈会召开[N/OL].咸阳日报，2023-01-11[2023-01-15].https：//www.ishaanxi.com/c/2023/0111/2705209.shtml.

[9] 杨玲.我国大健康产业发展困境及对策研究[J].商业经济，2022（4）：56-57，65.

[10] 潘为华，贺正楚，潘红玉，等.大健康产业的发展：产业链和产业体系构建的视角[J].科学决策，2021（3）：36-61.

[11] 熊昌娥，秦强，阮芳，等.乡村振兴背景下县域大健康产业发展的内涵、模式和路径[J].中国农村卫生事业管理，2022，42（10）：710-714+725.

[12] 魏玖长，洪海鸥，张康宁，等.健康医疗大数据治理赋能大健康产业升级[J].中国卫生信息管理杂志，2022，19（2）：189-194.

[13] 袁继新，王小勇，林志坚，等.产业链、创新链、资金链“三链融合”的实证研究：以浙江智慧健康产业为例[J].科技管理研究，2016，36（14）：31-36，44.

[14] 财经头条.秦都区行政审批服务局远程踏勘“零跑动”为民办事提效能[EB/OL].（2021-10-22）[2023-02-01].https：//cj.sina.com.cn/articles/view/1944060273/73e0017102000x9f2.

[15] 关雪凌.“健康中国”背景下健康产业发展动力分析[J].中国卫生经济，2019，38（7）：67-70.

[16] 秦都区人民政府.秦都概况：自然资源[EB/OL].[2023-01-17].http：//qdadmin.snqindu.gov.cn/html/mlqd/qdgk/201706/5.html.

［17］陕西咸阳市秦都区交通概况［EB/OL］.（2019-08-21）［2023-02-01］.https：//xianyu.chinaxiaokang.com/xianyuzhanshi/shanxixianyangshiqinduqu/qinduquyilan/2019/0821/784231.html.

［18］秦都区人民政府.秦都概况［EB/OL］.［2023-01-17］.http：//qdadmin.snqindu.gov.cn/html/mlqd/qdgk/201706/6.html.

HB.17 黑龙江省牡丹江市林口县健康产业发展调查报告

马宝英[①] 师东菊[②] 宁伟东[③] 孙布克[④]

摘要：本报告调研了牡丹江市林口县健康产业发展情况，撰写过程中采用了文献查阅与统计、调研问卷等方式收集黑龙江省牡丹江市林口地区建设、健康产业发展等相关资料，分别从健康产业领域、健康产业建设、健康产业对经济与就业方面的影响、对健康产业招商引资力度以及财政投入力度情况进行深入分析，结合林口县区域特色与自然优势，认为该地区应重点加强健康产业园区建设，提高健康产业领域科研资源丰富程度以及加强对健康产业的财政投入力度等方面，促进在健康产业领域实现突破与提升。

关键词：林口县；健康产业领域；评价

一、健康产业发展的背景

随着工业化、城镇化的快速发展，各类慢性病患病人群逐年增多并呈现年轻化的趋势，公共健康问题也越来越受到社会的广泛关注。根据《"健康中国 2030"规划纲要》，在城乡规划、城乡建设与城乡治理过程中融入健康，为城市和人民健康协调发展奠定了良好的基础，更是实现"健康中国"的必由之路。在全国卫生与健康大会上，习近平总书记指出：健康是促进个人全面发展的必然要求，是经济社会发展的基础条件，是民族昌盛和国家富强的重要标志，也是广大人民的共同追求[1]。

① 马宝英，工学硕士，牡丹江医学院卫生管理学院教师、讲师，研究方向：健康管理。
② 师东菊，管理学硕士，牡丹江医学院卫生管理学院院长、教授，研究方向：健康服务与管理。
③ 宁伟东，管理学硕士，牡丹江医学院卫生管理学院教师、副教授，研究方向：健康管理。
④ 孙布克，管理学博士，牡丹江医学院卫生管理学院教师、讲师，研究方向：健康管理。

伍 县域产业篇

近年来，“大健康”理念越来越受到重视并逐渐传播，实现在公共健康、居民环境等方面向实践的转化。大健康是在时代发展背景下、在全民健康及健康产业发展的社会需求下提出的一种全局的健康理念[2]，健康产业发展情况直接反映了大健康管理水平，随着我国经济的快速发展以及人们生活水平的逐步提高，大众更加追求质量高、品质好的生活需求，推进大健康产业步入全新的发展阶段势在必行。

（一）健康产业发展现状

健康产业包含与人类健康有密切关联的生产与服务领域，涉及如医药产品、营养食品、

保健用品、医疗器械、健康管理与咨询等多个方面，是一个具有广泛应用前景的产业。目前，健康越来越受到国人的关注和重视，在中国，健康产业包含的产业群体主要有：面向医疗服务、医疗耗材的医疗产业群体；面向健康理疗、美容化妆等的非医疗产业群体；面向保健食品、健康用品等的保健品产业群体；面向个体健康检测评估，以及养生文化等的健康管理产业群体；面向健康家居、有机农业等的新型产业群体以及面向医药健康产品终端化而兴起的中转流通、专业物流配送的健康产业群体。

在发达国家，健康产业极大地带动了国民经济的增长，健康行业增加值占 GDP 比重超过 15%，而在中国，健康产业仅占国民生产总值的 4% ~ 5%，该值低于许多发展中国家的情况。近年来，中国健康产业发展迅速，市场容量不断扩大，国民经济中健康产业的比重也呈现上升趋势，尤其是保健品行业，极大推动了中国经济发展。随着中国居民收入增加与健康素养的提高，经济实力强的群体往往对健康方面要求更高，并且能享受更好的健康医疗服务。近几年，伴随中国综合国力的提升，中国具备支持大健康行业发展的经济基础，并出台“健康中国行动”等健康产业发展的新举措，促进健康产品企业不断提供优质的健康产品与健康服务，中国大健康产业得到了迅猛的发展。

在上述有利因素的助力下，中国健康产业中的保健品产业发展迅速，已有统计数据表明，中国保健品市场比重在逐步增加，已经成为全球第二大保健品消费国，随着快速发展的国民经济与人们日益提高的生活水平，人民群众对保健品的需求稳步增长。据研究，2015—2020 年，中国的保

健品销售总额逐渐上升，2020 年，中国达到近 2000 亿元的保健品销售额，同比增长 12%。有数据预测，2025 年中国保健品行业市场规模将达到 3200 亿元[3]。

可见，在医疗、保健、生命科学等领域，中国健康产业进入了快速发展阶段，与此同时，中国健康产业也迎来了新的发展趋势。由于中国健康产业涉及多个领域，相关的法律、法规与制度尚不完善，导致健康行业发展混乱，最为突出的是保健品行业。而在健康管理与服务方面，相关核心技术与健康服务的整合还有待进一步优化。

（二）林口县健康产业发展背景

林口县位于黑龙江省东南部、牡丹江市北部，因地处张广才岭与老爷岭森林峡口而得名[4]。林口县具有丰富的乡村旅游资源，山峦起伏，县域内包含 90 余条大小河流，有 61.5% 的森林覆盖率，林口县生态良好，环境宜人，是国家级生态示范区，包含丰富的资源。林口县包含以森林、湖泊、峰崖石壁以及岛屿为主体的牡丹江沿岸自然景观，有“百里雾凇谷”奇特景观、黑龙江省装机最大的莲花湖水电站以及龙虎山水电站等。林口县的乡村旅游、健康产品资源丰富，涵盖林口县的山川河流、特色乡村田园、绿色农副产品等。近年来，林口县结合自身特色，有效发挥其红色、冰雪与生态资源等特有优势，大力推进了绿色食品、生态、红色及文化系列旅游，极大丰富了林口大地。为持续提高全民健康水平，2021 年，林口县人民政府印发了《健康林口行动（2021—2030 年）实施方案》，有效普及居民的健康知识、倡导健康行为、提高健康服务质量、促进健康环境的优化，逐步提高了县内居民的生活健康水平[5]。

1. 中药材生产情况

中医药是中国优秀文化的重要组成部分，也是保留下来的最为完整的医学体系。迈入中国特色社会主义新时代，逐步推进“健康中国”战略，并不断满足人民群众对美好生活的期望。而人们对中医药认知度高且需求量大，因此，加快道地药材的发展、增加优质中药材的供给量、发展中药材等相关健康服务产业至关重要。

林口县种植中药材已 70 多年，近年来，林口县在创建黑龙江省中药材规范化种植示范基地的带动下，制定了相应政策进行扶持，建设与完善了中药材生产基地，推动中药材产业逐步健康发展。林口县以开发道地药材为主方向，采取的主要方式是试验—示范—推广。例如，白鲜皮、黄芪、平贝、苍术均先建立种植试验园区，完成试种后再逐步推广。大力推进并支持合作社等主体建设具备规模化、标准化和规范化的生产基地[6]。2020年林口县中药材集中连片且面积在200亩以上的标准化中药材种植基地35个，并有11个白鲜皮、苍术、平贝、黄芪等的种苗培育基地，省规划重点支持项目资助白鲜皮、平贝、苍术等种苗的培育基地，各类中药材种植规模如表1所示[7]。

表1　林口县中药材种植规模统计

序号	名称	面积（亩）
1	沙棘套种西洋参、月见草、蒲公英等	37400
2	黄芪	4620
3	白鲜皮和苍术	6050
4	林下参	5825
5	西洋参	387.5
6	刺五加	11300

林口县通过建设道地药材的生产基地，促进了现代农业与中医药产业的发展，提升了健康产业带来的经济效益。在增加农民收入方面，林口县改善中药材基地的生产条件，稳步提高中药材质量，促进农民就业，增加中药材产量，助力农民脱贫，促进农民致富。为了提高企业经济效益，需要进一步推进中药材供给改革，建立稳定的药材生产与销售体系，提高中药质量。此外，在建设道地药材的生产基地的同时，要保护基地的生态环境，促进良好生态效益的形成。在保护中药材资源方面，一方面要改善基地的中药材生产条件；另一方面为了避免药材资源枯竭，要增加中药材的人工栽培量，减少开采野生药材量，从而保持生态多样性[8]。

2. 中医药健康旅游发展情况

林口县开发了中医药特色旅游路线，涵盖以中医药文化元素为特色的中医医疗机构、中药材种植基地、药用植物园以及名胜古迹等资源，并建设了具有中医药特色的旅游城镇、文化街以及度假区，此外，通过招商引资，建设以中医药为核心的医疗保健服务，形成以中医药种植为基础的中医药科技农业、老年人医疗保健、中医药健康服务、珍贵中医药种植、田园风情相结合的医疗保健、生态休闲旅游、观赏性基地与中医药健康旅游示范区，林口县也举办了有关中医药卫生服务的展览与会议。中医药保健服务具有巨大的发展潜力，满足人们的健康需求，通过推广独特的医疗保健服务、绿色中医药、健康旅游相关产品，树立中医药健康服务品牌[9]。

3. 促进健康产业发展，保障人民生命健康

林口县相继开展了爱国卫生运动，引导居民养成健康的生活方式与文明行为习惯，以全面提高居民个人防护意识，并实施《规上工业企业及创新型企业三年倍增计划》，保持市场主体活力，促进信源酒业、金诺食品等规上企业的健康发展，推动健康食品行业的发展，加速以农业为主的林口大县向工业强县的过渡，不断推动全县的发展。林口县实施“健康林口”行动，规划并争取奥林匹克项目，以实现全民健身，促进养老服务业的完善，改善老年公寓，支持中医院建设养老以及相关的养老服务中心与康复中心[10]。

4. 巩固花海旅游产业，助推林口健康产业经济发展

林口林业局通过大数据分析以及市场调查，开设了自行车租赁，林区特色产品销售等项目，外地游客往往购物多且行李重，为了满足他们的实际需求，通过电商平台，林口县开展了快递相关服务项目，助力游客畅游花海。经过近些年的发展，林口县旅游业从无到有，形成具有特色的旅游发展格局，集多种休闲农业得到了链条式的发展，带动周边农户就业，促进农民增收，保证农民从发展乡村旅游中得到实惠。近年来，林口县乡村旅游引入民间投资达 800 余万元 / 年，通过乡村旅游产业方式接待游客量大约为 30 万人次，实现的相关收入约 5000 万元[11]。国家地理标志认证中，林口县的白鲜皮、林口黄芪通过评审，林口县成为全国第五批率先基本实现主要农作物生产全程机械化示范县、电子商务进农村综合示范县。古城镇荣获“全国农业产业强镇”，莲花镇被评为省级中医药小镇，莲花黄芪谷被评为省级中医药健康旅游培育基地，天创合中药材有限公司柳树种植基地被评为省级中药材产业扶贫基地，天合生态农业开发有限公司莲花种植基地被评为省级定制药园示范园。

随着经济快速发展以及居民生活水平的提高，健康成为焦点话题。在中国，随着人口老龄化进程的加快，65 岁以上人口的比重呈现上升的趋势，中国已迈入老龄化国家行列，老年人口的健康问题得到日益关注，老年健康产业也将成为未来健康产业发展的重要部分，这必然会推进各类保健品以及营养品等老年健康产品的发展，未来中国老年健康产业将朝向老年家庭病床护理、康复中心、健康咨询等方向发展。此外，由于当前工业、农业污染的严重，人类对健康营养的需求已转移到营养保健品与绿色食品，营养保健将成为未来中国健康产业发展的巨大增长点，伴随着中国老龄化社会的到来，营养保健市场将有巨大的增长空间[12]。

二、林口县健康产业现状调查

（一）调查对象

为了了解林口县健康产业现状，本报告基于北京中医药大学侯胜田教授健康产业研究团队研制的中国县域健康产业竞争力评价指标体系对林口县健康产业竞争力进行调查，主要包括产品实力、产品规模、创新能力以及人力资源等 8 个一级指标，一级指标中部分指标具体分布情况如表 2 所示。

表 2 “中国县域健康产业竞争力评价指标体系”部分评价指标

序号	一级指标	二级指标
1	产品实力	健康产业领域产品品牌知名度
		健康产业领域知名产品丰富程度
		健康产业领域知名产品特色程度
2	产品规模	健康产业领域企业数量与规模
		健康产业领域知名企业丰富程度
		健康产业园区建设
3	创新能力	健康产业领域科研资源丰富程度
		重点医药企业研发能力
		信息技术与健康产业的融合度
		生物技术与健康产业的融合度

伍 县域产业篇

续表

序号	一级指标	二级指标
4	人力资源	每千人口拥有卫生技术人员数（人 / 千人）
		每千人口拥有执业医师数（含助理医师）（人 / 千人）
		每千人口拥有注册护士数（人 / 千人）
5	基础设施	每千人口医疗卫生机构数（家 / 千人）
		每千人口医疗卫生机构床位数（张 / 千人）
		养老服务机构数
		交通运输能力
6	经济实力	人均 GDP（万元）
		GDP 增速（%）
		居民人均可支配收入（元）
		居民人均消费支出（元）
7	政府支持	健康产业政策科学完备性
		卫生健康支出占财政支出比重（%）
		对健康产业的财政投入力度
		对健康产业的招商引资力度
		当地营商环境
		政府行政效率
8	产业效益	中药材产量（万吨）
		中药材产值（万元）
		健康产业对经济的贡献
		健康产业对就业的贡献

（二）数据来源

本研究根据北京中医药大学侯胜田教授健康产业研究团队研制的中国县域健康产业竞争力评价指标体系进行问卷设计。调查问卷的目的在于对林口县健康产业领域的各级指标进行定性与定量评价。调研于 2022 年 2 月采取网上调查方法收集数据，共有五位专家对林口县各级指标情况进行了评价，没有无效的调研问卷。

（三）数据分析

林口县人力资源、基础设施以及经济实力、政府支持中的二级定量指标的数值如图 1 所示，可以看出在人力资源方面，每千人口拥有卫生技术人员数 4.37 人、每千人口拥有执业医师数（含助理医师）2.07 人、每千人口拥有注册护士数为 1 人，从中也不难看出，林口县发明专利数为 27 个，养老服务机构数为 23 个，人均 GDP 为 2.3 万元 GDP 增速为 7.8%，同理，可以得到其他数据。

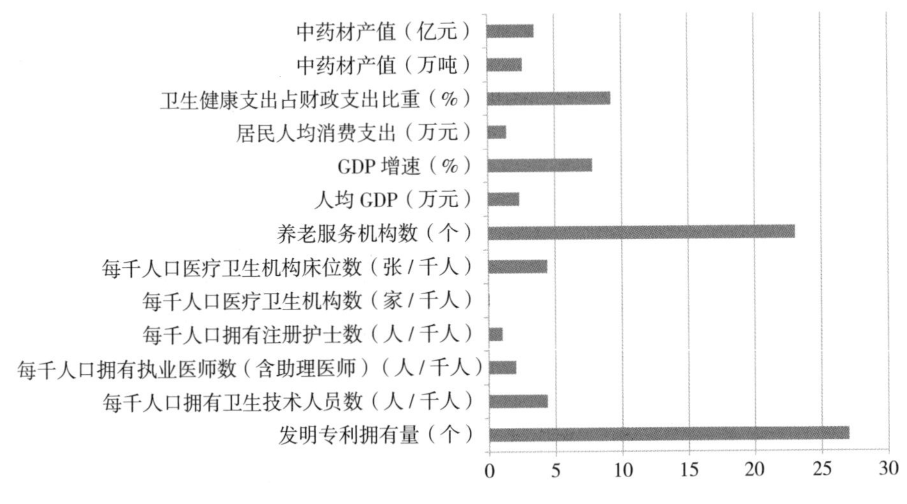

图 1　二级定量指标的数值

在此基础上，专家对其他二级指标进行定性评价，各指标满分为 5 分，得到如下对应的评价结果，如图 2 所示。从图中可以看出，评分专家普遍认为政府行政效率最为重要，占 4 分，其他比较重要的方面包括健康产业对经济的贡献、健康产业领域知名产品特色程度、重点医药企业研发能力、交通运输能力、健康产业对就业的贡献等。相比之下，这些指标中，健康产业园区建设、健康产业领域科研资源丰富程度、对健康产业的财政投入力度以及对健康产业的招商引资力度分数较低。

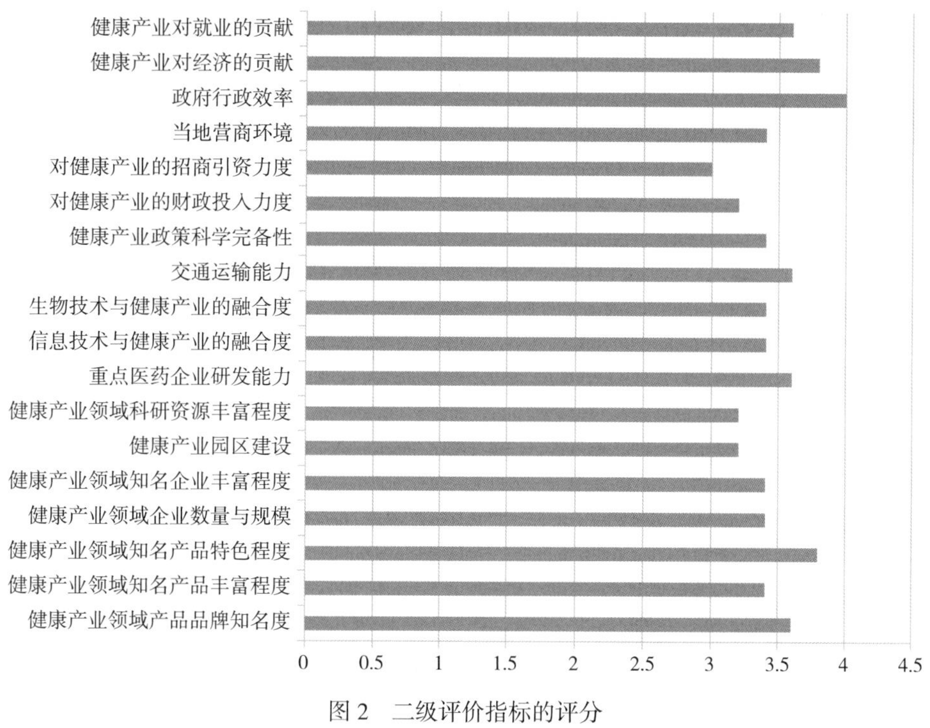

图 2　二级评价指标的评分

三、结论及建议

（一）完善健康产业园区建设

2022 年 11 月，科技部出台了《“十四五”国家高新技术产业开发区发展规划》，健康产业园区建设已逐渐成为业界与地方政府交流沟通时的热点话题，健康产业中具有强大的综合实力，其中企业联合地产商建设产业园区为主要形式[13]。从本次报告的调查结果来看，有效问卷中在健康产业园区建设方面，人们对林口县健康产业产品及健康产业服务认识不足，这直接影响了林口县健康产业的发展，林口县健康产业园区建设有待进一步完善。目前林口县已经初步构建起了绿色食药、新型材料、机械制造、文化旅游“四大主导产业”，林口县的重点园区包括电子商务产业园与牡丹江振西工业园园区，其他园区包括文化创业产业园、文化创意产业园、黑龙江林口经济开发区、林口县牡丹江百里黄芪谷中药创新产业园区、黄芪种苗规范化繁育基地等。

在资源聚合方面，医学园区与医药产业创新园区显示出独特的优势，通过园区可以实现科研、资本、人才、产业等元素的高效流动[14]。林口县的气候适宜沙棘与马铃薯的种植、大鹅养殖，目前林口县绿色食药产业园的原料充足，为了进一步推进健康产业园区的建设，牡丹江市林口县于2021年推进了“绿色食药产业园建设”项目，第一产业，主要建设产学研实践基地、苗木等研发与繁育基地、中药材种植基地等。第二产业，建设大鹅等农副山产品加工厂房、相应设备等。第三产业，建设电商平台、绿色食品展示中心、沙棘产品品牌的示范店以及物流中心等，并进行了招商引资[15]。

（二）加强科技指导，提高健康产业领域科研资源丰富程度

在林口县各乡镇、各林场（所）可以建立发展科技指导站，加强对生产者和经营者进行技术培训和技术指导，解决技术难题。要加强科学研究工作，加大对科研工作的投入和林口县经济产品科技含量的投入，建立专业合作组织，为生产者提供专业的人才、科技指导和咨询。

根据全县自然条件、资源条件，合理布局种植和加工基地，形成各种种植专业林场、专业农场等，同时形成生产基地，依托生产基地，大力发展精深加工业，建设一批起点高、规模大、效益较好的龙头企业，实行专业化、基地化、规模化生产。鼓励发展北药专业合作组织，并比照农业专业合作社扶持政策给予同等扶持，为生产者提供从原料、生产到销售、消费等全过程服务。

近年来，林口沙棘、大米等多类农产品通过线上销售成为广受人民群众喜爱的品牌。林口县针对“电子商务进农村”，已经制定了电子商务的一些实施方案以及电商人才体系建设实施方案等，建立农村现代市场体系，补齐农村电商基础设施和公共服务短板，保障重要农产品有效供给和促进农民持续增收，制订计划，并按计划开展林口县农村电商普及培训及和技能培训，开展多个林口县电子商务进农村综合示范项目，以有效促进电子商务在林口县健康产业方面的发展。为了进一步促进中医药产业的发展，林口县积极尝试中药产业与旅游、生态、医疗等方面产业的深度融合，形成具有县域特色的中药旅游与健康产品，林口县莲花镇、莲花黄芪谷分别被评选为省级中医药特色小镇与省级中医药健康旅游培训基地。

以石墨为例，作为林口县的宝贵资源，石墨已被确定为该县的重点发展产业，最大限度利用好林口石墨的资源优势，是林口县重点研究的课题。目前哈

尔滨工业大学科技园派出考察组深入林口县考察调研石墨产业，充分整合哈尔滨工业大学大技术优势和林口县资源优势，拉开了林口与高校开展石墨资源开发合作的序幕，加强了科技指导，努力增加产品的科技含量，逐步解决从技术到产业等多方面问题[16]。

（三）加大对健康产业的财政投入力度

林口县需要不断完善医疗服务共同体的运行和发展机制，强化财政投入保障，支持健康产业发展，为医疗服务共同体的发展注入新动能，并进一步加大政策与资金方面的扶持力度，要制定相关的优惠政策，以更好地支持北药的发展。并且要重点扶持大户、示范户以及龙头企业，以此来影响千家万户。积极构建和发展北药产业融资服务体系，推动金融机构互助、政策和商业担保机构发展，探索担保贷款形式，建立支持北方医药产业发展的发展基金等。财政部门要加大现有专项资金整合力度，支持发展北药产业，工信、环保、水利等相关部门开通发展北药产业公共服务绿色通道[17]。

（四）提升对健康产业的招商引资力度

招商引资是县域经济发展的重要手段，2022 年 9 月，林口县会议通报了《1—8 月林口县招商引资指标完成情况》和《林口县招商引资目标责任考核激励办法》。近些年，林口县南瓜的种植面积大约在 25 万亩，打造出一些高标准示范基地。为加快推进南瓜产业化发展，将南瓜产业打造成富民富县的支柱型产业，林口县加大招商引资力度。今后，将进一步发挥龙头企业的牵头作用，促进林口南瓜产业的发展[18]。

2022 年，林口县开展了精准招商，招商工作卓有成效。但要正视问题，要深入透彻了解招商引资工作的相关知识，增强招商引资的紧迫感、责任感，将招商引资工作视为工作中的重点。林口县需要深挖自身优势、潜力，创新招商方式，积极主动出击，推动招商引资取得新突破。要学习并熟悉招商引资的具体流程，加强对招商引资政策的学习，深入研究招商引资相关的各类法规、政策，进一步提升招商引资的能力和水平，要充分利用林口县资源优势、抓住发展机遇，积极地加入招商引资中，快速推进县域经济的高质量发展。环境服务要到位，加强园区平台建设，提高服务质量，做好林口企业家的口碑，促进招商引资的开展。

（五）充分利用资源优势，大力推进绿色品牌

林口县大部分林区比较偏僻，远离城市与工矿区，受现代工农业影响较小，具有优越的自然生态环境和高质量的大气环境，更具有发展绿色食品的独特生态环境条件。所以，发展北药经济重点关注绿色食品，发挥时珍北药集团的牵头作用，向产业化和规模化的路子迈进。同时，加大北药产业产品品牌建设力度，积极打造北药产业“绿色”“特色”与“生态”品牌，扩大林口县北药产品的影响范围。此外，要强化企业与法院的有效衔接，依法、高效解决合同纠纷问题，共同形成良性互动的良好营商环境，营造优质的法治环境，促进林口县蓬勃发展[19]。

（六）加强复合型人才培养

党的二十大报告强调，要推进“健康中国”的建设，完善人民健康相关政策[20]。从调研结果来看，林口县每千人口的执业医师数（含助理医师）与注册护士数分别为2.01人/千人与1人/千人，复合型人才的引入与培养有待进一步加强。健康事业的发展依赖于医学教育，发展“健康中国”，对医学教育有更高的要求。人才培养中，要围绕健康中国建设，在人才培养的各环节中融入大健康。着重培养中医临床人才与养生保健等中医药技术技能人才，探索培养中医药健康旅游、中医药科普宣传、中医药服务贸易等复合型人才，将中医药人才培养与落实创新创业相关扶持政策紧密衔接。

参考文献

［1］崔刚，刘阳，李志虹．健康中国视域下绿色锻炼融入“体医融合”大健康产业发展的研究［J］．文体用品与科技，2023，508（3）：65-67.

［2］魏伟，姚娜．“大健康”空间及设施：内涵·分类·研究框架［J］．城市问题，2023，331（2）：26-37.

［3］我国保健品市场的繁荣，碧生源功不可没［EB/OL］．生活日报．2021-08-21［2023-3-6］.https：//baijiahao.baidu.com/s？ id=1743105113724771349&

wfr=spider&for=pc.

［4］宋盈莹，李欣弋．黑龙江林口：红色记忆难忘文旅融合富民［J］．民生周刊，2021，338（15）：77–78.

［5］林口县人民政府．林政发〔2021〕5号林口县人民政府关于印发健康林口行动（2021—2030年）实施方案的通知［EB/OL］．（2021–08–21）［2023–3–6］.https：//www.linkou.gov.cn/view.php？ id=65071#viewtop.

［6］黑龙江中药材信息网．中药材动态［EB/OL］．（2019–12–30）［2023–3–6］.http：//zyc.hljagri.org.cn/contents/299/2020.html.

［7］中国青年网．道地观药大县林口县参展黑龙江中医药博览会［EB/OL］．（2020–10–29）［2023–3–6］.http：//df.youth.cn/dfzl/202010/t20201029_12551277.htm.

［8］农业农村部网站．农业农村部国家药品监督管理局国家中医药管理局关于印发《全国道地药材生产基地建设规划（2018—2025年）》的通知［EB/OL］．（2020–10–29）［2023–3–6］.https：//baijiahao.baidu.com/s？ id=1620466547564206242&wfr=spider&for=pc.

［9］中西部地区（牡丹江）．林口县人民政府办公室关于促进中医药健康服务发展的实施意见［EB/OL］．（2016–4–18）［2023–3–6］.http：//iic21.com/iic–zxbtz/index.php？ m=Home&c=Articles&a=showart&artid=170946.

［10］林口县人民政府.2020年林口统计年鉴［EB/OL］．（2022–03–23）［2023–3–6］.https：//www.linkou.gov.cn/view.php？ id=68524#viewtop.

［11］宋盈莹，李欣弋．黑龙江林口：红色记忆难忘文旅融合富民［J］．民生周刊，2021，338（15）：77–78.

［12］百度百科．健康产业［EB/OL］．［2023–3–6］.https：//baike.baidu.com/item/%E5%81%A5%E5%BA%B7%E4%BA%A7%E4%B8%9A/8761549 ？fr=Aladdin.

［13］程芳．生命健康产业园启航［J］．经济，2023，348（Swpp1）：92–93.

［14］汤琦．国际先进的医学健康产业园区发展模式及对上海的启示［J］．张江科技评论，2022，35（6）：62–65.

［15］牡丹江市人民政府．牡丹江市林口县绿色食药产业园建设项目［EB/OL］．（2021–05–21）［2023–3–6］.http：//www.mdj.gov.cn/jjdsj/zsxm/202004/t20200403_298344.html.

［16］凤凰网黑龙江 . 林口县引进“外脑”助推特色产业［EB/OL］.（2017-05-19）［2023-3-6］.http：//hlj.ifeng.com/a/20170519/5685250_0.shtml.

［17］黑龙江省林口县北药产业发展势头强劲［EB/OL］.（2014-12-09）［2023-3-6］.http：//www.86hh.com/health/hyzx/2014-12-09/42360.html.

［18］林口县人民政府 . 我县召开全县招商引资工作调度会议［EB/OL］.（2022-09-15）［2023-3-6］.https：//www.linkou.gov.cn/view.php？id=71215#viewtop.

［19］黑龙江省林口县法院 . 林口县人民法院召开优化营商环境专项行动新闻发布会［EB/OL］.（2022-09-20）［2023-3-6］.http：//mdjlk.hljcourt.gov.cn/public/detail.php？ id=2152.

［20］曹伟玲 . 厚植人才优势筑牢健康中国基石［J］. 当代广西，2023，455（4）：14.

HB.18 甘肃省庆阳市西峰区健康产业发展报告

张　维[①]　宋金霞[②]　余智玲[③]

摘要：西峰区是甘肃省庆阳市党政机关所在地，有着较好的健康产业发展基础和环境，如中药农业发展基础雄厚，医药工业初成体系，医药贸易渐入佳境，健康服务和抗氧服务在区域内有一定优势，但也存在中药农业规模化、集约化欠缺，医药工业未形成产业聚集、科技含量不高，健康服务和康养服务发展水平不高等问题，建议西峰区大力巩固产业基础、加强产业协同、增强科技扶持、引导健康产业聚集，打造陇东地区健康产业发展的桥头堡。

关键词：西峰区；健康产业；建议

西峰区是甘肃省庆阳市党政机关所在地，地处甘肃省东部，坐落在素有"天下黄土第一塬"之称的董志塬，全区辖5镇、2乡，6个街道办事处，100个建制村，998个自然村，36个社区；总面积999.31平方千米，其中耕地面积57.87万亩；常住人口51.38万人，有汉族、回族、满族、藏族、壮族、朝鲜族等12个民族。

一、西峰区全域基本状况

（一）资源状况

西峰区是久负盛名的文明古地。20万年前，西峰就有人类繁衍生息，仰

① 张维，管理学硕士，甘肃中医药大学经贸与管理学院副教授，研究方向：卫生事业管理、医疗保障制度等。

② 宋金霞，硕士研究生在读，甘肃中医药大学公共卫生学院，研究方向：卫生事业管理。

③ 余智玲，硕士研究生在读，甘肃中医药大学公共卫生学院，研究方向：卫生事业管理。

韶、齐家文化遗址遍布全区。区内有开凿于北魏永平年间的北石窟寺被称为“甘肃四大石窟之一”，温泉老公殿被中国民俗学会命名为“华夏公刘第一庙”，小崆峒景区被称为黄土高原的“天然标本园”，此外，西峰民俗文化绚丽多彩，皮影、剪纸、刺绣、陇东道情被誉为“陇东四绝”。

矿产资源方面，区内矿产资源主要有石油、天然气、煤、建筑用砂、砖瓦用黏土等。石油资源为主导资源，煤查明资源储量为 27.55 亿吨；建筑用砂查明资源储量为 195.3 万立方米；砖瓦用黏土查明资源储量为 109.7 万立方米。

（二）交通运输

西峰区市是联通三省的“旱原码头”。西峰自古就是关中通往宁夏的官道和南北货物交易集散地，史载“控振萧关，襟带秦岭”。如今，全区有各类专业市场 30 多处，现代物流、电子商务、金融保险等新兴产业发展势头迅猛。西峰交通顺畅，通信发达，省道 202 线、西长风高速与银西铁路贯穿全境，城乡道路纵横交错，庆阳机场航班直达全国各中心城市。全区现有各类营运汽车 1.3 万辆，年客运量达 3527 万人（次），旅客周转量 259676 万人公里，货运量达到 2297.61 万吨，货物周转量 382359.3 万吨公里。2020 年银西铁路通车运行后，西峰迈入高铁时代。

（三）经济发展

西峰区经济发展稳中向好。2022 年西峰区生产总值完成 301.3 亿元，第一产业增加值完成 8.5 亿元。第二产业增加值完成 144.2 亿元。第三产业增加值完成 148.6 亿元。固定资产投资完成 70.1 亿元。社会消费品零售总额完成 82.3 亿元。一般公共预算财政收入，完成 8.65 亿元。城镇居民人均可支配收入 39864 元。农村居民人均可支配收入 13757 元。[1] 从主要经济指标来看，一是第一产业达到预期。粮食产量稳定收获，达到 9.8 万吨。二是第三产业增长较好。其中，交通运输业和非营利性服务业增速较快，分别增长 21.3% 和 15.7%，金融业、房地产业增长稳定，分别增长 5.6% 和 3.2%，有力支撑了经济增长。三是固定资产投资增长稳定。完成了 70 亿元的目标任务，同比增长 11.2%。四是限额以上社零总额增速较快。尽管受新冠疫情冲击，但限额以上社零总额仍保持较快增长态势。全年完成 71.8 亿元，同比增长 12.5%。

（四）主要农产品产量

西峰区种植业、畜牧业产能稳定。粮食生产方面，2021 年西峰区粮食作物播种面积 35.51 万亩，全年粮食产量 9.76 万吨。其中：夏粮播种面积 23.4 万亩，总产 5.55 万吨；秋粮播种面积 12.1 万亩，总产 4.2 万吨。全区油菜籽播种面积 3.05 万亩，油菜籽产量 0.52 万吨，油菜籽平均单产 170.8 公斤。畜牧业生产方面，全区出栏肉猪 10.01 万头，年末存栏 11.3 万头。全区年末牛存栏 0.55 万头，出栏 0.27 万头，年末羊存栏 13.65 万只，出栏 5.66 万只，年末家禽存栏 31.3 万只，出栏 14.87 万只。[2] 近年来，西峰区按照“保粮、扩畜、提果、增菜”的要求，以打造产值百亿元产业集群为目标，发展生猪产业，推动养殖向前拓展、加工向后延伸，构建繁育宰加销一体化生猪产业体系。积极加快农业产业结构调整，通过政策引导、龙头带动、基地建设等措施，立足自然资源禀赋，推进农业与旅游、文化、康养等产业深度融合，打造以休闲体验、生态采摘等为特色的休闲观光农业，延伸产业发展链条，提升综合效益。

（五）制造业行业

装备制造业是西峰区重点打造的支柱行业。截至 2021 年年底，西峰区“四上”企业在库 349 户，占全市在库企业 56%。其中，工业 29 户，建筑业 135 户，房地产业 62 户，商贸业 88 户，重点服务业 35 户。固定资产投资项目方面：2021 年，全区在库 500 万元以上投资项目 125 个，比 2020 年多 39 个，同比增长 45.4%。其中，5000 万元以上投资项目 69 个，同比增长 43.8%，500 万 ~5000 万元项目 56 个，同比增长 51.4%。[3] 近年来，西峰区深入实施“工业强区”战略，按照传统优势产业和战略性新兴产业两手齐抓要求，聚焦建设陇东综合能源化工基地和打造数据信息产业集群，坚持强龙头、补链条、聚集群，加快石油化工、天然气化工等传统产业“三化”改造，积极培育新能源装备制造、数据信息等新兴产业，不断提升地方工业对县域经济的支撑能力。在立足资源禀赋、区位特征、发展基础和特色优势的基础上，西峰区把强科技、强工业与强县域行动相结合，持续优化营商环境，不断扩大招商引资，累计实施重点工业项目 21 个，全区现有规模以上工业企业 29 户，拟培育入规企业 7 户，地方工业经济保持平稳增长。

（六）人口状况

2020年第七次全国人口普查数据显示，西峰区常住人口为513856人，全区共有家庭户181226户，集体户9100户。家庭户人口为459927人，集体户人口为53929人。户均人口为2.54人。男性人口为259132人，占50.43%；女性人口为254724人，占49.57%。常住人口性别比为101.73。人口年龄从结构上看，如表1所示，青壮年人口比例较2010年有所下降，而60岁以上老年人口比例呈上升趋势。

表1 西峰区人口年龄结构及变化

年龄段	人口数（人）	占区总人口比例（%）	与2010年第六次全国人口普查数据对比结果
0~14岁	108548	21.12	上升4.33%
15~59岁	336954	65.57	下降6.65%
60岁及以上	68363	13.30	上升2.31%
其中65岁及以上人口	49238	9.58	上升2.30%

全区常住人口中，拥有大学（指大专及以上）文化程度的人口为94434人；拥有高中（含中专）文化程度的人口为89608人；拥有初中文化程度的人口为161407人；拥有小学文化程度的人口为112915人（以上各种受教育程度的人包括各类学校的毕业生、肄业生和在校生）。较2010年数据，西峰区人口平均受教育年限有所增长，人口素质有稳步提升。

全区常住人口中，居住在城镇的人口为318298人，占61.94%；居住在乡村的人口为195558人，占38.06%。与2010年相比，占全市常住人口比重增加6.50个百分点。以上数据也说明，西峰区作为庆阳市政治、经济中心，对周边县区人口有一定虹吸效应，导致占全市人口比例增加，但区内劳动人口比例也下降明显，说明有较严重适龄劳动人口外流现象，这两方面因素同时作用会提高老龄人口比例，客观上为健康服务业的发展带来了内在需求。

（七）科技发展

西峰区科技工作基础受制于经济社会发展水平和产业发展能力制约，相对薄弱。2022年西峰区共受理专利申请615件，授权533件。其中：授权发明类9件，实用新型技术类455件，外观设计类69件。[4] 全年登记区级科技成果1项，其中，应用技术类成果1项。成功申报创建省级农业科技园，建成甘肃居立、庆阳金鑫源等“果”字号企业13家，专业合作社、协会56个，中庆农产品、阳光惠农、九龙春酒业等省级重点龙头企业8家，省级高新技术企业5家。省级工程技术中心2个、省级科技创新型企业2户、省级知识产权优势企业2户、省级众创空间1个。

（八）医疗卫生资源

2022年，西峰区共有医疗卫生机构358个。其中医院17个，医院中有综合医院5个，中医医院3个，专科医院9个；基层医疗卫生机构334个，其中，社区卫生服务中心（站）18个，卫生院8个，村卫生室112个，门诊部11个，诊所185个；专业公共卫生机构7个，其中，疾病预防控制中心2个，妇幼保健院（所、站）2个，供采血机构1个，卫生监督所（中心）1个，计划生育技术服务机构1个，具体数据见表2。

表2 2022年西峰区医疗卫生机构组成

类别	医疗机构	数量	
医院	综合医院	5	17
	中医医院	3	
	专科医院	9	
基层医疗卫生机构	社区卫生服务中心（站）	18	334
	卫生院	8	
	村卫生室	112	
	门诊部	11	
	诊所	185	
专业公共卫生机构	疾病预防控制中心	2	7
	妇幼保健院（所、站）	2	
	供采血机构	1	
	卫生监督所（中心）	1	
	计划生育技术服务机构	1	

2022年年末，区域内卫生技术人员5802人。其中，执业医师和执业助理医师1862人，注册护士3121人，药师（士）182人，技师（士）348人，其他医技人员289人。医疗卫生机构实有床位5162张，其中，医院4619张，基

层卫生机构 398 张，专业卫生机构 145 张。全年总诊疗人次 307.6 万人（次），出院人数 13.9 万人（次）。

近年来，西峰区把加强和发展中医药事业作为弘扬和传承中医药文化、保障群众身体健康的有力抓手，以满足城乡居民中医药服务需求为出发点，坚持走“强基层中医”的建设和发展之路，全区中医药工作取得了显著成效。

（九）营商环境优化

西峰区重视招商引资和优化营商环境工作，制定出台《西峰区招商引资优惠奖励办法》《西峰区招商引资项目引荐人奖励办法》等政策，通过实地对接相关企业，邀请企业入区考察，柔性引智等方式加强经贸合作，近年来，围绕能源化工、装备制造、食药品加工、文旅康养等领域，开展国内外招商活动。首先，坚持全域联动、有的放矢，精心谋划包装陇东风情园等重点招商引资项目 33 个。[5] 其次，西峰区扎实开展“服务型效能型”机关创建活动和“千名干部帮千企”行动，努力解决困扰企业发展的难题，全力打造亲商爱商的社会环境。再次，西峰区持续深化“放管服”改革，全面实行并联审批、信用承诺、容缺受理、帮办代办，最大限度减环节、减材料、减时限，全程网办率达到 99% 以上，全力打造高效便捷的政务环境。加大涉企政策“不来即享”服务系统推广使用，不折不扣落实减税降费、金融支持、产业扶持、科技创新、招商引资、就业创业等优惠政策，确保应享尽享，全力打造惠企利民的政策环境。严格落实公平竞争审查和“双随机、一公开”监管，支持合法、打击非法、柔性执法，让企业安心经营、放心投资、专心发展，全力打造公平正义的法治环境。

二、西峰区医药健康产业发展现状

（一）中医药农业发展现状

西峰区立足特色农业资源优势，依托庆阳国家农业科技园区西峰核心区建设，高标准建成省级农业科技园区。按照“适地、适时、适生、适种”的思路，积极发展中药材产业，鼓励企业和合作社流转土地连片种植，通过

"公司 + 基地 + 农户""合作社 + 农户"等形式的利益联结机制，引导农户以土地、资金入股，动员贫困户到合作社务工，推广订单种植，促进农民增收，2022 年全区计划推广种植柴胡、金银花等中药材 7000 余亩，推广种植柴胡、黄芪、黄芩、白芍等中药材 1.5 万亩，先后打造百亩以上金银花、柴胡种植基地，培育了一批中药材产业大户、重点合作社、收购加工企业，中药材年产值预计达到 5000 元万以上，种植群众亩均纯收入在 1500 元以上，合作社务工群众年增加收入 5000 元以上，中药材产业正逐渐成为当地农民增收、农业增效、带动农业休闲观光旅游产业和拉动地方经济增长的新兴产业。同时，西峰区积极加快农业产业结构调整，通过政策引导、龙头带动、基地建设等措施，大力培育发展中药材生产基地，提升优势品种的种植规模，推进中医药种植与旅游、文化、康养等产业深度融合，打造以休闲体验、生态康养等为特色的产业形态，延伸产业发展链条，提升综合效益，有效促进药材增效、农民增收，助力了乡村振兴。

（二）医药健康工业发展现状

西峰区积极构建以中药制造为支柱，以生物制药为特色，以专业服务平台和产业园区为支撑的医药产业体系，重点发展中药材优良品种选育、品系提纯复壮的新方法、新技术。近年支持了丽彩西峰制药、益翔药业等医药企业做大做强，以带动辖区医药产业集群发展；培植了近二十家中药材加工龙头企业，提升中药饮片加工水平；推动了已取得药品生产许可证、GMP 认证证书的饮片生产企业规模化、现代化发展，提高清洗、分选、切片、烘干、包装等生产过程机械化、自动化水平；加强了中药饮片生产过程质量控制，精选原料中药材，严格加工炮制技术，积极发展小包装饮片、精制饮片等高品质中药饮片；重点扶持了具有发展潜力的中药饮片加工企业，通过实施技术改造，促进产业升级，推动中药饮片生产企业由小、散、弱向规模化、集约化发展。

（三）中医药贸易发展现状

西峰区依托区位优势，近年来加快发展现代物流技术、互联网信息技术，提升物流信息化水平，打造聚集陇东、辐射宁夏、连通陕西的商贸物流枢纽。如通道物流产业重大项目上建设城北创新港，将其打造为集货运存储、物流销售于一体的现代化物流园区，打造销售、仓储、加工集散中心；支持居立生态等农业科技公司高标准建设气调冷藏库及果畜产业技术服务中心。建设了中药材市场，建设标准化仓储库房，构建庆阳中药材及中药产品的物流信息平台、物流配送中心和电子商务网络等，科学规划西峰生物医药工业园、中药材交易中心，以努力吸引国内中药材销售企业加盟投资，形成中药材及中药制品销售批发集散地。

电子商务助力中医药产业发展方面，西峰区创立出了培育电商、网络创业者的“电子商务创业园”，投资 3 000 万元，已入驻企业 40 余家，就业 300 人，间接带动下游企业及民俗产品供应链就业者 1 200 余名。园区通过引入阿里巴巴淘宝“中国・甘肃馆”运营模式，建成了以“淘宝・庆阳馆”为中心的集电商服务、网站建设、快递物流、企业管理服务等功能于一身的服务体系。在农村电商服务平台建设方面，西峰区先后建成 1 个区级电商服务中心，7 个乡级服务站，100 个村级服务点，已实现全区 100 个建制村“一村一店”。培训从事电商工作的区、乡、村三级干部、大学生村官、返乡创业青年、致富带头人、电商企业、专业合作社社员 6 000 余人次。[6] 畅通农产品销售渠道方面，西峰区鼓励大型物流快递企业设立分公司，目前，天猫优品、京东商城、苏宁易购成功落户，成立申通、韵达、顺丰等快递企业 18 家，业务量年增长率突破 10%。乡镇新增物流网点 15 个，促成甘肃壹程联合物流、张小春城乡物流两户物流企业与全区 100 个电子商务服务点签订配送协议，基本实现全区村级物流快递配送全覆盖。

（四）健康服务发展现状

近年来，西峰区将县域综合医改作为健康西峰建设的重要内容，结合紧密型县域医共体建设和医防融合新模式试点开展，按照“聚焦一个目标、强化两项支撑、提升三项能力、完善四项制度、建立五项机制”的“12345”工作思路，健全“体系链条”，优化“服务链条”，建强“医疗肌体”，促进全区卫生健康事业高质量发展。西峰区聚焦实现以治病为主向“防治康养”结合，构建医防结合、康养结合、医养结合的县域医疗服务一体化工作体系，提供全人群、全周期的健康服务这一工作目标，强化医保支付方式改革、推进健康信息互联互通两项支撑，提升了医疗卫生综合服务、药品保障供应能力、医防融合服务三项能力，完善了现代医院管理、财务管理、人事薪酬、乡村一体化四项管理，建立了政府主导、部门协同、人才培养、对口帮扶、考核评价五项机制，取得了群众求医问药更加便捷实惠、基层健康服务能力明显提升、医保基金使用效率明显提高、医务人员工作积极性得到提高等成效，健康服务能力有了明显提升，为健康事业产业的发展打下了坚实的基础。老年人健康服务方面，截至 2022 年年底，全区 65 岁及以上老年人完成健康体检 4.2 万人，体检率 87.52%；已管理老年高血压患者 2 万人，管理率 73.20%，规范管理率 99.08%；已管理老年糖尿病患者 4871 人，管理率 52.07%，规范管理率 98.99%。[7]

（五）康养旅游业发展现状

2020 年西峰区累计接待国内外游客 224.76 万人（次），比上年下降 39.8%，旅游综合收入达 11.34 亿元，比上年下降 39.6%，旅游人均花费 504.5 元。显胜乡毛寺村相继被列入“全国乡村旅游重点村”“全省十大旅游样板村”，庆阳生态文化产业园计划总投资 12 亿元，现已建成风景园林 431.2 亩，栽植各类风景树 52800 棵，完成园内道路硬化、供排水系统管线铺设、网络、供电等基础设施和假山瀑布、鱼塘、民宿餐饮楼等景观工程。对彭原青藤农业乡村、陇东滑雪场旅客休闲中心、田园农庄及周边道路进行了硬化绿化提质改造，完成南佐文化集市、郭家地坑院、小河湾风景旅游区、黑老锅景区 4 个景点旅游厕所建设。近 5 年来，西峰区乡村旅游接待量达 332.16 万人次，实现旅游综合收入 6.2 亿元。目前，西峰区已探索形成农旅型、文旅型、产业型、生态环保型、康养型“五型”旅游发展新模式，凤凰塬舍、小河湾、太一农庄、田园综合体乡村旅游“四朵金花”绽放发展新优势。建立“六联六带”联农带农新机制，促进龙头企业、农民专业合作社、产业基地、农户“四级联动”，带动农民获得土地流转租金、入股配股股金、集体经济利金、务工就业薪金、反包管理劳金、学习技术黄金“六桶金”，多渠道稳定增加村集体经济和农户收入。打造了承载传统工业文明印记的庆阳前进工业遗产博物馆。组织辖区内文化旅游企业参加中国国际旅游交易会、“大美庆阳・全民乐购”消费季系列活动、“金针花”文旅商品名优产品展销等活动，实现销售各类文旅产品 2 万余件，销售金额达 60 万元。西峰区围绕“红色南梁、岐黄故里、周祖农耕、民俗庆阳”四大文化要素，积极推动文化旅游产业与科技深度融合，储备了西峰区中医药及康养园区、西峰区中成药加工生产基地、西峰区岐黄中医药养生基地等建设项目，初步做好了健康旅游业发展的基础工作。

三、西峰区健康产业发展存在的问题

（一）中医药产业发展方面

1.优质种苗供给短缺现象有待缓解

甘肃省在中医药产业发展方面受制于优质种苗供给短缺现象普遍，西峰区也不例外，表现在优质种子种苗生产滞后，主要靠农户自繁自育，种苗质量、产量、效益水平低，县外采购时存在优质种源供给少，市场购置途径不畅等问题，导致一些药材品种种苗无自给能力，生产规模和增产增效保障能力不足[8]。

2.中医药商业流通尚未形成现代体系

主要表现在，区域内中医药产业市场、仓储、物流基础条件相对落后，急缺的规范化仓储物流中心还未建成，中药材产品存储和抵御市场风险的能力不足，电子商务和期货交易缺乏平台支撑。部分原药交易靠贩运户走村串户完成，产品质量、药农利益、交易公平均无法保障，产业优势未能真正转化为经济优势。

3.中医药加工体系尚不健全

主要表现在，医药工业化水平低，生产经营、科技研发实力较弱，产业链条短、产品附加值低、整体层次不高。缺少能够引领产业快速发展的大型精深提取和制药企业。区内企业申请各类认证的实力和意愿还不够强，对产业加工增值贡献不大。

4.产业协同能力弱

主要表现在，能够引领产业链协同发展的技术研发、金融服务、人才队伍、物流配送等保障要素较为薄弱。产业规划设计和执行标准能力不足，市场准入条件低监管不全面。中药材溯源管理薄弱。企业缺乏产品研发团队，与专业院校合作也够紧密。

5. 中医药产业宣传推介工作相对滞后，

西峰区中医药品牌在媒体和全国各大市场宣传推介力度不够，中医药企业品牌效应发挥不充分。中药材主推品牌尚未形成，多数产品没有注册商标，没有深入挖掘产品的地域特色和文化内涵，市场竞争力不强。

（二）医药企业发展方面

1. 企业规模普遍较小，市场竞争能力还不够强

西峰区虽然医药生产加工企业已初步形成聚集效应，但区内大多数药企尚未建立起自己的药材种植基地，部分生产原料、辅料多由外地购买，运输成本较高，对市场的把控能力较弱。区内医药企业中小企业占比较大，企业规模偏小，抵御风险能力较差。医药企业创新能力相对薄弱，缺少技术含量高、附加值高、疗效好和拥有自主知识产权的产品，产品迭代创新的速度较慢，重复生产现象普遍，受地域、企业规模、薪酬福利、品牌等因素制约，高级技术人员流失现象严重，普遍存在“引进难，留住难”的窘境。

2. 品牌建设相对滞后，产业集聚效应有待增强

区内企业生产产品独家品牌较少，产品同质化现象严重，产品销售往往集中于相同地域，竞争层次不高。一些企业未认定为高新技术企业，企业税费负担较重，再加上成本上升、设备厂房改造、技术升级和各类认证的压力，企业能够投入产品创新中的经费和精力少之又少[9]。此外，现有的中医药集聚活力不强，中医药产业园建设、现代中医药健康产业园以及集中连片种植区的发展较慢，招商赋能形式单一、力度不够，整体支撑带动作用不凸显。最后，中医药康养服务体系尚不完善，医养结合紧密度不足，服务设施不全，服务能力不高，与养老和旅游等产业融合发展不够。

（三）康养产业发展方面

1. 缺乏康养品牌产品引领

目前，区内康养资源已得到了初步的整合，但存在业态单一，吸引力不足，产业链尚未形成等问题，尤其缺少高端特色项目的引领。由于产业链尚未形成闭环，导致康养旅游资源的相对优势还未转化为产品优势，更未转化为经济优势。

2. 企业的主体作用发挥不足

区内康养机构普遍弱、小、散，未形成规模效益，缺乏产业龙头企业支撑。如在“康养 + 工业”方面，尚未将中医药资源优势转化为产品优势；在“康养 + 旅游”方面，大多以提供餐饮、住宿等劳动密集型服务为主，文化旅游、体验式旅游项目深度不够，旅游产品开发不足，产业发展缺乏有效支撑，增长乏力。

3. 专业人才极其匮乏

康养产业对专业技术人才的需求较高，但受制于主客观原因影响，西峰区各类康养人才普遍匮乏。如在医疗领域，人才总量不足、学科带头人匮乏，大医院高端专科人才引进困难重重，高端人才流失现象严重；在旅游领域，存在专业人才“引不进、留不住、用不好”等问题，高层次旅游经营、管理人才和专业规划、营销人才均较为短缺。

四、西峰区健康产业发展建议

（一）巩固产业基础，保障原料供应

1. 扩大订单农业规模催生发展动力

以往中药材生产主要以农户自产自销为主，这种生产模式已不能够适应时代发展需要，中医药农业经济组织化势在必行，西峰区可用订单农业模式解决中药材销售难问题，以农村经济组织化解决种植管理技术落后难题，以购买农业保险解决投资收益风险问题，订单回收解决中药材销售难题，政府政策扶持解决基本保障问题。推行企业 + 合作社 + 农户模式，使规划、种植管理、技术服务、销售每个环节都有依靠、有保障。

2. 集成优质高效科学生产加工管理水平

药品原料的质量规范是生物医药行业管理的核心环节。严格中药材生产活动监管，加强投入品监管执法，控肥控药，严格限制种植过程中化学肥料、低

毒农药等投入品用量和频度，禁止高毒农药和各类激素的使用非常有必要。应在标准化生产基地建设中，依托新型农业经营主体，全面落实标准化操作管理规程，健全生产全程档案管理，推进中药材质量管理体系化、制度化，全面提升中药材质量安全水平。[10]可培训当地学习高效生产技术，提高全程科学水平，提高生产效率，通过引进、合作等形式对现有中药材种植基地进行改造升级，逐步形成科学化种植。

（二）助力产业协同，打造产业链闭环

1. 产学研结合建立中药材研发基地

可以依托陇东学院岐伯医学院、庆阳市中医院建立产学研结合品种驯化、品种培育基地和实验中心，加大科研专项投入，确保专项经费投入，选择道地品种如槐米、红叶紫苏、甘草、大黄等，开展生产技术、检测检验、储运加工、药品研发、药理临床试验等系列科研攻关，力争培育出适宜性强、易推广、经济效益好的中药材品种。可以支持制药企业和科研机构，以当地道地中药材为主原料，研究开发新药品、保健食品、药膳等系列产品。[11]加强科研力量协调开发改善记忆、延缓衰老、调节血脂、血压、抗疲劳等保健功能食品，形成一批具有独特疗效、功能的药品及保健品，扩大市场影响力。应加强搜集民间传统名方收集研究工作，针对心脑血管疾病、妇科疾病、儿科疾病、自身免疫性疾病等中医优势病种，研发现代中药制剂。

2. 提升中药材品牌营销水平

西峰区应实施中药材品牌营销战略，以“三品一标”为抓手，强化产区环境、地理标志产品保护和道地药材认证，建立地道中药材品牌奖补机制，对品牌创建中成绩优异、支撑有力的中药材区域公用品牌和企业商标品牌进行奖励，构建起区域公用品牌、企业商标品牌协同发展，互为支撑的地道中药材品牌体系。加快构建以专业批发市场为龙头、产地交易市场为骨干，点线结合的药材流通体系，尽快形成全国重要的药材集散中心、价格形成中心、信息发布中心、仓储物流中心。

3. 完善中药材全产业链服务体系建设

西峰区仓储、物流、交通条件优良，建设集仓储物流、市场交易、电商平台于一体的现代化中药材交易市场，配套实现中药材综合信息服务平台建设，

推行中药材产业信息化基础较好，可构建庆阳中药材信息交流平台，对接全国各大药材市场，利用大数据、云计算进行中药材信息搜集和药材价格动态监测，指导庆阳市中药材产业发展，为药农提供可靠信息来源，利用西峰区位优势，建设西峰生物医药工业园或中药材交易中心，吸引国内中药材销售企业加盟投资，形成中药材及中药制品销售批发集散地。

（三）促进企业发展，提高创新能力

1. 加大对医药企业的支持力度

西峰区生物医药行业相对集中，但存在规模不大、创新能力不强，产业带动能力较弱等弊端，如能给予资金扶持和政策方面的倾斜，给予财政贷款等多方保障，减轻企业资金运转压力，使企业能够有资金和精力大力创新、开拓市场。政府为扶持医药企业发展，频出利好政策，要确保政策细则落地生根，适用于当前实际情况，能够切实为企业提供全面发展平台，需要明确具体时间逐步推进，落实到具体部门应结合医药企业具体情况明确政策细则内容，制定合理、全面的执行规划。

2. 强化市场监管，营造良好的发展环境

当前，医药市场“劣币驱逐良币”现象时有发生。有必要建立健全医药产品市场监管体制，淘汰不合格小企业，取消闲置产品文号，杜绝不合格产品在市场上以次充好，营造“优品”“名品”发展环境，促进医药市场良性发展。

3. 建立医药产业联盟，优化整合地方资源

针对中医优势病种，以区内医疗机构为基础，挖掘经典名方，开发复方，加快推动疗效确切、临床价值高的中药创新药的研发及产业化。支持发展与庆阳大宗道地药材资源结合紧密的现代创新中药，鼓励成熟的院内中药制剂申报新药。推动规模化高效分离与制备技术、中药新型制剂技术、智能质量控制技术等应用和推广。

培育或引进有实力的医药企业，加大道地中药材深加工，提升附加值，增加药农收益，调动种植积极性，促进本地经济社会发展。支持中成药大品种的二次开发，鼓励企业加大对中药大品种培育的投入，加强对药物作用机理的探析，研究和提升生产工艺技术，实现重点产品的升级换代，发展现代中药大品种。鼓励支持区内企业研发具有自主知识产权的新药，如“妇可靖胶囊”“复

方伤痛胶囊”“补肺丸”等特色优势产品，促进其迭代发展，促进区内企业与大药企、大品牌开展产业合作，优化股本结构，增加经营投资，增强企业综合实力和发展动力，积极推进本地特色中成药品种进入国家医保目录和基本药物目录，加强院内中药制剂调剂使用和委托配制。参加全国性医药展会，宣传推介产品，提高市场占有率。

（四）加快园区建设，发挥聚集效应

1. 加强基础设施建设，做好项目储备

健康产业相关园区建设是带动健康产业发展，实现产业集聚的重要举措。西峰区有陇东地区无可替代的区位优势，有较大的人口基数和丰富的文旅、康养资源，如能够积极对接政策性银行，争取基础设施建设专项资金，进一步加强基础设施建设，引导各类健康产业园区建设，一定能够成为庆阳市、陇东地区健康产业发展的桥头堡。

2. 大力推进已有园区规划的落实

依托气候适宜、交通便利、融入关中 1 小时经济圈的优势，西峰区可进一步推进陇东风情园等建设项目的实施，将其打造为岐黄文化的重要展示地和体验地。建设以“岐黄文化”为核心，“特色轻医疗”+“健康旅游”为驱动，全力导入中医药养生、特色轻医疗、健康旅游、教育培训等产业功能，致力于打造陇东地区具有影响力的康养产业园。打造一堂八苑一中心（岐黄讲经堂、岐黄艺养苑、岐黄国医苑、岐黄运动苑、岐黄药膳苑、岐黄香道苑、岐黄体验苑、岐黄美容苑、岐黄特疗苑、岐黄文化研究服务中心）的岐黄艺术康养首创地，实现艺术治疗与岐黄文化首次融合，国医坐镇、黄帝内经揭秘、中草药文创产品融入。

（五）加快康养步伐，促进融合发展

1. 充分挖掘和利用康养资源

细化康养项目建设规划编制，依托现有医疗资源，根据区域健康需求和相关产业发展需要，优化各级各类医疗机构服务特色和内涵，壮大家庭签约服务团队，做实中医诊疗服务。鼓励中医医疗机构进广泛宣传科学养生理念和保健

方法，让群众在享受形式多样的中医药健康指导服务，全面推动中医药与养老融合发展。[12] 利用文化优势，推动中医药健康服务与旅游产业有机融合，发展中医药健康旅游。加大加强区内康养资源的宣传力度，与当地文旅优势紧密结合，吸引游客消费。研发岐黄中医药旅游产品。注重品牌建设，注册产品商标，设计中医徽标。研发中医养生器械、保健品和文化产品，提升产业综合效益。

2. 打造区域康养文旅共同体

西峰区康养资源丰富，有打造中医药保健旅游养生区的良好基础。是可突出资源优势，融合农、工、医、旅等多形态打造康养旅游目的地，形成康养系列产品。可整合产业链，打造更具竞争力的康养品牌。二是培育康养产业市场主体。通过招商引资，引入知名养老机构、旅游集团、医疗器械企业等。鼓励企业用足政策、灵活筹融资，激活民间资本，培育一批有吸引力的，集养老休闲于一体的健康服务新业态。三是加强基础设施建设，不断完善产业配套设施。四是出台产业发展、人才促进、财政金融帮扶、土地政策和税费优惠等政策，加大对民营资本参与康养产业项目支持力度，在用地、税收、规划审批等方面给予倾斜。可在庆阳建设全省中医药示范区的规划框架下，打造岐黄中医养生文化名城；推动红色旅游与养生旅游融合发展，实施康养、文旅景区建设等项目，规划打造具有庆阳特色的岐黄文化养生旅游线路。

参考文献

[1] 2022 年西峰区政府工作报告 [EB/OL] .http：//www.gsxf.gov.cn/xxgk/fdzdgknr/qtfdxx/zfgzbg/content_6962.

[2] 2021 年西峰区经济发展报告 [EB/OL] .http：//www.gsxf.gov.cn/xxgk/fdzdgknr/jjshfztjxx/content_6411.

[3] 盘小美 . 西峰区强化招商引资积蓄发展后劲 [N] . 陇东报，2022-08-10（1）.DOI：10.28519/n.cnki.nldbb.2022.001197.

[4] 庆阳市西峰区"十四五"科技创新规划 [EB/OL] .http：//www.gsxf.gov.cn/xxgk/fdzdgknr/ghxx/content_6627.

[5] 毛娜娜 . 西峰区政务"云上走"服务"一站式"[N] . 陇东报，2022-

09-14（2）.DOI：10.28519/n.cnki.nldbb.2022.001443.

［6］周樱佬，赵益铭.农村电子商务发展评价研究：以西峰区为例［J］.现代营销（学苑版），2021（12）：162-165.

［7］耿洋洋.西峰区“互联网＋智慧医疗”守护老年人健康［N］.陇东报，2023-01-09（1）.28519/n.cnki.nldbb.2022.001197.

［8］张博.庆阳市中药材产业发展现状调查及对策研究［D］.兰州：兰州大学，2018.

［9］刘聪聪.乡村振兴视域下城乡融合发展路径研究［D］.西安：西北大学，2022.

［10］杨亚宁.庆阳市西峰区绿色种养循环农业实施现状及思考［J］.中国农技推广，2022，38（5）：25-26.

［11］西峰区“十四五”医疗保障事业发展规划［EB/OL］.http：//www.gsxf.gov.cn/xxgk/zfwj/qzfbwj5zfb/content_6562.

［12］包晶静.西峰区农村敬老院资源配置研究［D］.兰州：兰州大学，2020.

HB.19 海南省琼中县健康产业发展调查报告

王 鹏[①]

摘要：在庞大的人口总量、日趋严重的人口老龄化、不断提升的自我健康管理意识等社会因素影响下，中国健康产业进入了高速发展阶段。本报告结合琼中县自然环境与生态资源、卫生健康资源、旅游资源、特色文化资源、乡土风情、道路交通、知名品牌等基本情况，进行健康产业的SWOT分析，采纳国内外的先进健康产业发展实践经验，对琼中县发展健康产业提出做好总体规划统筹、共建共享、加快补齐短板、科技赋能、优势资源融合医学资源的发展路径等针对性建议，以期助力琼中县健康产业高质量发展，增强人民群众的获得感和幸福感。

关键词：琼中县；健康产业；发展；调查报告

一、琼中县基本情况

琼中县，全称为海南省琼中黎族苗族自治县，位于海南岛的中部而得名。琼中县设有中平镇、红毛镇、什运乡、黎母山镇、湾岭镇、营根镇、上安乡、吊罗山乡、和平镇、长征镇等10个乡镇，100个建制村，常住人口约18万人。

（一）自然环境与生态资源

海南岛地处北纬18° 10′ ~20° 10′（热带位于南北纬23° 26′之间），是中国最具热带海洋气候特色的地方，全年暖热，雨量充沛，干湿季节明显，台风活动频繁，气候资源多样，年平均气温在23~26℃，全年无冬[1]。琼中县位于

① 王鹏，管理学博士，海南医学院全科医学与继续教育学院讲师、主治医师，研究方向：治未病与健康管理。

海南岛的中部，境内山峦重叠，西南部与五指山交界，西部有鹦歌岭，南部有吊罗山，北部有黎母岭。植物资源种类众多，其中林产资源非常丰富，是海南岛森林林木蕴藏量最大的县份之一，是海南岛现存热带雨林的重点林区之一，被誉为“中国天然氧吧”。

琼中县水资源丰富，海南岛三大河流南渡江、昌化江和万泉河发源于境内。动物资源也十分丰富、种类繁多，其中金钱龟是食用滋补品，产量居海南省之首。海南岛四大南药（槟榔、益智仁、砂仁、巴戟天）在琼中县为传统支柱性产业，橡胶、石斛、桑蚕、养蜂、蓝莓、茶叶等也逐渐成为新兴特色产业。

琼中县积极配合海南省推进海南热带雨林国家公园建设，成功创建“省级森林城市”，并荣获“中国生态魅力县”“全国生态文明建设典范城市”“国家全域森林康养试点建设县”等荣誉称号。

（二）卫生健康资源

琼中县设有县人民医院、县中医院、县妇幼保健院、县疾控中心、乡镇卫生院等医疗卫生机构，与上海同仁医院、郑州大学医学院合作办医，不断引进新技术和新项目。每千人口医疗卫生机构数为 0.82 个，每千人口医疗卫生机构床位数为 6.02 张，每千人口拥有卫生技术人员数为 7.5 人，每千人口拥有执业医师数（含助理医师）为 2.88 人，每千人口拥有注册护士数为 3.11 人。

琼中县在 2021 年与海南省唯一一所省属公办普通高等医学院校海南医学院开展战略合作，涵盖医疗卫生人才培训、能力提升帮扶、建设康复医院、特色南药研发和利用、医疗资源共享等方面，并在全县开展公众心肺复苏科学普及和自动体外除颤器（Automated External Defibrillator，AED）规范化布局工作，心肺复苏普及走进党政机关、企事业单位、学校、乡村、社区和家庭，系统覆盖县、镇、村的治理层级，AED 布局密度达到每 10 万人 100 台，在全国起到良好的示范效应。

（三）旅游资源

百花岭热带雨林文化旅游区为海南岛中部首个国家 4A 级景区，百花岭主峰海拔 1100 米，百花瀑布的源头则在海拔 700 米的第二峰上，百花瀑布落差 300 米，是全国落差最大的瀑布之一。

白沙起义纪念园为 2A 级旅游景区，反映的是以黎族首领王国兴为首的黎族苗族人民，因不堪忍受国民党政府及军队对当地人民群众的暴行，而举旗反抗起义。中央领导曾对白沙起义高度评价，赞扬少数民族自发起义，主动寻找共产党。

（四）特色文化资源

琼中县是黎族、苗族少数民族人民聚集地，每年农历三月初三（“三月三”），是黎族人民纪念祖先、喜庆新生和赞美生活的传统节日，当地会举办竹竿舞、琼剧表演、黎苗服饰展示等特色节目，是黎族、苗族人民最盛大的民间传统节日。

（五）乡土风情

独特的饮食文化。在食材选用方面，坚持就地取材，新鲜、鲜活在烹饪技法方面：煮、蒸、煎、炒、炖、焖为多见，其形态主要是白切、白灼、清炒、清蒸、清炖。在味道方面：原汁原味，鲜美爽口，淡雅嫩滑，少油、少盐、少酱料，是什么食材就吃出什么味道。在饮食风格方面：宽松自由，休闲随意，慢吃细嚼，是典型的慢餐文化[2]。

生活方式普遍为悠闲舒缓、慢节奏，知足常乐[3]。夏季气候比较炎热，居民易出汗，一日多次洗澡，俗称“冲凉”。居民有喝“老爸茶”的生活习惯等。

特色美食。琼中小黄牛，肉质细嫩味道鲜美。竹筒饭，颇具野炊特点，将适量的山兰米和水装进砍下的竹节中，放在火堆中烤熟，用餐时破开竹筒取出饭，也可把猪瘦肉混以香糯米和适量盐巴放进竹筒烤成香糯饭，味道极佳。黄色饭，将山兰米洗净，倒进锅里，加入适量的水，然后把牛大力、土黄姜、土藤根叶等草药均匀搅拌在一起，煮熟后便成为香喷喷的黎族特色传统风味美食。黎族南杀，也称为黎族腌制菜品，带有一种浓郁并独特的气味，是黎族人民用来招待深受欢迎的客人。

（六）道路交通

琼中县境内交通便利，县城营根镇北距海南省省会海口市 137 千米，南至三亚市 165 千米，东达万宁市万城镇 90 千米，西抵儋州市那大镇 84 千米，是海南岛陆地交通公路的咽喉。

（七）知名品牌

土壤方面：湾岭镇土地入选全国首批天然富硒土地。乡村旅游方面："奔格内"，鲜艳的色彩、新颖的 Logo 设计，一下高速路口就能映入眼帘，令人印象深刻。食品方面："琼中绿橙"被列入国家地理标志运用促进工程项目，"琼中山鸡"等农特产品被列为国家极地科考专供食品。非物质文化遗产保护方面：获评"中国民间文化艺术之乡""海南省中南部少数民族文化生态保护区"等称号。体教融合方面："琼中女足"享誉世界，获评"全国青少年校园足球满天星训练营""全国群众体育先进单位"等称号。

二、琼中县健康产业 SWOT 分析

（一）优势（Strengths）分析

1. 属地红利

海南省是我国改革开放的重要窗口和"一带一路"国际交流合作大平台，全岛建设自由贸易试验区，探索推进中国特色自由贸易港建设，国务院批复设立海南博鳌乐城国际医疗旅游先行区，全岛实施 59 国入境旅游免签，具备发展健康产业的政策优势。战略定位，海南省紧紧围绕建设"全面深化改革开放试验区、国家生态文明试验区、国际旅游消费中心和国家重大战略服务保障区"。因此，在海南实行"小政府，大社会"的管理模式、省直管县的体制下，这些政策和战略定位都为琼中县发展健康产业提供了广阔空间。

2. 区位环境

海南省地处泛珠三角"9+2"与东盟自由贸易区"10+1"的交会处，紧密连接泛珠三角经济圈、东盟经济圈、中国—东盟自由贸易区、环北部湾经济圈及太平洋经济圈，区位条件优越。

3. 自身优势

琼中县自然环境优美，森林覆盖率高，空气质量优良，药用动植物资源富集，资源禀赋特色突出，民族特色鲜明。交通运输能力、卫生健康资源、居民健康素养、特色健康产品等都为发展健康产业提供了一定的基础，当地政府也

有发展健康产业的意愿。

（二）劣势（Weaknesses）分析

1. 健康产业领域企业数量较少

目前，琼中县尚无规模较大的医药企业、民办医疗卫生机构、养老服务机构等，更缺乏健康产业领域上市企业。健康产业发展资金筹措不足，在财政上对健康产业投入也较困难，在资金筹措形式、方法和手段上有待出台强有力措施。

2. 健康产业发展供给不足

目前，琼中县内健康服务的人力资源主要来自医疗卫生系统，但是该系统本身就存在人才短板，不能满足发展健康产业的人力资源需要。健康产业链不健全，虽然已有某一领域单一产业链，但是多维产业空间链尚未形成。中药材产量相对较低、还未形成规模，没有标准化的健康产业园区。健康领域相关发明专利、科研资源、研发能力等均存在短板。信息技术、生物技术等在健康产业领域的应用有待加强。

3. 健康产业对当地经济的贡献不够

目前，琼中县健康产业总产值还不高，健康产业领域内主导行业营业收入、增加值和规模以上医药制造业企业及其增加值等均有进步空间。

（三）机遇（Opportunities）分析

1. 大健康产业发展优势

大健康产业被认为最有可能成为改变世界经济格局的关键性产业，被称为全球“财富第五波”。在庞大的人口总量、日趋严重的人口老龄化、不断提升的自我保健意识等社会因素影响下，中国大健康产业进入了高速发展阶段[4]。不同于传统的医药产业，大健康产业是以维护、改善和促进健康为目标，以提升人的身心健康和主观感受为服务标准，提供一切与健康相关的产品和服务的生产活动的集合，是与人类健康紧密相关的生产和服务，产业链较长，辐射面较广。大健康产业涵盖一、二、三产业，包括以中药材种植养殖为主体的健康农业、林业、牧业和渔业，以医药和医疗器械等生产制造为主体的健康相关产品制造业，以医疗卫生、健康保障、健康人才教育及健康促进服务为主体的健康服务业。当前，大健康产业已发展成为全球规模最大、发展速度最快的新兴产业之一，是发达国家推动经济增长、优化经济结构的重要力量[5]。

2. **新发展格局要求**

当前，中国社会主要矛盾已发生转变，经济社会发展面临转型，新发展格局正加快构建，以国内大循环为主体、国内国际双循环相互促进的新发展格局正在形成，为健康产业的发展明确了中长期路径选择。“十四五”时期中国城乡居民消费水平和消费能力将进一步提高，人民健康服务的需求将会大量释放，为健康产业的发展提供了广阔空间[6]。县域作为中国经济社会的基本单元，最能体现城乡融合发展程度和水平，县域健康产业发展是乡村振兴的重要支撑[7]。

3. **政策指引**

国家层面：党中央、国务院印发《“健康中国 2030”规划纲要》，提出把健康放在优先发展的战略地位，把健康产业打造成为国民经济支柱性产业。《国务院关于促进健康服务业发展的若干意见》（国发〔2013〕40 号）指出，健康服务业以维护和促进人民群众身心健康为目标，主要包括医疗服务、健康管理与促进、健康保险以及相关服务，涉及药品、医疗器械、保健用品、保健食品、健身产品等支撑产业，覆盖面广，产业链长。《国务院办公厅关于促进全域旅游发展的指导意见》（国办发〔2018〕15 号）文件指出，发展全域旅游，将一定区域作为完整旅游目的地，以旅游业为优势产业，统一规划布局、优化公共服务、推进产业融合、加强综合管理、实施系统营销，有利于不断提升旅游业现代化、集约化、品质化、国际化水平，更好满足旅游消费需求，把促进全域旅游发展作为推动经济社会发展的重要抓手，从区域发展全局出发，统一规划，整合资源，凝聚全域旅游发展新合力。大力推进“旅游 +”，促进产业融合、产城融合，全面增强旅游发展新动能，使发展成果惠及各方，构建全域旅游共建共享新格局。《国家卫生计生委关于促进健康旅游发展的指导意见》（国卫规划发〔2017〕30 号）指出，健康旅游是健康服务和旅游融合发展的新业态，发展健康旅游对扩内需、稳增长、促就业、惠民生、保健康，提升中国国际竞争力具有重要意义，依托各地自然、人文、生态、区位等特色资源和重要旅游目的地，以医疗机构、健康管理机构、康复护理机构和休闲疗养机构等为载体，重点开发高端医疗、特色专科、中医保健、康复疗养、医养结合等系列产品，打造健康旅游产业链。《关于促进中医药健康旅游发展的指导意见》指出，利用丰富的旅游资源和中医药资源，发展中医药健康旅游，是中医药服务业的延伸和旅游业的扩展，体现了生态健康的内涵，满足了人民群众日益增长的健康服务需求，对提升全民健康素质具有重要的意义。《国务院办公厅关于促进“互联网 + 医疗健康”发展的意见》（国办发〔2018〕26 号）指出，各地区、各有关部门要协调推进统一权威、互联互通的全民健康信息平台建设，逐步实现与国家数据共享交换平台的对接联通，强化人口、公共卫生、医疗服务、医疗保障、药品供应、综合管理等数据采集，畅通部门、区域、行业之间的数据共享通道，促进全民健康信息共享应用。

省级层面:《海南省健康产业发展规划（2019—2025 年）》指出，健康产业是助推海南全面深化改革开放，探索实现更高质量、更有效率、更加公平、更可持续发展的重要抓手和突破口，中部地区，重点培育以南药、芳香药和黎药为特色的民族医药产业和健康食品产业，建设一批标准化、规模化、现代化的南药和芳香药良种良苗繁育基地，加强槟榔、益智、砂仁、巴戟、牛大力、裸花紫珠、诺丽、胆木等南药和芳香药资源开发，发展南药特色保健食品、健康食品，开展黎苗医药特色养生体验旅游；充分利用五指山、吊罗山等热带雨林产生的负氧离子和芬多精养生环境，开展雨林康体养生旅游。加强与东部地区养生养老产业的组团联动。

县级层面:《2021 年琼中黎族苗族自治县人民政府工作报告》指出，依托琼中女足品牌、海南湾岭农产品加工物流园、热带雨林生态环境三大优势，构建以体育旅游、园区经济和森林康养经济为支撑的现代绿色产业格局。大力发展以康养旅游为龙头的森林康养经济。推行“森林康养 +”模式，整合热带雨林、黎苗文化、南药等多种资源要素，发展以森林康养旅游为主导，以乡村旅游、红色旅游、文化旅游等特色旅游为补充的全域旅游产品体系，构建“一心一园两带四区多点”的全域森林康养经济发展格局，把森林康养经济打造成推动高质量发展的“新引擎”。壮大培育以琼中女足为引领的国际化体育旅游产业。以建设海南自贸港中部文化体育聚集地为目标，以深化体教融合模式为抓手，实施“足球 +”体育产业发展战略，用好用足海南自由贸易港政策，加强国际合作交流，着力构建集足球学校、训练基地、精品赛事、培训教学、运动康复、旅游度假于一体的国际足球产业集聚区，把体育旅游打造成推动高质量发展的“加速器”。

（四）挑战（Threats）分析

1. 基础较弱

琼中县无论是经济发展水平，还是人群健康素养水平、人才水平、消费水平、消费市场等均存在明显不足，对健康产业的发展内涵、模式和趋势还比较模糊，健康产业发展趋于碎片化，健康产品和服务供给结构较为单一，优质和多样化健康产品和服务供给不足。

2. 周边竞争较大

在同样的自然环境和社会环境下，在类似的发展平台和基础上，琼中县与海南省内五指山市、屯昌县、白沙县等中部市县，以及云南、广西等省外市县相比，如何发挥自身优势，走出一条独具特色的健康产业发展之路，值得深入思考和研究。

3. 兼顾发展与公平的问题

琼中县在布局和发展健康产业时，如何兼顾县城、城郊和农村，如何兼顾不同产业，如何让发展的红利惠及更多的人民，都值得在实践中进一步探讨。

三、琼中县健康产业发展建议

（一）做好总体规划统筹

发展健康产业，不是单纯从经济的角度来推进其发展，必须坚持以人民为中心的发展宗旨，必须坚持为了满足人民群众对美好生活的健康需求为根本目的，必须坚持将现有资源禀赋和提升人民生命质量相结合为具体发展路径，在发展初期就应有独特的、清晰的发展定位，明确产业发展重点，实现差异化发展，避免出现同质化、内耗和空心化现象[8]。政府应出台健康产业整体规划，完善人才培养供给，优化招商思路，落实金融支持、税收优惠、政府采购、土地供给等鼓励措施，对生物科技、养老服务、社区健康服务等溢出效应较大的健康领域给予支持，引导社会资本优先流入，从而激发健康产业的市场属性，但要同步加强监管，实现社会资本的合规有序进入。

（二）共建共享，协同发展

健康产业要转变到以健康为中心的方式发展，需要采用供需两端发力的方式，促进个人、行业和社会协同，形成大健康产业生态。首先是发动个人的自我健康行动，然后以自我健康行动为主轴带动行业为其行动提供健康服务，再带动社会为其服务提供环境和条件，而政府则需统筹好这三个层面：对个人健康行动的启蒙和发动，对行业提供协助和政策支持，在全社会开展树立个人健康意识、自己是健康第一责任人的宣传教育等[9]。

（三）加快补齐短板

加快补齐卫生健康服务体系和能力建设方面的短板，如急救中心站建设、重症监护病床建设和救治能力、公共卫生基础设施和实验室建设、应急物资供应链体系建设等。坚持产城融合，加强健康产业研究、政企互动和统筹协调，完善健康产业园区内的政务服务，健全专员服务制度，打通政策服务“最后一公里”。加强生活服务功能配套方面的建设，完善酒店、商场、办公楼、超市、公园、公共交通等设施，打造健康产业园区高端生活服务单元，构建多层次交通圈和生活圈。

（四）科技赋能

健康产业归根结底是以生命科学为基础的产业，基础科学研究是健康产业发展的根本动力，应鼓励和推动医疗科研成果转化，缩短健康产品从研发到应用的时间。同时，健康产业覆盖生命全周期和健康全方位，贯穿预防、诊疗、康复全流程，是大数据、人工智能、物联网和工业互联网的重要应用场景。数字技术在健康产业的发展规划、健康产品的研发和生产、市场信息的收集、市场交易的达成等方面也发挥着极其重要的作用[10]。琼中县应抓住当前信息技术革命的机遇，推动健康数据、健康服务和健康产品生产的信息化、数据化和智能化，提高健康产业运营效率，带动健康产业向远程、科学、高效、便捷方向发展。加强与高校、科研院所的合作，注重产品附加值的挖掘，比如对已有富硒食品、琼中绿橙等原材料的健康和药用科学成分进行测量和改良，合作研发食品保鲜技术、食品包装技术等相关上下游产业。

（五）优势资源融合医学资源的发展路径

健康产业发展路径主要有两种：一种是以医学资源集中为主导，在强大科研能力下，吸引资本投入，推动生命科学和医学研究，逐渐建立强大的医疗服务体系和医药生产供应链，在此基础上，带动养生、保健、旅游、金融等健康相关领域的辐射融合发展，该路径要求在医学方面已经积累了一定的规模和实力，具有先发优势和壁垒限制的特点；另一种是以医学资源以外的其他某种优势资源（如旅游、食品、金融等）为主导，融合一定的医学资源，反向带动健康相关科研及医药生产、医疗服务的发展，取得产品和服务的差异化创新优势[5]。琼中县可以整合森林、中药材、有机食品等自然资源和当地医疗资源进行健康产业布局，打造高端康养基地，并与其他相关行业交叉渗透，以点带面，带动其他产业联动融合发展。比如健康服务业与信息科技业、旅游业、建筑业、制造业、美容业等传统产业融合发展，催生“医疗 + 大数据”“医疗 + 人工智能”“医疗 + 养生 + 旅游”等新业态。比如深度推进文旅融合发展，打造文化旅游品牌，统筹生产、生活、生态三大空间，不断延伸拓展合作，做大生态新产业。比如整合民政、卫生健康、残联等多部门资源，探索养老健康产业协同路径，深入推进医疗卫生与养老服务融合发展，实行养老、托残、医疗服务三者结合。比如依托多样的乡村自然环境，将健康产业的“绿色、生态”“保健、养生”等理念引入传统农业，发展休闲农业，开展徒步旅行、户外拓展、水上运动等活动，使得游客在观光的过程中得到体能训练，身体素质得以增强，以达到养生的目的；也可发展功能农业，通过现代技术科学化、标准化调整并优化农产品的营养成分，在实现农产品“缺啥补啥”“啥多调啥”的前提下，大大保障健康产品原料的品质[11]。比如将传统体育与健身相结合，发展体育健身项目。比如将中医食补与保健品领域相结合，开发保健食品等项目。但要注重各类企业、各类项目之间的关联性和渗透性，形成持续发展的动力，以此实现健康产业发展与资源禀赋特征的结合，并“以点到链”，聚集资源，塑造品牌，走出一条差异化的优势资源融合医学资源发展之路。

四、结语

琼中县作为少数民族人民聚集县，拥有优质的自然环境、独特的生态资源、特色的文化资源，已开发出“奔格内”“琼中绿橙”“琼中女足”等知名品牌，有发展健康产业的基础。在加快建设中国特色自由贸易港、大健康产业如火如荼发展的背景下，应充分挖掘地方特色优势资源，发挥多重机遇叠加的政策优势，将宏观战略机遇转化为健康产业发展机遇，做好顶层设计、补齐短板、科技赋能、共建共享，走出一条独具少数民族特色的、热带地区的、国际化的健康产业之路，增强人民群众的获得感和幸福感。

参考文献

［1］王鹏，杨磊．从中医视角刍议海南岛居民健康的维护及干预［J］．海南医学院学报，2019，25（14）：1114–1116.

［2］云大新．挖掘民间菜肴弘扬海南饮食文化［N］．海南日报，2011–09–06（6）.

［3］徐仲佳．海南文化的“快”与“慢”之我见［J］．今日海南，2016（3）：32–34.

［4］杨玲，鲁荣东，张玫晓．中国大健康产业发展布局分析［J］．卫生经济研究，2022，39（6）：4–7.

［5］李欢，张城彬．国际大健康产业发展路径研究［J］．卫生经济研究，2021，38（3）：9–13.

［6］王荣荣，郭锋，张毓辉．新时期健康产业的高质量发展：挑战、机遇与路径研究［J］．卫生经济研究，2022，39（6）：1–7.

［7］熊昌娥，秦强，阮芳，等．乡村振兴背景下县域大健康产业发展的内涵、模式和路径［J］．中国农村卫生事业管理，2022，42（10）：710–714+725.

［8］杨玲．我国大健康产业发展困境及对策研究［J］．商业经济，2022，（4）：56–57，65.

［9］王克春，马智慧，孙裕增，等．健康中国背景下大健康产业共建共享的社会协同［J］．中国卫生经济，2020，39（1）：70–73.

［10］宋永晶，秦小平，龙佩林．数字经济、教育水平与健康产业发展的实证检验［J］．统计与决策，2022，38（12）：88–91.

［11］兰勇，李玲孜．传统农业与健康产业融合发展路径研究［J］．农业经济，2022，（5）：90–92.

HB.20 甘肃省陇西县健康产业发展报告

王秀兰[①] 赵旺苹[②] 张腾月[③]

摘要： 近年来，随着人们健康意识的增强以及经济水平的提升，大健康产业的发展越来越受到重视，陇西县作为全国中药材之乡，它拥有多种道地药材，产量占全国的1/5，陇西县是国家级中医药原料生产供应保障基地[1]，年交易量达100多亿吨，交易额达200亿元，陇西县作为千年药乡拥有多个国家品牌，同时，产业园和中药材小镇正在得到发展，软件设施和硬件设施都在不断完善当中，大健康产业的发展带动了当地经济的发展，促进了当地的就业。陇西县要以新发展理念，打造大健康产业链，推动陇西县大健康产业的不断发展，建设有特色的地方大健康产业，大力促进健康产业和其他产业的协同发展。

关键词： 陇西县；大健康产业；经济；就业；可持续发展

随着中国经济社会的快速发展、消费升级、老龄化加剧、疾病谱的改变和大众生命健康意识的增强，健康消费与投资呈快速增长趋势。健康产业因其具有产业范围领域广、链条长、成长性高等特点，已经成为极具增长潜力和活力的产业。中医药产业是健康产业的重要构成部分。甘肃省是中药材主产区和道地药材主产地，中医药产业是甘肃省的战略性新兴产业和富民产业。陇西县是西北最大的中药材种植、仓储、初加工和集散中心，也是甘肃省中医药产业发展的核心区。研究陇西县健康产业发展具有重要的意义。

陇西县地处甘肃省东南，被称为“千年药乡”和“天下药仓”。近年来，陇西县以建设综合试验核心区为主要着力点。陇西县整体地势较高，地形由西北向东南高度递减；东靠通渭县，南接漳县、西通渭源县，北连安定区。在

① 王秀兰，经济学硕士，甘肃中医药大学经贸与管理学院教授，研究方向：数量经济学、卫生经济学和医药产业发展等。

② 赵旺苹，硕士研究生在读，甘肃中医药大学公共卫生学院，研究方向：卫生事业管理。

③ 张腾月，硕士研究生在读，甘肃中医药大学公共卫生学院，研究方向：卫生事业管理。

2013 年，陇西县境内有长达 75 千米的陇海铁路，9 条可用专线。陇西县全县总共占地面积为 2408 平方千米。陇西县所属区域下面有 12 个镇（不包含 5 个乡），215 个建制村，11 个所辖社区，1287 个所辖村民小组，2020 年第七次全国人口普查数据显示，陇西县常住人口 427373 人，2020 年 2 月，陇西县全县脱贫。2021 年，中医药产业对陇西县经济总量的贡献率为 16.7%，对财政收入的贡献率为 21.9%。2022 年，一、二、三产增加值分别达到 16.9 亿元、18.5 亿元和 59.9 亿元，分别增长 7.1%、10.9%、6.5%，三次产业结构调整为 17.7∶19.4∶62.9。

一、陇西县全域基本状况

（一）资源状况

人文底蕴深厚，陇西县是一个“千年古县”，陇西郡早在公元前 272 年的时候就开始被设立，到了隋朝的时候改为了陇西县，陇西县内诞生了李氏文化，并拥有“陇西堂”等多处遗址遗迹以及后秦开国君主姚苌、明散曲家金銮、台湾地区文学博士罗锦堂、武汉纺织大学教授张尚勇等知名人士。同时，陇西县被授予“全国妇幼卫生先进县”“全国基层中医药工作先进单位”“中国十大美丽梯田之乡”等荣誉称号。受地理位置影响，陇西县属于温带季风气候[2]，川区温和，南山湿润，为北药南储创造条件。此外，陇西县自然资源丰富，大理石、石灰石和水能资源丰富。

陇西县有“千年药乡”[3]和“西北药都”之称，这里生产的中药材种类主要有 313 种，是全国的重要药材产区，亦有“道地药材”产区之称，这里的药产量占全国的 1/5 以上，而白条党参则占据了全国 70% 的市场。另外，陇西县十大科技工程中的中药材产业，是陇西县的主要经济支柱，它主要种植的种类有党参和黄芪等，种植的面积可达 8.64 万亩，总产量可达 30240 吨，助力了文峰、首阳两大中药材市场的建立，文峰中药材市场连通国内国际市场。这两大市场集散了各类中药材，其中包括 600 多种类 20 多万吨数量，交易量达 13 亿元，为适应时代要求，陇西县开始走信息化发展道路，陇西县政府也提出建中药材物流中心的目标定位。

（二）交通运输

陇西县境内道路总里程1922.689千米，4条高速公路128.991千米（含在建地方高速1条28.991千米），1条国道43.6千米，6条省道243.714千米，10条县道221.633千米，5条乡道57.454千米，214条村道1227.297千米。“十三五”期间，先后完成了S228线景家店至三岔公路等5条省道改建及S209线河蒲大桥改造工程。陇西至漳县高速公路建设项目正在有序推进，四通八达的公路网络正在形成中。

（三）经济发展

2022年定西市统计年鉴数据显示，近年来GDP都呈现增长趋势。陇西县的GDP对全国及甘肃省来讲，可比性不强，但作为定西市的主要县域，2021年对定西市的经济增长贡献达到了17.45%，通过人均GDP，体现了陇西县对定西市经济增长的重要作用。随着国家对中医药产业的支持，作为“千年药乡”迎来新的发展，见表1。

表1　2021年全国、甘肃省、定西市和陇西县四地GDP相关情况

	GDP（亿元）	人口（万人）	人均GDP（元）	GDP比上年增长比例（%）
全国	1143670	141260	80976	8.1
甘肃省	10243.3	2490.02	41046	6.9
定西市	500.76	250.78	19915	8.3
陇西县	87.36	42.5	20499	8

注：GDP是根据地区生产总值统一核算；人口为年末常住人口；人均GDP是按常住人口计算；GDP增速是按可比价格计算。

数据来源：2022年定西市统计年鉴。

近5年来，陇西县地区生产总值快速增长，截至2021年年末，陇西县地区生产总值已达到873649元，陇西县经济增速迅猛，各行各业都得到了一定程度的发展，见表2。

表2　陇西县2012—2021年地区生产总值以及增长状况

年份	地区生产总值（万元）	增长（%）
2012	503457	—
2013	529044	—

续表

年份	地区生产总值（万元）	增长（%）
2014	576041	—
2015	574385	8.5
2016	630681	6.8
2017	664107	4.5
2018	687842	6.9
2019	720969	6
2020	768853	4
2021	873649	8

数据来源：2015–2022 年定西市统计年鉴整理。

（四）主要农产品产量

2021 年陇西县的主要农产品中，玉米和洋芋与上年相比产量均小幅度减少，而小麦、药材、蔬菜和水果则是呈现增长态势。2021 年，玉米在农产品中总产量中占比达到了 31.48%，药材在农产品总产量中占比达到了 25.59%，仅次于玉米，中药材成为陇西县的主要种植农作物。见表 3。

表 3　2021 年陇西县主要农产品产量

产品名称	2020 年（吨）	2021 年（吨）	比上年 ±%
小麦	28520.7	29970.78	5.1
玉米	121937	121078	–0.7
洋芋	81259	80112.4	–1.4
油料	7670.12	7928.3	3.4
药材	90330.7	98442.1	9.0
蔬菜	26391.27	29093.13	10.2
水果	16102.72	18041.98	12.0

数据来源：2022 年定西市统计年鉴。

（五）制造业行业

2022 年数据统计显示，陇西县制造业占所有行业的 94.15%，为经济增加值做出了巨大贡献，在各行业当中，有色金属冶炼和压延加工业的占比是较高的。医药制造业占整个制造业的比重达到了65.94%，陇西县的中药材生产为医药制造业的发展奠定了基础。陇西县“十四五”发展规划明确中医药的发展地位，为陇西县的中医药发展提供了政策支持。在中央和省市的大力支持下，陇西县政府也在积极响应中央政策，出台了《陇西县大健康产业发展三年行动规划》，这也为医药制造业的发展提供了发展机遇，见表4。

表4　2021年陇西县制造业行业数据统计情况

行业	行业名称	可比工业增加值		
		本年（万元）	上年（万元）	占比（%）
制造业	有色金属冶炼和压延加工业	20459.22	15725.78	21.67
	专用设备制造业	806.69	1516.52	0.85
	金属制品业	522.55	388.33	0.55
	非金属矿物制造业	2204.87	1930.59	2.34
	橡胶和塑料制品业	552.84	848.71	0.59
	医药制造业	62261.49	49078.65	65.94
	农副食品加工业	1605.31	1266.00	1.70
	食品制造业	485.24	477.33	0.51
	小计	88898.2	71231.9	94.15

数据来源：2021年定西市统计年鉴。

（六）人口状况

2022年定西市统计年鉴数据显示，每户人口在4人左右，人口结构较为简单，男性比女性多7.5%。在年龄结构当中，17~59岁的人口总数为330926，17岁以下的人口占总人口的20.05%，17~59岁的人口占总人口的63.10%，大于等于60岁的人口占陇西县总人口的16.7%（见图1），陇西县的青壮年抚养儿童压力大，赡养老人压力也大，地区老龄化程度较高，可针对性地推出老年人健康养老产业以及儿童健康产业。

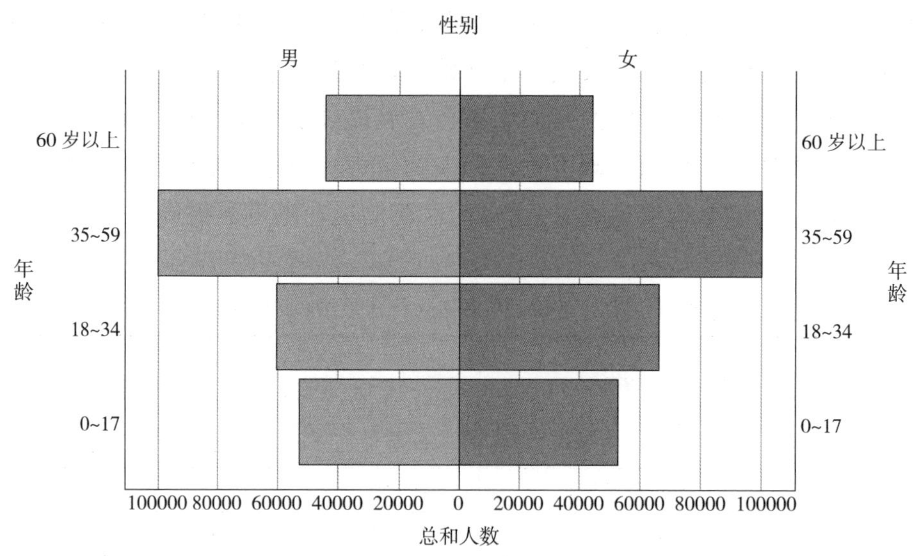

图 1　2021 年陇西县户籍人口及构成

数据来源：2022 年定西市统计年鉴。

（七）就业情况

2022 年定西市统计年鉴数据显示，作为定西市经济排名比较靠前的陇西县，它的城镇登记失业人数占比达到了 17.35%，城镇登记失业率也显著高于定西市，城镇新增就业人数达到 21.44%，在此情况下，大健康产业的发展在一定程度上可以促进陇西县的就业，见表 5。

表 5　2021 年定西市及陇西县失业人数及失业率

	城镇登记失业人数（人）	城镇登记失业率（人）	城镇新增就业人数（人）	失业人员再就业人数（人）	就业困难人员就业人数（人）
陇西县	915	3.53	3314	826	355
定西市	5273	3.09	15455	4309	2145

数据来源：2022 年定西市统计年鉴。

陇西县采取全职引进、定向签约、公开招聘等方式，常态化组织引智活动，引进临床医学、卫生检验与检疫等专业实用型急需紧缺人才 45 人，安置农村订单定向医学生 202 人，选拔 8 名“三支一扶”人员到基层医疗机构支医工作；坚持“不求所有、但求所用，不求所在、但求常来”理念，依托东西协作、项目合作、联合科研、客座讲学等模式柔性引才引智。与福州市连江县、青岛市崂山区建立人才培养交流协作机制，互派卫生专业技术人才 69 名。引导支持县级医院与兰大二院、甘肃省中医院等三级医院建立专科联盟 34 个、技术联盟 7 个；探索编外引才新机制：发布编外人事代理“两个三年行动计划”，累计招聘编外人事代理全日制医学类本科生 222 人。

（八）科技发展

2022 年陇西县人民政府数据显示，陇西县现有科技管理机构 18 个，技术推广服务的机构 6 个，高新技术企业 18 家，国家级星创天地为 3 家，省级工程技术研究中心 2 家，省级科技孵化器为 2 家，市级技术创新中心 31 家，见图 2。县直专业技术学会 8 个，农民专业技术协会 68 个。“十三五”以来，全县累计申请专利 1289 件，获授权专利 358 件，2020 年科技对经济增长的贡献率达到 50%。2018 年县科技局先后荣获“全省科技特派员管理先进集体”等荣誉称号。

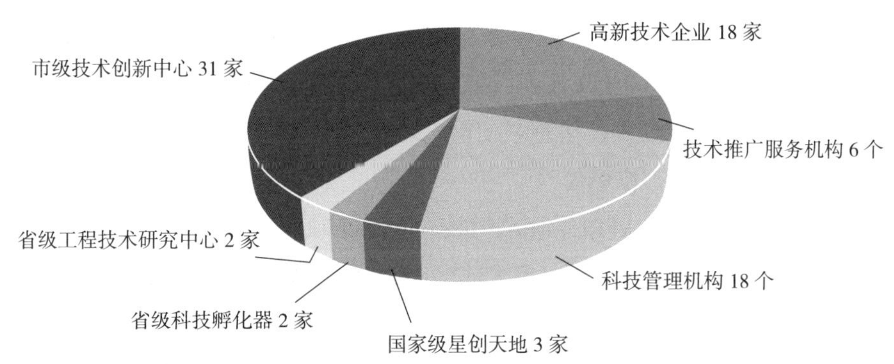

图 2　陇西县健康产业领域科研资源丰富程度

数据来源：陇西县人民政府。

全县有科技的管理机构 1 个，科技推广的机构 3 个，申报了有关开发项目 8 项，已经完成了 8 项，可收益 1800 万元，有关技术推广的项目为 5 项，可收益 3000 万元（数据来源：2022 年定西市统计年鉴）。

（九）医疗卫生资源

2021 年年末陇西县共有医疗卫生机构 239 个，床位数 3395 个，其中县医院及以上级别的医院有 9 个、乡或镇级别的卫生院以及社区范围内服务中心有 19 个、妇幼保健计划生育服务中心 1 个、疾控中心 1 个、卫生健康综合执法所 1 个，村卫生室 208 家，见图 3。2021 年年末各类卫生人员 3879 人，其中管理人员 44 人，卫生技术人员 3423 人，工勤人员 412 人。（数据来源：2022 年定西市统计年鉴）

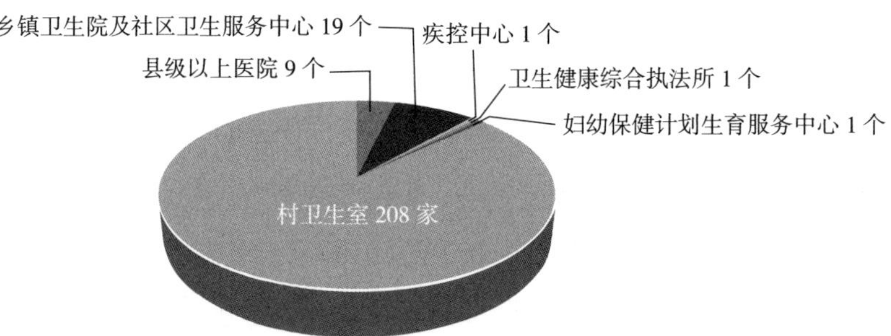

图 3　2021 年陇西县医疗机构分布

数据来源：2022 年定西市统计年鉴。

县乡两级医疗卫生机构每千人口床位 7.18 张。全县注册执业（助理）医师 1288 人、执业护士 2133 人，每千人口的执业（助理）医师数为 3.014 人 / 千人、注册护士数为 4.99 人 / 千人，每千人口拥有卫生技术人员数为 8.009 人 / 千人，每千人口卫生机构数为 0.559 人 / 千人，每千人口卫生机构床位数为 7.18 张 / 千人，中医药事业发展很快，呈现教研融合的态势。2020 年顺利通过国家验收，2021 年被认定为先进工作单位[4]。

2020 年陇西县卫生健康系统部门收入 80285.72 万元，支出 78553.37 万元；2021 年收入 81508.09 万元，支出 83528.43 万元。较 2020 年，2021 年收入增加 1222.37 万元，支出增加 4975.06 万元。2021 年度，公共财政预算中基本支出 15271.58 万元。其中工资福利占 16.71%；商品与服务占 0.48%；个人与家庭的补助占 1.45%。2021 年年底结余资金 51.69 万元。

（十）社会保障情况

社会保障覆盖面逐步扩大。2021 年城市居民参加基本医疗保险人数 37105 人；城乡居民基本养老保险参保人数达 261313 人，参保率 99.5%；城镇居民最低生活保障人数 2484 人，比 2020 年少了 200 人，同比下降 7.45%；农村居民最低生活保障人数达到 2.90 万人，比上年增加了 200 人，同比增长 0.68%（数据来源：2022 年定西市统计年鉴）。

在定西市的各县区中，安定区、陇西县和临洮县的保险事业机构排名较为靠前，但是总量仍然不高，在儿童占比较大，老年人占比较大的陇西县，保险事业的发展仍有很大的空间，见表6。

表6　2021年定西市各县区保险事业发展情况

	定西市	安定区	通渭县	陇西县	渭源县	临洮县	漳县	岷县
财产保险机构（个）	64	14	7	10	9	10	4	10
人身保险机构（个）	24	5	4	5	2	5	2	1
合计	88	19	11	15	11	15	6	11

数据来源：2022年定西市统计年鉴。

2021年，定西市各县区中陇西县农村人均医疗保健支出较少，医疗器械和药品支出也较少，医疗服务支出也较少，均低于市级农村人均医疗保障支出，可以进行部分调整，见表7。

表7　2021年定西市各县区农村人均医疗保障支出

指标名称	定西市	安定区	通渭县	陇西县	渭源县	临洮县	漳县	岷县
医疗保健	1064	1051	1686	723	817	1581	1321	500
医疗器械及药品	370	374	412	287	390	491	543	223
医疗服务	694	677	1274	436	427	1090	779	276

数据来源：2022年定西市统计年鉴。

二、陇西县中医药健康产业发展现状

陇西县围绕健康农业、健康工业、健康服务业三大体系，以医养、药养、食养、游养、住养、水养、文养、体养等“八养”融合发展为内容，全力推动健康全产业链发展。

（一）中医药健康农业

1. 打造“一都”“一区”“三基地”发展目标

“一都”即陇西县借助大数据等信息技术推动各环节的线上融合，打造数字化以及智能化的“中国药都”；“一区”即建成“国家中医药产业发展综合试验区核心区”；“三基地”即打造国家中药材良种繁育及种质资源基地、国家中药原料药生产供应保障基地、国家中药材战略储备基地。

2. 突出道地性，推动中药材农业标准化、生态化

陇西县地理气候条件较好，黄芪以其根条粗大以及质坚而绵等因素而成为芪中精品。“十三五”期间，陇西县中药材种植面积稳定在35万亩左右，占全县总耕地面积的21.1%，可查品种310种，陇西县有全国统一普查的品种96个，占全国的26.4%，陇西县有常用品种93个，占全国的72%。陇西县有36个大宗药材种植品种，建成了沿川和二阴山区种苗繁育基地，从源头上保证了中药材道地品质。陇西县以“中国药都”为目标定位，加快建设和推广GAP种植、GMP认证、GSP流通、GLP检测、GCP应用为一体的标准化体系，全力创建国家综合试验区。

（二）中医药健康工业

1. 发展原产地加工，发挥先行先试功能

陇西县作为核心试验区，充分发挥先行先试功能。坚持高精尖[5]，注重效益的提升，结合陇西县产业的实际情况，制定印发了《陇西县大宗地产中药材产地加工（趁鲜切制）工作实施方案》，2022年陇西县通过线上线下等方式公开遴选，第一批遴选企业和第二批试点企业进行大宗地产中药材产地加工。

2. 吸引国内知名企业，打造中医药产业集群发展态势

2021年陇西县投入资金35亿元，建设了占地9平方千米的陇西中医药循环经济产业园，先后引进国药集团陇西一方制药有限公司等中医药加工企业27家，培育规模制药企业52家，引进“国药佳子”号产品63个，研发健字号、食字号保健产品26个，年转化中药材35万吨，初步形成了全产业链发展格局，结合大宗产品加工，推进甘肃省陇西县中医药标准化建设，逐步形成标准化的产业集群。在甘肃省陇西中医药循环经济产业园的吸引下，目前已成功引进了中国中药控股集团等28家知名企业，项目建设总投资达50亿元，年工业产值达到35亿元以上，对全县经济的贡献率达到40%，财政占比达到30%以上。

国药集团陇西一方制药有限公司成为陇西县纳税大户。国药集团陇西一方制药有限公司先后获得甘肃省“发展地方经济贡献奖”等20多项荣誉称号。2023年国药集团陇西一方制药有限公司产值预计达到25亿元，上缴税金1.5亿元，带动就业700人，见表8。

表 8　2015—2023 年国药集团陇西一方制药有限公司公司的产值、上缴税金和职工人数

序列	年份	产值（亿元）	上缴税金（亿元）	职工人数（人）
1	2015	4	0.34	
2	2016	8.5	0.78	
3	2017	11.58	0.79	
4	2018	14.19	1.09	120
5	2019	10.92	0.78	460
6	2020	10.71	0.63	524
7	2021	14.16	0.62	472
8	2022	13.18	截至 7 月	600
9	2023	25	1.5	700

数据来源：药都发展还看今朝，陇西县人民政府官网；陇西一方制药有限公司获得省政府质量奖提名奖，定西日报 2021-04-02。

3. 发展产业园区，发展精深加工业

前瞻产业研究院数据显示，陇西县拥有 3 个健康产业园区，分别是中医药循环经济产业园、定西市陇西中医药产业园，陇西县残疾人文化创意产业中心。

在 2018—2021 年，医药制造业产值占规上工业总产值的比重不断上升，医药制造业在工业经济发展中的作用越来越大。见表 9。

表 9　陇西县 2018—2021 年医药制造业产值占比规上工业总产值情况

年份	规上工业总产值（万元）	医药制造业产值（万元）	占比（%）
2018	558806.9	177718.4	31.8
2019	550247.1	173482.5	31.5
2020	627354	166248	26.5
2021	94419.3	62261.49	65.9

数据来源：2019—2022 年定西市统计年鉴。

（三）中医药交易

1. 变自然劣势为优势，筑“天下药仓”

陇西县有自然气候优势，便利的交通和雄厚的中医药产业基础，首阳镇规划用地 200 亩，集检测和交易等多种功能于一体，3000 多个固定商户和 2000

多个摊位经营户可正常交易，年交易原药材和饮切片可达50万吨，年交易额至百亿元。2022年陇西县改造传统仓库，扩容引进中国中药控股有限集团、康美甘肃西部中药城有限公司等现代仓储物流企业。陇西县首阳镇已建立4.5万平方米的“智能云仓”，合作遍及全国17个中药材专业市场，综合能力得到极大提升，不仅可存储当地药材，还可以储存南方品种[6]。

2. 发展中医药商业信息化，打造全国大宗道地药材的交易中心

以当归城电子交易为中心，建设线上线下为一体的综合性服务平台，构建现代化的中医药商贸流通体系。2021年，定西市中药材静态仓储能力达到110万吨、320多个品种，中药材交易量达105.3万吨，交易额达到229亿元。线上销售达4亿元，22户限额企业销售7.5亿元，实现增加值3.8亿元。

（四）健康文旅产业

陇西县历史悠久，从秦朝设立郡县开始一直是各州府的主要治所，亦是丝绸之路的经济与文化中心，聚集了李氏文化、仰韶文化、齐家文化等各种文化并留有遗址，它丰富的人文资源和自然景观承载了陇西县厚重的历史文化，推动了陇西县健康旅游业的发展。《陇西县大健康产业发展三年行动计划》提出围绕黄芪、党参等道地药材资源和仁寿山、古莱坞、渭河等旅游资源，以陇西县中医药信息物流港建设为龙头，以中医药循环经济产业园、康美健康小镇、首阳中药材特色小镇和陇西中医药传承创新示范中心等一批中医药文化旅游项目建设为依托，将陇西县打造成全国优质中药材生产基地，依托各类医疗，打造一批康养盘场（医养体验综合体）。

（五）养生保健产业

近年来，陇西县大力发展以中医药养生保健以及慢性病调理等为主要业态的健康服务体系，成功创建成工作先进单位和省级范围的工作示范县。健全中医机构，县内将设有专门的中医医院和中西医结合医院。通过开发保健品以及药妆等其他健康系列产品。打造以药膳为主的健康产品生产和服务聚集区，推动中医药的医养结合。县所属综合医院均设置中医科等中医药房，而在西医科室设有中医综合治疗室，提供多项特色服务，各乡卫生院和社区卫生服务中心同样建有各类中医馆，所有村卫生室基本提供常用中医药服务技术。积极研发中医药养生药膳，全县三星级以上宾馆全部提供药膳食疗服务[7]。

建立陇西古莱坞医药养生谷。医药养生谷在西北地区是最具权威性的中药材经济文化交流中心，也是最热门拍摄中心以体验此类文化。分为孔子学院、交流中心和名人故居三大景系。药王圣谷主以千年药都药王殿和药王庙等形式呈现，而神医谷则以老子学院和名医故居为主，剩下的百草园主要是药田和药圃等。

（六）养老产业

陇西县正在进一步完善养老服务体系，通过居家、社区和机构三种形式，创新养老服务模式，谋划一批综合养老、智慧养老、医养结合的养老服务项目，加快形成集社区养老、健康养老、异地养老、智慧养老协调发展的产业集群。依托陇西县居家养老服务中心，全面形成居家养老服务网络县域内全覆盖；借助社区建立“老年人日间照料中心”和“虚拟敬老院”；推进公办养老机构设施升级改造，提高养老院服务质量，支持社会力量举办养老机构。

陇西县文峰镇综合养老服务中心总面积706平方米，床位14张，购置托养照护、膳食供应、康复理疗、健身娱乐、办公接待等设施设备120套（台），拥有接待室、阅览室、餐厅和起居室等八大功能室。中心为失能、半失能老年人提供全托、日托照料护理服务，同时，也为辖区老年人提供居家上门服务等其他服务，可有效满足老年人多种服务需求，并且中心坚持“低价质优”的原则[8]。

（七）医疗服务

截至2022年5月，陇西县的中医药总诊疗人数达到2.2万人次，门诊1.8万人次，住院4560人次，占全县诊疗总人数的25.2%。文峰卫生院率先建成了中医康复理疗馆为全市做了榜样，总共开展特色服务达2340人次。面对2022年的两次疫情大考，陇西县科学运用中医药手段，用最短时间有效控制疫情，实现了社会面动态清零[9]。

（八）中医药文化交流

陇西县在2008年、2019年、2020年连续举办三届“中国（甘肃）中医药产业博览会”，创建了目前中国唯一的中医药产业对外交流合作的国家级平台。

博览会通过主题展览以及专题论坛等形式，着力打造全方位、多层次的中医药产业发展新平台。通过各届博览会，极大地提升了中医药的影响力和知名度，推动了中医药的发展。陇西县素有“中国黄芪之乡”之称，它的黄芪和党参均获得国家标记注册认证，“华夏药都”“天下药仓”通过国家总局审查注册，药博会已成为中医药交流合作的重要平台。

2022 年青岛市崂山区企业青岛琛蓝健康产业集团有限公司在第二届中国（甘肃）中医药产业博览会上与陇西县政府签订投资协议，实施的陇药国际化产业基地项目，主要建设中式大楼、提取车间，已完工 1.3 亿元，年产中药材的提取物 500 吨，增收 1 亿元，同时增加出口创汇、增加税收、增加就业岗位。

三、陇西县中医药产业发展存在的问题

（一）中药材种子育苗体系尚未建立

大多数的中药材农户没有种子种苗[10]，种子来源主要是自繁自育，中药材的良种选育和提纯复壮、更新换代相对滞后，加之药农重茬种植，导致中药材种质混杂、品质退化。

（二）中药材生产集约化水平有待提升

陇西县中药材主要在山区种植，主要是农户以家庭为单位的分散种植，在中药材的播种、施肥、采挖和产地加工过程中的机械化和标准化[11]水平低，以企业、合作社和家庭为主的生产模式规模化[12]、规范化和集约化程度低，经济效益较低。此外，中药材连续生产障碍严重，病虫害较多，化肥施用计量不合理，绿色、生态起步低。

（三）养生旅游产业发展较慢

陇西县的养生保健旅游业发展较慢，主要原因是养生保健相关的基础设施不配套，基础设施功能不全，医药康养[13]旅游与乡村旅游、地方性特色文化、健康养老等未达到深度融合，中医药旅游养生景区景点的开发不够，景区

景点档次偏低、特色不鲜明，缺乏相应的文化内涵，中医药康养旅游产业缺少灵气，缺乏活力，缺少对游客的吸引力。

（四）中药材研发能力有待提高

由于国家政策的调整，企业资金投入不足、高层次人才缺乏、体制机制障碍等多种因素制约，定西市中药新产品研发不足，产业链条短、产品档次低、附加值不高，主要以卖原材料和饮片切片等初级产品为主，现代中药制剂、保健食品、药妆、日化产品等研发能力弱，产业发展缺乏后劲。

（五）中医药产业人才缺乏

陇西县地处西北偏远地区，受到地理位置、企业文化和薪资待遇等方面的限制，中医药产业领域专业技术人才、市场营销人才、企业管理人才、高层次复合型人才不足，特别是高层次人才稀缺。产业人才[14]队伍规模数量亟须提升，结构层次有待优化，人才引进渠道有待拓展，人才队伍的培养、使用、评价和激励机制有待健全。

四、陇西县中医药产业发展的应对措施

（一）加强组织领导

为实现大健康产业的高质量发展，县级部门可设相关产业小组，小组下设各个分属部门和健康农业、健康工业、健康服务业、健康产业督查考评 4 个工作小组，统筹大健康产业各项工作。同时，建立联席会议制度，凝聚共识，协调推进落实县委、县政府各项决策部署和工作任务落实，全力解决各种问题，高度重视大健康产业发展，明确目标，落实责任，确保各项工作顺利进行。

（二）加强政策保障

争取国家以及省级大健康产业项目，争取资金支持，加强用地保障，优先安排重点园区以及项目土地指标；进一步放宽市场准入，鼓励通过 PPP 模式

吸引政府购买服务范围；争取扶贫资金等资金项目的支持，创新金融平台，实现大健康产业中资本与金融资本的有机结合。

（三）强化项目支撑

做好项目谋划和推进，建立大健康产业项目库。加大招商引资力度，以100强企业为目标，引进高效益、高科技、强关联度的大健康产业项目。

（四）强化人才保障

加强政策激励，做好人才引进规划，引进一批大健康产业高端人才、年轻人才创新创业，创新引人用人机制，推进院士等大健康产业人才从事诊疗等工作。扩大与健康相关的各类专业，利用联培模式，大力培养全科医生等专业技术人才，以及中药材种植技术人才。支持名老中医以师承模式培养人才，扩大大健康产业人才队伍。

参考文献

[1] 牛新建，张爱平. 铸就“药都”金招牌[N]. 中国县域经济报，2022-12-15（5）.

[2] 李东润. 陇西县中药材市场及产业存在问题分析[J]. 农村经济与科技，2022，33（19）：84-86.

[3] 吕瑞芳. “中国药都”看陇西[N]. 定西日报，2021-09-26（1）.

[4] 人才强县·智开新局 https：//mp.weixin.qq.com/s？ __biz

[5] 张爱平. 为高质量发展注入绿色动能[N]. 定西日报，2021-09-26（2）.

[6] 甘肃陇西县蹚出中医药产业发展新天地 https：//m.haodf.com/neirong/wenzhang/9391557129.html

[7] 中医事业多元推动陇药发展[EB/OL] http：//www.cnlongxi.gov.cn/picture/0/6fb406cc0f994ba38894c395bf93a281.jpg

[8] 陇西县文峰镇综合养老服务中心运营公告[EB/OL] https：//mp.weixin.qq.com/s？ __biz=MzI4NzMzNDMxOQ

[9] 2022年陇西县政府工作报告[EB/OL] http://www.cnlongxi.gov.cn/art/2023/1/10/art_9559_1613767.html

[10] 王敏.陇西县中医药产业发展意见建议[J].农家参谋，2020(1)：181.

[11] 姚丽娟.陇西县中药材标准化种植过程中农户行为研究[D].石河子：石河子大学，2022.

[12] 张丽红.陇西县中医药产业发展趋势[J].农家参谋，2020(24)：256.

[13] 赵军，王轲，苏和，等.中医药产业链“下游”的文化养生旅游探索：甘肃陇西县“中医药康养一条街”[J].中医药管理杂志，2021，29(18)：4-5.

[14] 马红霞.陇西县中医药产业发展调研报告[J].甘肃农业，2020(7)：62-63，67.

伍 县域产业篇

HB.21 河南省武陟县健康产业发展调查报告

慕　晓[①]　黄新生[②]　王华楠[③]　慕国兴[④]　王志涛[⑤]

摘要： 武陟县将健康产业的高质量发展，作为推动县域内社会经济发展的重要支柱之一。本报告从健康产业领域特色产品发展、健康产业园的规模与布局、研发能力、健康服务基础与区位交通优势等方面分析了武陟县健康产业的发展现状，并提炼了武陟县打造县乡村三级养老服务体系、生物医药产业蓬勃发展、构建“四大怀药”完备产业链、强化卫生事业健康内含发展建设等健康产业发展特色与亮点。同时在现状分析与文献研究的基础上，梳理了武陟县健康产业发展面临的问题与挑战，如健康产业管理分散、基层医疗服务能力逐步弱化、健康养老专业人才比较匮乏等，并提出了加强组织领导、加大扶持力度、建立多元投资体制、培养专业人才队伍等加快武陟县健康产业发展的对策与建议。

关键词： 健康产业；四大怀药；康养结合

近年来，武陟县委、县政府高度重视健康产业发展，始终把健康产业作为社会经济发展大事，逐年加大投入，健康产业规模逐步扩大，初步建立起结构优化、体系完整的健康产业体系，形成一批具有较强创新能力和竞争力的具有一定规模的企业。健康服务业驶入“快车道”，养老服务体

---

① 慕晓，管理学硕士，河南省信阳市财政局政府和社会资本合作中心总经济师，研究方向：健康经济与管理。

② 黄新生，临床医学学士，河南省焦作市武陟县文联副主席，研究方向：大健康产业发展战略。

③ 王华楠，预防医学学士，河南省焦作市武陟县疾控中心副主任医师，研究方向：公共卫生、康养产业等。

④ 慕国兴，临床医学专科，河南省焦作市武陟县卫生健康委四级调研员，研究方向：健康产业、生物医药产业等。

⑤ 王志涛，汉语言文学专科，河南省焦作市武陟县人民政府办公室副主任，研究方向：区域发展规划、产业布局等。

系逐步健全，全民健身氛围日益浓厚，服务领域全方位拓展，服务能力大幅提升，整体实力不断增强。现将武陟县健康产业发展有关情况调查报告如下。

一、武陟县健康产业发展现状

武陟县位于河南省西北部，黄河、沁河交汇处，属平原地带，与省会郑州市隔河相望，处于中原城市群核心区，是郑州都市圈特别合作区，是郑（州）焦（作）融合的首位节点城市，区位优势独特。京广铁路、郑—晋高速、新—济高速穿境而过。全县总人口 74 万人，总面积 805 平方千米。武陟县中药资源丰富，是“四大怀药”（怀山药、怀牛膝、怀地黄、怀菊花）的道地产区，“四大怀药”炮制技术被评为国家级非物质文化遗产。武陟县气候温润，土地肥沃，物产资源丰富，是中国黄河文化之乡、国家卫生县城、国家园林县城、全国绿化模范县、全国国土资源节约集约模范县、全国法治创建先进县、全国科技进步先进县、全国粮食生产先进县、全国群众体育先进单位。

（一）健康产业领域特色产品发展势头强劲

武陟县拥有健康产业领域知名产品品牌 6 个，如国药集团荣生制药有限公司、河南辅仁怀庆堂制药有限公司等较大规模的医药产业；省级及以上机构认可的健康产业领域知名产品 4 个，有怀山药、怀牛膝、怀菊花、怀地黄（生地）等；健康产业领域知名企业 2 家，分别是国药集团荣生制药有限公司、河南辅仁怀庆堂制药有限公司。规模以上医药制造业企业和健康产业领域规模以上企业数均为 7 家，分别是国药集团荣生制药有限公司、河南辅仁怀庆堂制药有限公司、武陟县谊新中药材有限公司、河南九州天润中药产业有限公司、焦作市鑫诚怀药有限公司、焦作市绿洲怀药生物科技有限公司、焦作市汉元怀药有限公司。[1, 2]

（二）健康产业园规模不断扩大

目前，武陟县建成有圪垱店镇圣博健康产业园、赛科中药生物科技产业园、产业集聚区健康产业园等 3 家健康产业园。圪垱店镇圣博健康产业园是以健康产业为主导，集科、工、农、贸于一体的现代化高科技企业，年产化妆品 3000 万盒、中药保健食品 3000 万盒、怀药精加工产品 5000 万盒，是焦作市农业产业化龙头企业。2019 年 5 月以来，利用自身的“四大怀药”产业优势和企业文化优势，创新发展理念，积极发展健康产业旅游，借此宣传了企业文化，扩大了对外影响，提升了企业生产效益，成为武陟县第一个发展健康产业旅游的龙头企业。圣博健康产业园景区包括“四大怀药”文化展厅、傅氏中医文化馆、智能化生产车间、美术馆、“四大怀药”购物大厅；赛科中药生物科技产业园占地约 103 亩，建筑面积 83000 平方米。主要建设现代化中药提取、发酵、中药制剂等 19 条生产线及其他配套设施。以现代化精细化为标准，工艺以中药炮制、提取、制剂为主导，产品涉及健康产业、医药、保健品等领域；产业集聚区健康产业园规划面积 23.15 平方千米，建成面积 17.8 平方千米，入驻企业 218 家。其中，生物医药为主导产业，生产企业从原来的 5 家发展到现在的 16 家（其中 10 家通过 GMP 认证）。[3-5]

（三）研发能力持续提升

2021 年，武陟县拥有专利 208 件，当年新增 16 件，健康产业领域 29 件。在规模以上医药企业研发费用支出方面，国药集团容生制药有限公司 2021 年营业收入 109229 万元，研发投入 4431 万元，占营业收入的 4.06%；河南辅仁怀庆堂制药有限公司 2021 年投入研发费用 1250 万元，占公司销售收入 3.6%；河南九州天润中药产业有限公司 2021 销售收入 5241.84 万元，研发费用 288.3 万元，研发占比 5.5%；焦作市鑫诚怀药有限公司 2021 销售收入 3966 万元，研发费用 70 万元，研发占比 2%；焦作市绿洲怀药生物科技有限公司 2021 销售收入 2203.6 万元，研发费用 159.7 万元，研发占比 7.25%。

（四）健康服务基础扎实

2022 年，武陟县每千人口拥有卫生技术人员数 5.63 人；每千人口拥有执业医师数（含助理医师）2.2 人；每千人口拥有注册护士数 2.4 人；每千人口医疗卫生机构数 0.9 个；每千人口医疗卫生机构床位数 6 张。拥有乡级以上养老机构 18 家，105 个村建有慈善幸福院。

（五）交通运输为健康产业发展提供强力支撑

武陟县公路网密度为 0.961 千米 / 平方千米，2022 年，武陟县共有营运车辆 32389 辆，计 564783 个吨位，货运企业 231 家。县内有京广铁路和郑焦城际铁路两条铁路，与郑州已有 7 条连接通道，驾车 30 分钟可到达郑州市区，1 小时内可达新郑机场，乘坐高铁 18 分钟到达郑州火车站。穿越武陟县东西的沿黄高速，已全面开工建设。完善的交通网络，便捷的交通条件，强大的运输能力，为健康产业发展提供强有力的支撑。

二、武陟县健康产业发展特色与亮点

（一）打造县乡村三级养老服务体系，实现老有所养

近年来，武陟县着力打造“县、乡、村三级养老服务体系”，推广“慈善 + 养老”的众筹养老品牌，引入和支持社会专业化养老服务团队承接运营，带动和促进敬老院、慈善幸福院、日间照料中心、社会养老机构运营管理提档升级。目前，全县共有社办养老机构 6 家、敬老院 11 家、医养中心 8 家、农村慈善幸福院 185 家，养老服务床位有 5200 余张。先后荣获四届中华慈善奖、全国敬老文明号、第二批全国农村公共服务典型案例以及全省养老服务示范县等荣誉称号。

1. 全力以赴抓网络

2022 年，武陟县建成县养老中心、县医养一体化示范中心和中医惠民疗养中心；新建乡镇敬老院 6 所，街道综合养老服务中心 4 个；建成农村慈善幸福院 185 个、社区老年人日间照料中心 18 个。

2. 多措并举抓投资

近年来，武陟县积极探索政府资金、社会投资、慈善募捐相结合的多元投资模式，破解养老服务投入问题。一是创新使用养老贷款。2021 年以来，投资 2.48 亿元，实施全省第一个县乡村三级养老服务体系建设项目。其中，引

入国家开发银行资金 1.9 亿元，建设县医养一体化示范中心和 14 所示范性村级慈善幸福院。二是积极争取专项债券。已争取专项债 1.38 亿元，建设县中医惠民疗养中心和 6 所乡镇敬老院。三是持续加大财政投入。对 8 个医养中心，县财政每年预算运营补贴 400 余万元；对 185 个农村慈善幸福院，按照每个每年 2 万元的标准，通过星级评定、年终考核、以奖代补等方式发放运营补贴。四是充分盘活资产资源。盘活县人民医院旧址、精神卫生医院和 5 家乡镇卫生院 4.2 万平方米闲置资源，用于一体化示范中心和医养中心建设。深化“三变”改革，推行“以地养院”模式，土地流转、资源盘活的部分收益，固定用于幸福院的运营补贴和质量提升，每年自筹资金有 300 余万元。五是用足用好政策资金。2021 年以来，上级民政拨付资金 901.7 万元，全部用于三级养老服务体系建设。积极贯彻落实上级养老服务政策，撬动社会资金达 1.2 亿元，高标准建成 4 个综合型养老中心。发挥武陟慈善品牌作用，鼓励社会各界参与“9.9 公益日”等慈善募捐活动，2021 年募集慈善资金 3300 余万元，平均每年每个乡镇募捐 200 余万元、每个村募捐 8 万元，50%的资金用于慈善幸福院的管理及运营。

3. 托管结合抓运营

近年来，武陟县根据养老服务新情况、新特点，探索推行公办民营、社工组织托管的方式，采取政府购买服务、专业机构承接等形式，引进河南春晖养老服务有限公司、焦作爱壹家健康产业发展有限公司、武陟金民社会工作服务中心等多支专业化养老服务团队，创新实行“社工组织 + 专业团队”新型居家养老服务模式。以北郭乡敬老院、龙泉街道综合养老中心为试点，引入河南春晖养老服务公司承接运营，打造公办民营养老服务机构，依托智慧化养老服务平台，建立“医家通”智慧养老信息化模块，为老人提供“六助”居家服务。以群众基础好、建设标准高的农村慈善幸福院为试点，实行社工组织托管，利用专业服务团队和社工组织，为老人提供上门服务，构建托管一个、指导多个的“1+N”养老设施托管运营模式。

4. 坚持“三级”书记抓养老

武陟县把养老服务事业纳入重点工作，设立专班。县委书记牵头、乡镇（街道）书记参与、村（社区）书记落实，融入“五星”支部创建，与经济社会发展一体推进、统筹落实。将养老服务作为农村文明幸福星、社区幸福和谐星评选的重要内容，与村社干部工资待遇、老人季度奖补资金相挂钩，充分调动干部建设慈善幸福院的积极性，激发老人参与村级事务自治的主动性。通过近年来推广建设慈善幸福院，不仅有效解决了养老托幼问题，更极大提升了党组织的凝聚力、号召力，达到了凝聚民心、引领民意、团结干群的效果。

（二）生物医药产业蓬勃发展，释放民生红利

1. 科学规划，引领发展

为加快医药产业健康发展，武陟县根据产业集聚区发展规划，结合生物医药产业发展状况，对行业市场进行了充分调查论证，邀请中国医药工业研究总院、郑州大学药学院、河南中医学院、河南省医疗器械检验所等省内外有关高校和科研机构专家进行把脉会诊，在此基础上编制了《武陟县医疗健康产业发展规划》。按照规划，在产业领域方面，首先提升生物医药的生产规模和产品品质，同时向医疗器械、医药物流、中药材深加工和医疗养生等领域延伸；医药产品类型从针剂、片剂向中药制剂延伸，从成品药向原料药延伸，从无菌向非无菌延伸。在重点项目方面，实施生物医药、医疗器械、医药物流、中药材加工等 11 个重点项目，总投资 182.6 亿元，打造成豫北乃至全省重要的医疗健康产业研发、生产、配送基地和医疗产品交易中心。目前，武陟县产业集聚区的生物医药生产企业共拥有国家药品批准文号 311 个，国家发明专利 2 项，国家级四类新药 1 个；水针剂、冻干粉针剂总产能近 50 亿支。成立武陟县生物医药健康行业协会，促进各企业相互学习提高、交流合作。

2. 龙头带动，中小跟进

武陟县坚持龙头带动，中小跟进，迅速突破。一是育强龙头。依托原来规模较大的容生药业公司和怀庆堂药业公司，引进战略投资者，兼并重组，助力提升，迅速提质转型。县主要领导带队，到北京市、上海市、郑州市等地举行推介活动，多次拜访、拜会央企、省企、上市公司等名企名商高层，与郑州赛科科技有限公司，就总投资 5 亿元的赛科中药生物科技园项目进行网上签约。二是中小跟进。在龙头企业带动下，甘肃华隆药业有限公司、河南琪祥生物科

技有限公司、河南泓浩医疗科技有限公司等上下游产业链项目纷纷在集聚区落户。甘肃华隆药业有限公司投资3亿元，主要生产缓控释制剂、中药饮片、中药提取物和保健食品等；河南祺祥生物科技有限公司投资5亿元，主要生产动物疫苗；河南泓浩医疗科技有限公司投资10亿元，主要生产高端医疗设备和研究开发医疗设备软件。目前，武陟县产业集聚区的生物医药产业，水针剂产能已占全国1/5，冻干机面积占全省总面积61%，成为全国最大的医药针剂生产基地。

3. 政策激励，创新驱动

武陟县坚持把科技创新作为推动生物医药产业发展的内生动力，积极鼓励和引导企业进行科技创新，开发的研究新产品。一是财政激励。县财政每年列支3500万元作为创新基金，激励企业开展科研创新活动，对荣获市以上高新技术企业称号的给予奖励，对建立工程实验室、技术中心等研发平台的企业给予资金扶持。二是创新驱动。大力支持国药集团容生制药有限公司、河南辅仁怀庆堂有限公司分别建立了省级工程技术研究中心和省级企业技术中心，并成功申报为国家级高新技术企业。河南辅仁怀庆堂有限公司研发生产的中药制剂“补骨脂注射液”，主要用于白癜风的治疗，是全国唯一一个中药制剂的注射剂。国药集团容生制药有限公司研发出国家级新药“注射用甲泼尼龙琥珀酸钠”填补了国家空白，可直接替代美国进口产品，达到国内领先水平；还研发出国家新药“注射用曲克芦丁”，“西地碘含片”等系列医药产品获“河南省优质产品”称号。三是部门支持。全县各有关部门通力支持生物医药产业的发展，把国家和省市出台的各项优惠政策切实落实到位，着力从市场准入、人才引进、技术创新、投融资政策等方面加大支持力度。

（三）大力发展“四大怀药”，打造一条龙服务

武陟县属黄（沁）河淤积平原，土壤中蕴含丰富的微量元素，气候适宜，水利条件好，盛产“四大怀药”——怀山药、怀地黄、怀牛膝、怀菊花，距今已有3000多年的种植历史，被誉为“国药”“华药”，受到国家原产地地理标志产品保护。2019年，武陟县怀菊花、怀山药、怀地黄、怀牛膝入选全国名特优新农产品名录，成为当地农民致富的重要引擎。

1. 实施“四大怀药”健康产业集群项目

2022年，武陟县争取并发放奖补资金2500万元，对“四大怀药”种苗培育、产品初加工、深加工以及经营主体和服务主体进行深度扶持，逐步确立了“龙头企业 + 合作社（种植大户）+ 农户”的发展模式。全县成立怀药农民专业合作社77家，家庭农场38家，怀药加工及销售企业50余家，拥有市级以上农业产业化重点龙头企业8家，其中省级2家（武怀、绿洲），市级6家（益群、鑫诚、百疗、怀参酒业、九洲天润、九芝堂）。从事怀药加工人员3万余人，年加工能力6万吨，年销售收入达3.5亿元左右。大力推动土地流转，推广订单种植模式，精准发力，重点推进，初步培育形成了集种植、加工、销售于一体的“四大怀药”产业集群，实现了一、二、三产全链条产业化发展。

2. 加大种植规模、培育“四大怀药”健康产业品牌

2021年，全县四大怀药面积4.15万亩，其中山药1.3万亩，地黄2.05万亩，菊花0.65万亩，牛膝0.15万亩。武陟县在确保国家粮食安全的基础上，深入推进农业供给侧结构性改革，大力发展“四大怀药”规模种植，做大做强“四大怀药”加工产业，打造“四大怀药”知名品牌，进一步优化“四大怀药”区域布局，全面提升“四大怀药”质量安全水平。“四大怀药”中，除了山药以鲜食为主，其他多用作中药饮片，主要销往河南宛西、北京同仁堂等国内各大中型制药企业，出口韩国、日本、东南亚等国家和地区。主要产品有中药饮片、中成药、菊花茶、山药粉、怀药饮品、保健品、休闲食品、化妆品等。2019年，武陟怀菊花、武陟山药、武陟地黄、武陟牛膝等均已纳入全国名特优新农产品名录。截至2022年年底，绿洲怀药、乾人康、瑞陟怀药等公司的铁棍山药、怀菊花、山药粉等8个产品通过了绿色食品认证。

3. 以加工销售为重点、推动“四大怀药”健康产业发展

近年来，武陟县不断扩大山药、地黄鲜货在全国各地销售。面向全省和全国批发零售，省外以北上广深等一线城市销售为主，涵盖大多数省会及经济发达城市，销售方式多为特产店销售、连锁商超销售和网络销售。武陟县西陶镇、北郭乡是全国最大的地黄交易集散地，地黄交易量占全国交易量的70%左右，2022年，全年交易量达3万吨。品种主要有北京3号、沁怀等品种。同时扩大出口渠道，主要销往日本、韩国、新加坡、马来西亚等国家。在初加工方面，以农友、沁怀研究所等怀药种植合作社及部分种植大户为

主，加工山药片、山药粉、地黄烘焙、菊花烘干等。在深加工方面，主要以绿洲、怀参、九芝堂、益群等省市重点龙头企业为依托，以“四大怀药”为原料，自行研发生产了以食品、保健品、饮品、山药保健酒、化妆品以及消毒抑菌类产品。深加工产品比初级加工产品每公斤增值 1.4~5 元，最高能增值 6 倍左右，拉长了“四大怀药”产业链条，实现了增值双赢。

4. 以项目建设为依托、打造“四大怀药”健康产业特色优势

2021 年，武陟县争取到项目资金 1200 万元。根据《河南怀药优势特色产业集群建设方案》要求，为突出怀药优势特色，培育壮大乡村产业，武陟县将项目实施范围确定在西陶镇、圪垱店镇、大虹桥乡等 3 个怀药主产乡镇，选择发展潜力良好、具有代表性，带动作用强的 5 个怀药加工企业及合作社实施项目建设。主要用于支持怀药种苗培育、怀药产品初加工、深加工以及经营主体和服务主体培育壮大等方面。2022 年，武陟县积极开展河南省怀药优势特色产业集群项目续建申报工作，初步筛选出怀药公共服务与企业数字化信息平台建设、年产 300 吨怀药提取物项目、怀药健康食品多样化包装质量和产能提升项目、年产 5000 吨怀药（怀地黄、怀菊花）真空低温速冻深加工项目、怀药深加工生产项目、怀地黄新品种扩繁育种项目、年加工 2000 吨地黄的水苏糖提取项目等 7 个项目进行申报，2022 年年底已全部成功入库，获得中央财政奖补资金 1300 万元。

通过“四大怀药”健康产业集群项目的实施，对武陟县怀药种苗培育、怀药产品初加工、深加工以及经营主体和服务主体的扶持，武陟县“四大怀药”健康产业融合发展层次明显提升，加工流通链条不断延伸，提高了“四大怀药”健康产业的产品竞争力和综合效益。“四大怀药”健康产业集群产出效益水平、科技装备水平、经营管理水平、可持续发展水平等取得显著提升，产品质量效益和竞争力稳步提高。企业通过与基地农户、新型合作组织建立利益联结方式，辐射带动一、二、三产业发展，促进了当地农民增收致富，增强了“四大怀药”健康产业持续增长力。

（四）强化卫生事业内涵建设，提高健康保障水平

1. 全面提升医疗服务能力

武陟县高度重视医疗服务能力建设，持续推进县人民医院提质扩能，被

国家卫生健康委员会认定达到国家县级医院综合服务能力推荐标准。县人民医院、济民医院被评为“二级甲等综合医院”，县中医院被评为“二级甲等中医院”。不断强化重点学科建设，县人民医院神经内科、普外科、儿科被确定为省级重点学科。心内科、妇科、神经外科获市级重点培育学科。县中医院糖尿病科被评为河南省特色专科，脑病科被定为河南省区域中医专科诊疗中心协作共建单位，颈肩腰腿痛科、脑病康复科、骨伤科、儿科四个科被评为焦作市级重点专科。持续推进二级医院“胸痛、卒中、创伤”三大中心建设，形成区域协同的急诊急救服务网络，提升急危重症医疗救治能力。济民医院“胸痛中心”通过国家验收。2021 年以来，对五个乡镇卫生院实施灾后重建项目，主要建设内容包括乔庙镇卫生院房屋重建，设备购置项目；小董乡卫生院公卫楼灾后重建项目；大封镇卫生院病房楼、综合楼重建项目；大虹桥乡卫生院医养中心建设项目；西陶镇卫生院发电机房、供电控制系统用房重建项目。灾后重建项目总建筑面积 15197 平方米，项目总投资约 2835 万元，争取中央灾后重建预算内资金 1417 万元，地方配套资金 1417 万元，进一步改善了基层卫生机构的就医环境和条件。

2. 全面提升疾病防控能力

2021 年以来，武陟县疾控中心加强对流调队伍的建设，组建了 6 支共 30 人的流调队伍，加强基层培训，为每村培训了 3 人以上的流调人员。持续做好传染病监测、重点传染病防治、免疫规划、地方病防治、慢病防治及食品安全等工作。积极开展“健康武陟行”工作，通过大型义诊、科普宣传等活动，提高居民健康素养，增强防病能力。开展“两筛”工作，做到早发现早治疗。免费开展农村适龄妇女、纳入城市低保适龄妇女宫颈癌、乳腺癌筛查和出生缺陷产前筛查、新生儿疾病筛查（简称“两癌两筛”）。2021 年，宫颈癌筛查完成 10005 例，乳腺癌筛查 10476 例。实际免费产前超声筛查 3283 人，筛查率 58.13%；免费血清学标本采集 4223 人，筛查率 74.77%；免费新生儿“两病”筛查 5547 人，筛查率 98.21%；免费新生儿听力筛查 5503 人，筛查率 97.43%。有效降低出生缺陷发生风险。2022 年，宫颈癌筛查完成 3007 例、乳腺癌筛查 3110 例；产前超声筛查 4012 人，筛查率 81.28%；免费新生儿疾病筛查 4830 人，筛查率 98.09%，有效降低出生缺陷风险。

3. 全面推行 85 岁以上高龄老人免费体检项目

2020 年以来，焦作市委、市政府将 85 岁以上高龄老人免费体检项目列入民生幸福工程，按照每人每年 400 元标准（其中市、县各配套 200 元），对 85 岁以上高龄老人开展免费体检。2022 年，武陟县共排查出高龄老人 5877 人（不含离退休干部和机关事业单位退休人员），目前共体检 5286 人，占比 90%。

4. 做好医养结合工作、关爱特殊人群健康

近年来，武陟县共建成有 8 个医养中心，设立床位 868 张，优先对建档立卡贫困户Ⅱ级以上重度残疾人员 202 人集中医养，达到愿住尽住，2022 年年底入住 168 人，入住率达 83.17%；同时，将闲置医养床位向社会开放，已建成的医养中心社会化入住 376 人，并为其提供集医疗、康复、保健、文娱、养护“五位一体”的免费康养服务，达到“医养一个人、解放一家人、幸福一群人”的目标。

三、武陟县健康产业发展面临的问题

（一）健康产业管理分散

健康产业由卫健、民政、科工、市场监管、医保、农业农村等部门分别管理，存在“九龙治水”情况。中国的健康产业发展顶层规划不断完善，健康产业正在成为加快乡村振兴建设、推动老龄事业与健康产业协调发展的重要抓手。但由于管理分散，政府部门在“卫生准入、部门扶持、政策优惠”等方面主导作用发挥不够，顶层设计需要进一步细化、完善。健康产业还处于初级阶段，存在无序竞争情况，导致一些无序开发、重复建设等现象，为后续运营和健康发展站带来问题。

（二）基层医疗服务能力逐步弱化

一是乡镇卫生院基本公共卫生服务、家庭医生签约服务、医养结合、健康扶贫、疫情防控等社会性事务越来越多，挤占了医务人员大量时间，而为病人

诊疗的时间越来越少，导致基本医疗服务能力弱化。二是卫生院药品短缺，实际只有200种左右，严重限制了乡镇卫生院医疗服务能力的发展。三是卫生院妇、外、急诊科室逐渐凋亡。由于技术门槛提升、卫生院人才流失、患者健康要求提高等多方面因素，卫生院手术量逐年下降，以前许多常做的手术不再开展，甚至有的卫生院手术名存实亡。四是卫生院人才流失严重。由于上级医院的“虹吸效应”，卫生院的骨干医生多有跳槽到上级医院的。五是医保普遍实行“总额预付”制度，卫生院医保基金不足，存在“看病越多赔钱越多”现象，导致卫生院不敢接收病人，制度性造成医疗服务能力弱化。六是乡村医生队伍老化。《执业医师法》实行后，乡村医生门槛提升，目前，乡村医生队伍的主力，还以20世纪90年代前取得乡村医生证的人员为主，他们的平均年龄都在50岁以上。

（三）健康养老专业人才比较匮乏

2022年，中国人口开始负增长，人口老龄化趋势进一步加重。老年人口大多有高血压、糖尿病、中风后遗症、慢性阻塞性肺疾病、冠心病等基础性疾病，越来越多的患病老人需要获得专业的康复护理服务，但现在中国整体老龄健康服务产业的发展还远远不能满足这一需求，特别是随着未来老龄化的进一步加重，更需要大量养老服务人员，但现在远远不能满足需要。现在的护工群体大多为40~60岁人员，自身也在迅速老龄化，数量在不断减少。二是由于传统观念影响，职业认可度差、工作强度大、工资低保障差、缺乏职业上升通道等因素，年轻群体从事养老服务行业比例较低。三是养老服务人员年龄偏大、文化水平较低、专业水准不高、人员队伍不稳定。

（四）生物医药产业研发和创新能力有待提升，产业规模有待进一步扩大

虽然武陟县有几家规模较大的生物医药企业，但仍是生产一些比较成熟、技术要求相对较低的仿制药品或传统医疗器械产品，同品种生产企业数量众多，产品附加值不高。生物医药企业以中小型为主，由于缺乏高水平研发人员，并且缺乏科研投入力度，导致企业创新能力不强，难以开展产品生产与研发，产品缺乏竞争力。同时，由于规模有限，生物技术化程度较低，企业很少直接参

与生物技术的研究与成果转化。目前中国的生物医药的研究与开发是脱节的，科研项目与企业不能完整衔接，技术项目缺乏专业化，导致产业进程缓慢。

（五）“四大怀药”健康产业发展仍处于低端

怀药生产加工企业采取的生产方式多是粗放式的，科技含量较低。[6-9]这种粗放式的生产经营方式也很难满足现代市场多样化的需求，并且由于科研力量不足，怀药深加工产品的新技术研发水平滞后，这将成为“四大怀药”发展的瓶颈。同时，从事“四大怀药”生产经营的企业众多，多数规模较小，存在无序竞争、无序组织、缺乏引导、各自对外销售、少数人低价收购外地铁棍山药冒充武陟当地山药、以次充好等现象。品牌意识差，市场上标注“铁棍”的怀山药满天飞，外地的假冒“铁棍”山药屡禁不止。

四、加快武陟县健康产业发展的对策与建议

（一）加强组织领导

加快产业发展是一个系统工程，涉及多个部门，建议进一步加强对行业的组织领导，打破部门界限，简化审批程序，营造良好发展环境。

（二）加大扶持力度

建议各级各部门进一步完善加快产业政策体系，研究出台专项政策和服务标准，督促政策落实落地，促进加快产业发展。进一步优化、构建加快产业发展布局，为打造健康产业聚集区、建设绿色生态健康产业服务基地提供更多优惠政策。鼓励社会力量投资兴办集医疗康复、养生保健、休闲旅游于一体的健康产业项目。[10, 11]

（三）建立多元投资体制

按照“政府引导、社会参与、市场投入”的运作方式，多渠道筹集加快产业项目建设资金，加快健康产业基础设施建设。加大对健康产业发展的支持，

如银行业金融机构支持、保险业金融机构支持、财政补助和贴息支持等。[12]

（四）培养专业人才队伍

健康产业发展离不开专业人才支撑，进一步加强生物医药、健康养老、卫生服务和“四大怀药”生产经营等健康产业各级各类专业人才的培养，重点是培养科技研发带头人，在一些核心技术、关键岗位，采取高薪聘请政策。[13]特别是加强与对口的高校和研究院所的密切联系和对接，直接参与生物技术的研究与成果转化。

参考文献

［1］吉金金，刘海玲．武陟县四大怀药产业发展现状及对策建议［J］．基层农技推广，2020，8（4）：99–101.

［2］陈须琨，武海波，秦鹏．焦作市四大怀药种植现状及应对措施［J］．河南农业，2021（28）：11.

［3］刘晨晨，张世君．互联网背景下特色农产品营销模式探究——以武陟四大怀药为例［J］．商业经济，2021（7）：123–124.

［4］鲁延召，赵钰莹，陈清清．焦作中医药健康旅游发展对策研究［J］．三门峡职业技术学院学报，2021，20（2）：121–126.

［5］赛萌萌．全域旅游背景下康养旅游产业融合发展路径研究——以焦作市为例［J］．市场周刊，2021，34（2）：61–63.

［6］郜小波，马明仁，苏晓兰．沁阳市四大怀药产业发展现状及对策［J］．河南农业，2018（29）：4–5.

［7］王晗，关静，侯立霞，等．焦作市四大怀药产业发展问题及对策［J］．现代园艺，2018（15）：52–53.

［8］李亚娟，郝勇锋，安小亮．如何加快沁阳市怀药产业发展［J］．乡镇企业导报，2021（11）：73–75.

［9］寇娇娇，王道丽．焦作市四大怀药产业发展现状、存在问题及应对措施［J］．河南农业，2021（31）：30.

［10］于红卫，李炯，张义珠．加快四大怀药产业发展的思考与建议［J］．

河南农业，2022（19）：58-60.

［11］李存红，姚巧玲，符德学．构建培育壮大焦作四大怀药产业体系研究［J］．焦作大学学报，2021，35（2）：95-97.

［12］薛婷婷．温县四大怀药产业发展的主要做法与建议［J］．河南农业，2018（28）：5.

［13］訾东乾，刘永康，焦斌，等．温县四大怀药示范园区建设的调查与思考［J］．河南农业，2019（7）：64.

HB.22 江苏省昆山市健康产业发展调查报告

牟红安[①] 刘群秀[②] 夏凡林[③]

摘要：本报告结合江苏省昆山市健康产业发展背景，在分析江苏省昆山市健康产业发展环境的基础上，深入分析了江苏省昆山市健康产业发展现状、趋势及目前存在的主要问题，提出了构建多层次多元化健康产业体系、立足优势、特色发展、重点领域、人才战略、增加投入、健康与养老产业结合、加大人才培养力度等针对性措施建议。

关键词：昆山；健康产业；产业发展

一、江苏省昆山市健康产业发展环境分析

（一）社会经济及医疗卫生事业发展现状

1. 昆山市基本信息

昆山市位于江苏省东南部，是苏州市下辖县级市，昆山市地处上海市与苏州市之间，北至东北与常熟、太仓两市相连，东与上海市嘉定、青浦两区交界，西与苏州市相城区、吴中区、苏州工业园区接壤，南部水乡古镇周庄镇与吴江区毗邻，通达浙江省。昆山市是江苏省 3 个试点省直管县（市）之一，但行政区划属苏州市。

① 牟红安，健康管理硕士，上海城建职业学院健康管理讲师、主治医师，研究方向：慢病管理、养老服务。

② 刘群秀，生态学博士，上海城建职业学院副教授、副研究员，研究方向：生态学、营养与健康。

③ 夏凡林，护理学硕士，上海城建职业学院副教授、智慧健康养老服务与管理专业负责人，研究方向：养老服务、老年照护。

2. 地区生产总值（GDP）

昆山市统计年鉴（2022）年公布的数据显示，2021 年昆山地区生产总值（现价）2021 年生产总值为 4748.06 亿元，地区生产总值占苏州市地区生产总值的比重为 20.9%，详见表 1。

表 1 昆山市占苏州市的 GDP 及人口比例（2021 年）

指标	昆山市	苏州市	昆山占苏州的 %
年末户籍总人口（万人）	114.33	762.11	15
地区生产总值（亿元）	4748.06	22718.34	20.9
第三产业（亿元）	2254.14	11655.80	19.3

1978—2021 年 44 年间地区生产总值呈快速上升趋势，2021 年地区生产总值（4748.06 亿元）是 1978 年（2.42 亿元）的 1962 倍。其中，2005—2021 年上升趋势显著，详见表 2。

表 2 1978—2021 年昆山市地区生产总值

年份	昆山市（亿元）	产业结构（%）		
		第一产业	第二产业	第三产业
1978	2.4188	51.4	28.9	19.7
1990	20.1167	22.6	56.5	20.9
1995	100.1590	10.5	58	31.5
2000	200.8008	5.6	59.4	35
2005	730.0286	1.4	68.4	30.2
2010	2100.2846	0.9	64.1	35
2015	3130.8940	0.9	55.6	43.5
2021	4748.0600	0.7	51.8	47.5

数据来源：昆山统计年鉴 1979—2022 年

昆山市区域面积为 927.68 平方千米，1 月 28 日，江苏省昆山市统计局发布数据，昆山市 2022 年全年完成地区生产总值 5006.7 亿元[1]，成为全国首个 GDP 突破 5000 亿元的县级市，按不变价格计算比上年增长 1.8%，2021 年人口 211.1 万人，人均 GDP 为 23.708 万元。昆山市连续多年被评为全国百强县之首。

3. 卫生保健支出

2021 年，昆山市地方一般公共预算支出总额为 410.5 亿元，其中卫生保健支出23.6亿元，占一般公共预算支出的比重为5.75%。对比2017年卫生保健支出金额明显上升，占地方一般公共预算支出比重上升，从4.66%上升到2021年的5.75%。

表3 2017—2021年昆山市卫生保健支出占地方一般公共预算支出变化情况

年份	卫生保健支出（亿元）	地方一般公共预算支出（亿元）	卫生保健支出占一般公共预算支出的比重（%）
2017	13.6819	293.0442	4.66
2018	16.5362	318.4901	5.19
2019	19.2550	347.8292	5.54
2020	20.3897	387.5665	5.26
2021	23.6250	410.5135	5.75

资料来源：昆山市统计年鉴2018—2022年。

4. 医疗费用

2021年昆山市医疗机构门急诊病人次均诊疗费用为257.5元，比上年增加37.3元，增幅16.94%。公立医疗机构门急诊病人次均诊疗费用237.7元，公立医疗机构出院患者平均费用12711.1元。2020年昆山市医疗机构门急诊病人次均诊疗费用为220.2元，比上年增加36.6元，增幅19.93%。公立医疗机构门急诊病人次均诊疗费用210.8元，公立医疗机构出院患者平均费用11666.3元。

5. 生命质量指标

2021年昆山市孕产妇死亡率为0，婴儿死亡率为1.72‰，5岁以下儿童死亡率为2.76‰，均控制在较低水平，详见表4。

表4 2017—2021年昆山市户籍人口期望寿命变化情况

年份	户籍人口期望寿命（岁）	男性（岁）	女性（岁）
2017	83.46	81.28	85.64
2018	84.05	81.96	86.15
2019	84.09	81.85	86.36
2020	84.60	82.71	86.43
2021	84.79	82.95	86.59

资料来源：昆山市统计年鉴2018—2022年。

通过比较可以看出，户籍人口期望寿命在逐渐提升，平均期望寿命已经达到84.79岁。

（二）政策环境

近年来，中央政府、江苏省政府和苏州市及昆山市政府高度重视健康产业的发展，先后出台一系列相关政策予以支持，主要政策及政策内容详见表5。

表5 昆山市健康产业主要相关政策

部门	时间 / 文件号	文件名称	相关政策要点
国务院	2013年10月 /（国发〔2013〕40号）	《关于促进健康服务业发展的若干意见》	多措并举发展健康服务业；2020年，健康服务业总规模达到8万亿元以上
国务院	2016年10月 / 中发〔2016〕23号	《"健康中国2030"规划纲要》	优化健康服务，发展健康产业，完善健康服务体系，普及健康生活方式，繁荣发展健康产业
苏州市人民政府	2017年4月15日	《"健康苏州2030"规划纲要》	五大领域、十项发展任务、七项保障措施
苏州市人民政府	2019年4月 / 苏府办〔2019〕69号	《关于加快推进苏州市生物医药产业高质量发展的若干措施》	共5章24条，主要聚焦新药创制、高端医疗器械和前沿生物技术，根据企业不同发展阶段采取支持鼓励研发创新、优化审评审批流程、优化产业环境等措施，力争形成一批具有自主知识产权、质量对标国际的优秀成果
苏州市人民政府	2021年4月	《苏州市生物医药及健康产业强链补链三年行动计划（2021—2023年）》	进一步加速推进打造生物医药产业地标工作，增强产业链供应链自主可控能力，统筹推进补齐短板和锻造长板，做事做深做细各项举措
苏州市卫生健康委员会	2021年10月26日	《公立医院高质量发展促进行动（2021—2025年）》政策解读	苏州市卫生健康委在官方网站解读了国家卫健委《行动》文件的内容，包括背景、要求、重点任务和组织实施
江苏省人民政府办公厅	2022年1月 / 苏政办发〔2022〕1号	《关于优化审评审批服务推动创新药械使用促进医药产业高质量发展的行动方案（2022—2024年）》	聚焦创新药品医疗器械上市、使用堵点难点问题、优化审评审批服务、促进医药产业高质量发展
苏州市卫生健康委员会	2022年3月18日 / 苏委发〔2022〕5号	《苏州市关于促进中医药传承创新发展的实施意见》	以吴门医派传承创新发展为主线"基层中医药能力提升工程、治未病健康工程、康复能力提升工程、中药产业与质量提升工程、中医药文化建设工程"五大工程为主要任务
苏州市人民政府	2022年7月25日 / 苏府办〔2022〕144号	市政府办公室关于印发苏州市康养产业高质量发展行动计划（2022—2025年）的通知	苏州市在2022—2025年发展康养产业面临的挑战、工作任务和主要措施

续表

部门	时间 / 文件号	文件名称	相关政策要点
苏州市人民政府	2022 年 12 月 4 日	《关于支持建设苏州生物医药及高端医疗器械国家先进制造业集群的政策措施》	支持苏州生物医药企业健康发展，积极抢抓苏州生物医药及高端医疗器械集群入围国家先进制造业集群的契机，上下联动，加快推进数字经济时代苏州生物医药产业创新集群建设
昆山市人民政府	2022 年 12 月	《关于印发昆山市 2022 年基本公共卫生服务居民健康档案管理工作方案的通知》	开展基本公共卫生服务居民健康档案管理工作
江苏省人民政府办公厅	2023 年 1 月 20/ 苏政办发〔2023〕3 号	《省政府办公厅关于印发江苏省专精特新企业培育三年行动计划（2023—2025 年）的通知》	坚持专业化、精益化、特色化、创新型发展方向，大力实施八大工程，加快推动面广量大的中小企业专精特新发展，支持专精特新企业对标世界一流提升综合实力和竞争力，实现质的有效提升和量的合理增长
昆山市科学技术局	2023 年 2 月 23/ 昆科字〔2023〕13 号	关于印发《关于推动小核酸及生物医药产业创新集群高质量发展的实施细则》的通知	加快推动小核酸及生物医药产业集群建设

（三）交通环境

飞机：昆山没有机场，但从上海虹桥、浦东国际机场前往昆山市交通便捷。到达上海市后，可在虹桥火车站转乘动车组直接到达昆山市。

火车：昆山市内主要有两个火车站，昆山火车站和昆山南火车站，昆山火车站位于市中心，高铁、动车多在昆山南站。

公路：区域内公路网健全，境内有沪宁高速、苏州绕城高速、苏沪高速、苏昆太高速、常昆高速、312 国道等穿过境内。

轨道交通：全国首例省际地铁上海市地铁 11 号线与苏州市轨交 11 号线相接，已经开始空载试运行，预计到 2023 年下半年通车，11 号线为长三角一体化基础设施互联互通的示范工程，也是中国县域经济首条全城穿越的地铁线路，对增强苏州市、昆山市中心城区的辐射能力，引导城市空间布局优化，引领新型城镇化建设，促进交通、产业、空间一体化布局，紧密对接长三角一体化，主动对接上海市、积极融入上海市，推动沪苏同城化发展，有着极其重要的示范意义。

（四）健康产业需求分析

1. 昆山市城乡居民家庭人均医疗保健支出及其占消费支出的比重

昆山市城镇居民家庭人均医疗保健支出从2017年的1351元增加到2021年的2153元，城镇居民家庭医疗保健支出占消费支出的比重从2017年的3.9%增加到2021年的4.8%。农村居民家庭人均保健支出从2017年的1016元增加到2021年的1831元，农村居民家庭医疗保健支出占消费支出的比重从2017年的5.0%增加到2021年的6.6%，详见表6。

表6 2019—2021年昆山市居民家庭医疗保健支出变化情况

年份	城镇居民家庭人均医疗保健支出（元）	城镇居民家庭医疗保健支出占消费支出的比重（%）	农村居民家庭人均医疗保健支出（元）	农村居民家庭医疗保健支出占消费支出的比重（%）
2017	1351	3.9	1016	5.0
2018	1475	4.1	1172	5.4
2019	1615	4.2	1335	5.7
2020	1669	4.4	1401	6.2
2021	2153	4.8	1831	6.6

资料来源：昆山市统计年鉴2018—2022年。

2. 昆山市旅游服务需求

昆山市传统产业旅游资源丰富，接待能力强。昆山市现有旅游资源包括1个5A级景区“周庄”，3个4A级景区，3个3A级景区，3个全国特色旅游景观名镇（村），5个全国农业旅游示范点，5个江苏省星级乡村旅游点，以及众多休闲农庄、农家乐餐馆等乡村旅游点。2016年，昆山市全年实现旅游收入261.77亿元，接待游客2045.05万人次，比2015年分别增长8.2%和2.3%。成功创建1家江苏省研学旅游基地、1家江苏省中医药健康旅游示范基地、2家江苏省工业旅游示范点，开通迪士尼—周庄，迪士尼—昆山市区往返交通专线。以周庄等古镇为核心的旅游产业已成为国内旅游市场知名的旅游目的地，近年接待游客量维持在300万人次，旅游年收入超20亿元。昆山市旅游业全力推动旅游转型升级创新发展，获得了“2016最美中国榜魅力乡村旅游胜地”“全国十佳生态休闲旅游城市”“长三角十大最美骑行城市”等荣誉称号，美国《纽约时报》对昆山市给予了

“全球最值得旅游的52个地方之一”的赞誉。以上数据说明昆山市发展产业旅游具有坚实的基础。

昆山市产业发达，呈高度集群化趋势。区位优势突出，城市知名度高。发展潜力巨大，客源市场广阔。随着人民群众生活水平的提高，对旅游、中医药养生、养老、保健等中医康复服务的需求和康复旅游产品的需求不断上升。

3. 昆山市生物制药及医疗器械行业需求

目前昆山市有昆山开发区陆家镇国际高端医疗器械产业园及昆山市千灯镇的医疗器械高新技术产业园区。2021年昆山开发区陆家国际高端医疗器械产业园规划发布，首批入驻6大项目。力争到2035年，产出规模突破300亿元。昆山市依托昆山小核酸产业园的昆山高科技医疗器械产业园，在医药制造领域，重点发展siRNA药物、microRNA药物和反义核酸药物等小核酸药物，创新化学药物、蛋白药物、基因工程药物、抗体药物、基因治疗药物；突破GalNac共轭连接技术、多肽纳米颗粒导入技术等小核酸药物递送技术，氘代平台制药技术，非天然氨基酸修饰技术，纳米蛋白载药技术，给药新技术及药物缓释控释技术；着力引进RNA修饰、RNA合成等配套环节。

在医疗器械领域，重点发展核心芯片、微流控芯片、核心零部件、体外诊断、生物可降解材料、关键模组、智慧医疗等产品，加强与苏州工业园区、苏州高新区等其他集聚区的合作互动。鼓励园区载体完善平台支撑和配套服务，实现企业进一步集聚。

二、昆山市健康产业发展现状

（一）卫生资源供给现状

1. 昆山市卫生机构配置现状及其变化趋势

2021年，昆山市共有卫生机构666所。其中，三级医院2所、二级医院9所。见表7。

表 7　昆山市卫生机构配置现状及其变化趋势

项目	2019 年	2020 年	2021 年
合计	635	665	666
1. 医院	三级医院 2 家，二级医院 14 家	公立医疗机构 172 所，包括三级医院 2 所，二级医院 9 所（包括专科医院 2 所），一级医院 1 所	三级医院 2 所，二级医院 9 所（包括专科医院 2 所，中西医结合医院 1 所），一级医院 1 所
2. 基层医疗卫生机构	社区卫生服务机构 150 所	社区卫生服务机构 150 所（包括中心 14 所，站 136 所）	135 所（包括中心 14 所，站 121 所）
3. 专业公共卫生机构（市级）（所）	5	5	6
4. 其他卫生机构	5	5	4

资料来源：昆山统计年鉴 2019—2022 年、2019 年昆山市国民经济和社会发展统计公报。

2. 昆山市卫生机构床位配置现状及其变化趋势

床位数和每千人拥有医院、卫生院床位数是反映该地区卫生资源重要指标，从表 8 可以看出 2018—2021 年昆山市床位及千人拥有医院、卫生院床位数的变化趋势。

表 8　昆山市床位数及千人拥有医院、卫生院床位数

项目	2018 年	2019 年	2020 年	2021 年
1. 床位数（张）	7522	7606	8188	8336
2. 千人拥有医院、卫生院床位数（张）	4.52	4.56	3.91	3.95

从床位数量看，从 2018 年 7522 张增加到 2021 年的 8336 张每年都在增加，但是从千人拥有医院、卫生院床位数来看，数量波动，略有下降。

3. 昆山市卫生人员配置现状及其变化趋势

在医疗人数方面，随着医疗机构数量的不断增长，昆山市卫生技术人员数量也随着增长。数据显示，2018 年昆山市卫生技术人员共 13649 人，到 2021 年年底这一数据已经增长至 14211 人，累计增长 562 人，见表 9。

表 9　昆山市卫生人员配置现状及其变化趋势

项目	2018 年	2019 年	2020 年	2021 年
1. 卫生技术人员（人）	13649	13214	13446	14211
医生	5355	5283	5440	5739

续表

项目	2018 年	2019 年	2020 年	2021 年
护士	6108	5885	5937	6309
2. 平均每千人拥有医生数（人）	3.21	3.16	2.6	2.72
3. 平均每千人拥有护士数（人）	3.67	3.53	2.84	2.99

来源：昆山统计年鉴 2019—2022。

4. 学科建设指标

2020 年昆山市拥有国家级重点学专科 1 个，省级重点学专科 10 个，苏州市级重点学科 5 个，苏州市级重点学专科 24 个，昆山市级重点学专科 15 个。

2021 年全市拥有国家级重点学专科 1 个，省级重点学专科 10 个，苏州市级重点学专科 30 个，昆山市级重点学专科 15 个。

从近 2 年的数据来看，苏州市级重点学科和市级重点学专科呈上升趋势。

（二）昆山市医养结合服务发展现状

1. 昆山市养老资源现状

昆山市共有 16 家养老机构，13 家为公办，1 家公办民营养老机构。其中 13 家公办养老机构为“镇福利院”，5 家民办养老机构中 3 家为护理院和颐养院，2 家为民办养老机构，采用公建民营模式运营，分别是九如城阳澄湖护理院和淀山湖护理院。

养老机构的床位数约在 3500 张。公办养老机构收费较低，民办养老机构老人月收费在 5000 元以下。2021 年年底昆山市每千名老人拥有床位数 44.4 张。

2. 昆山市养老机构服务特色

苏州昆山某集团（淀山湖）护理院隶属于昆山市淀山湖镇振淀路，是该集团在昆山第一家落地的公建民营护理院，由淀山湖人民政府建造，2017 年 3 月与某集团正式签约，并委托某集团进行全面适老化装修改造，计划 2018 年 5 月正式开业运营。该护理院以“家”作为设计核心理念，配置了全套专业的医疗设施服务：放射科、超声室、心电图室、康复室、检验科等一应俱全，为长者提供专业、细心的医疗服务；此外，还特别设置了书画室、医疗室、棋牌室、影视厅、手工制作室、多功能娱乐厅等，通过小规模、组团式生活空间，提高长者的生活品质与照护质量。

2023 年 3 月，由中国康养大会组委会联合世界中医药学会联合会新媒体专业委员会、中国老年保健医学研究会医养康复分会等多家行业会共同主办的首届康养中国论坛暨中国康养大会北京峰会在北京举行，论坛同期发布了 2022 中国养老品牌榜奖项。会上，九如城集团荣膺 2022“中国医养结合十大品牌”“中国养老十大品牌”两项荣誉。

（三）昆山市医药产业及医疗器械现状

在医药产业园区建设方面，昆山市依托昆山小核酸科技园和昆山高科技医疗器械产业园，在医药制造领域，重点发展 siRNA 药物、microRNA 药物和反义核酸药物等小核酸药物，创新化学药物，蛋白药物，基因工程药物，抗体药物、基因治疗药物；突破 GalNac 共轭连接技术、多肽纳米颗粒导入技术等小核酸药物递送技术，氘代平台制药技术，非天然氨基酸修饰技术，纳米蛋白载药技术，给药新技术及药物缓释控释技术；着力引进 RNA 修饰、RNA 合成等配套环节。

在医疗器械制造方面，昆山开发区陆家国际高端医疗器械产业园位于昆山市金阳路产业发展轴沿线，总占地面积约 680 亩，致力于打造医疗器械研发、孵化、加速到产业化的全产业链条。目前已成功引进医用骨科植入耗材生产领军企业三友医疗器械、骨科内植入耗材生产商欣荣博尔特医疗器械、世界领先的便携式脊柱导航机器人生产商派康科技等一批全球高端医疗器械生产商。

（四）昆山市健康产业知名品牌、企业及特色产品

1. 健康企业数量与规模

经查询昆山市健康管理企业共有 2897 家，注册资本最高为 20000 万元人民币，最低为 1 万元人民币，差距较大。健康管理企业经营范围包括中医养生、医美、康养、健康咨询、运动健康管理、健康食品、器械类等，健康管理公司成立最早日期为 2011 年，成立最晚日期为 2022 年 12 月。

2. 知名健康企业及专家

（1）知名健康专家

昆山市医药产业园区已引进了张礼和、阎锡蕴等院士及团队，梁子才、盛

泽林等国家级人才，培育出省双创人才 8 名、双创团队 2 个，姑苏双创人才 11 名，累计承担国家级科技项目 23 个。

（2）知名健康企业

昆山市健康产业规模不断扩大，成功集聚了苏州瑞博生物技术股份有限公司、苏州泽璟生物制药股份有限公司、苏州博创同康生物工程有限公司、苏州鲲鹏生物技术有限公司、苏州华测生物技术有限公司等 80 多家生物医药企业，覆盖了创新药物、医疗器械、生物材料、服务外包等多个行业；2019 年，成功吸引新昆山新蕴达生物科技有限公司、苏州如鹰生物医药有限公司、江苏博景生物科技发展有限公司、慧爱医疗科技（昆山）有限公司等 8 个项目落户，总注册资本近 1.5 亿元。

（3）健康企业成果

昆山医药园区已育出产业化项目累累创新硕果。2019 年以来，产业园医药研发进度和项目建设进度双双步入快车道，进入临床的创新药物品种达 10 多个，进入临床三期的新药品种 6 个，完成临床试验进入注册阶段的三类医疗器械 1 个，处在临床前阶段的新药品种 100 多个；血液（军特药）中心 I 期仪器平台构建完成，公共技术平台建设以及嘉和生物等项目建设持续推进，“剑桥—汇先共建研发中心”共建协议签订，2 亿元 NASH 抑制剂专利授权完成落地，GMP 车间通过省药监局现场核查。三是资本助力，构建全方位金融服务体系。为进一步发挥资本对产业发展的推动效果，全年共追加预算 5510 万元用于小核酸所生物医药平台等项目建设，先后完成小核酸所 33 亩、苏州鲲鹏生物技术有限公司 50 亩、苏州博创同康生物工程有限公司 50 亩土地竞拍。苏州泽璟生物制药股份有限公司上市申请获受理，成为首家采用第五套标准的公司，并完成 2 亿元 C 轮融资。与此同时，苏州鲲鹏生物技术有限公司完成 4000 万元股权融资，苏州瑞博生物技术股份有限公司完成 1 亿美元 C1 轮融资并启动 C2 轮融资，苏州博创同康生物工程有限公司完成 3000 万元 A1 轮融资，凡知完成 2000 万元股权融资，汇先完成 3000 万元股权融资。

在康复医疗器械领域，苏州立洗嘉医疗科技有限公司提供的产品包括褥疮防护系列产品、院区感控消毒整体解决方案及病区天轨康复训练系统。产品覆盖领域包括养老机构、康复医院、福利中心、社区医院、三甲医院，公司荣获“国家高新技术企业”“昆山科技研发中心”“江苏省民营科技企业”等多项荣誉称号及 28 项专利。

3. 健康产品

昆山市的健康产品优势主要集中在医药产业研发领域。2022 年 3 月苏州市第二批生物医药产业潜力地标企业名单公布，昆山市高新区两家生物医药企业迈胜医疗、瑞博生物榜上有名，成为昆山市仅有的两家入选企业。此前，包括首批入选的泽璟制药在内昆山市高新区已树起三个苏州市潜力地标。昆山市以知识创新推动技术创新和产业创新，构建了覆盖小核酸技术、药物发现、药物前临床、临床前和临床研究及产业化的全产业链服务能力，形成以小核酸产业为旗帜，创新药物、医疗器械、生物材料及技术服务等方向全面发展的产业格局。

昆山市的知名健康产品如下：泽璟制药公司的盐酸杰克替尼片用于治疗中、重度特应性皮炎，见图 1；迈胜质子医疗产业化基地生产的质子放疗设备是全球最小的集成化、高性价比的单室质子治疗系统，拥有完全自主的知识产权，见图 2。瑞博生物自主研发的具有完全知识产权的抗乙肝小核酸一类新药。

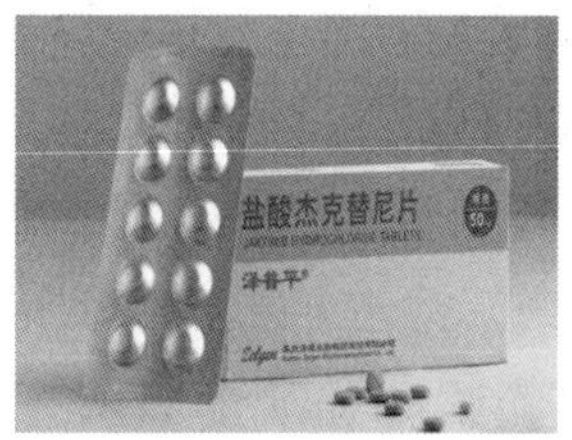

图 1　盐酸杰克替尼片

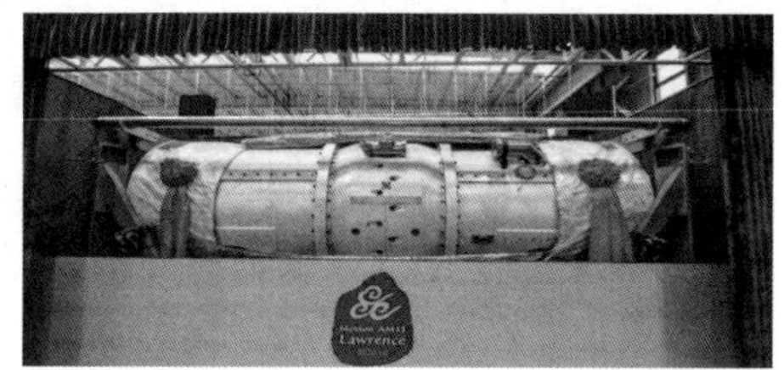

图 2　迈胜集团成功研制世界最小的医用质子加速器

（五）健康产业领域科研创新资源及医药研发能力

1. 健康科技园区建设

昆山市高新区生物医药产业发展势头持续向好，在 2019 年中国生物医药产业园区综合竞争力排名中，获评“中国生物医药园区创新药物潜力指数十强园区”，在 2019 年科技部中国生物中心中生物医药园区竞争力排名中，位列第 33 名，比 2018 年度提升 6 个位次，构建多样化产业共同发展格局。

2023 年 3 月昆山开发区医学影像与生物医疗器械产业园已入驻项目 10 余个，集聚了上海交通大学国际智能医疗装备（昆山）产业创新中心衍生孵化的剑虎医疗、戎影医疗，清华大学的清协华和、益腾医疗以及复旦大学的畅合生物等一批高端项目。昆山经开工研院医疗投资基金由昆山工研院与昆山开发区下属国创投资集团共同出资设立，将以创新型医疗器械为主导方向，为双方共建园区集聚国内外高端医疗器械项目和人才，在“大而强”中引入“高而新”。

2. 科创资源

专利授权量是指报告期内由专利行政部门授予专利权的件数，是发明、适应新型、外观设计三种专利授权数的综合。PCT 专利是 Patent Cooperation Treaty（专业合作协定）的缩写，从名称上可以看出，专利合作条约是专利领域的一项国际合作条约。通过专利以及商标的数量及变化趋势可以看出该地区的专利授权方面的变化。见表 10。

表 10　昆山市 2020 年、2021 年专利和商标分类情况

指标	2020 年	2021 年	2021 年为 2020 年的 %
1. 专利（件）			
（1）专利授权量	28635	40517	141.5
发明	1621	2183	134.7
实用新型	25301	36351	143.7
外观	1713	1983	115.8
（2）有效发明专利量	12050	13889	115.3
（3）PCT 专利申请量	491	330	67.2
2. 商标（件）			
（1）商标申请量	18846	20607	109.3
（2）商标注册量	11001	15707	142.8

来源：昆山统计年鉴 2022 年。

通过数据可以看出，2021 年与 2020 相比，在专利授权量、有效发明专利量、商标三方面都呈现明显上升趋势。

3. 科技事业

2021 年年末昆山市有效高新技术企业数达 2264 家。新增省级独角兽企业 1 家，苏州瞪羚企业 85 家。新增院士工作站 3 家、新型研发机构 1 家、企业工程技术研究中心 46 家，新增苏州市新型研发机构 2 家、重点实验室 1 家、企业工程技术研究中心 52 家。全年新增省级科技创业孵化载体 15 家。新增专利授权 40517 件，万人发明专利拥有量 66.38 件。

4. 国家卫生镇建设

2017 年 7 月，全国爱国卫生运动委员会公布了 2016 年国家卫生城市（区）和国家卫生镇的复审结果，昆山市张浦、锦溪两镇通过复审，被评为国家卫生镇。至此，昆山市实现国家卫生镇全覆盖。

（六）商业保险现状

2018 年人身险 51.37 亿元，2019 年人身险为 58.52 亿元，2020 年人身险为 57.92 亿元，2021 年人身险为 56.47 亿元。与 2019 年相比，2020 年、2021 年保险金额波动，分析与疫情因素相关。

（七）文体旅游产业现状

2021 年全年举办体育赛事近 200 项，成功承办 2021 年中超联赛。在第十四届全运会等全国性赛事中，6 名昆山籍运动员获得冠亚军。在省级体育赛事中，收获 31 金 32 银 25 铜。年末人均公共体育设施面积达 3.97 平方米。各类体育场地发展到 4586 个。昆山足球场加快建设。成功创建首批江苏省文化和旅游产业融合发展示范区建设单位和江苏省文旅消费、体育消费双试点单位。“夜周庄”获评首批国家级夜间文化和旅游消费集聚区，“宝岛又一村”慧聚夜市、大渔湾湖滨风情商业街获评首批苏州市夜间文旅消费集聚区。旅游收入变化情况见表 11。

表 11　昆山市旅游收入及接待人数变化情况

指标	2019 年	2020 年	2021 年
全市旅游收入（亿元）	325.31	166.27	259.88
景区（点）门票收入（亿元）	1.83	0.75	1.09
旅行社接待人数（万人次）	2298	1127	1770

来源：昆山统计年鉴 2020 年、2021 年、2022 年。

从数据中可以看出 2020 年、2021 年与 2019 年相比，旅游收入及接待人数均有所下降，分析原因为受疫情影响较大。

（八）昆山市高等教育资源现状

昆山市共有高校 7 所，昆山杜克大学为非营利性中美合办性质，公办院校有江苏广播电视大学昆山分院、苏州大学应用技术学院、解放军外国语学院昆山校区。民办院校3所，分别是硅湖职业技术学院、苏州托普职业信息职业学院和昆山登云科技职业学院。在以上院校开设的专业中，与健康产业紧密相关的专业有昆山杜克大学全球健康学硕士专业。上述院校中缺少医疗、医药、医疗器械、康复、养老、健康管理、食品类技术技能型专业。

三、昆山市健康产业目前存在的主要问题

（一）规划布局不合理

一是健康服务业的内涵和外延认知不足导致目前的健康服务体系逻辑不清、健康事业和健康产业目标不够明确、边界模糊等问题；二是目前的健康服务产业的规划和布局突出医药产业特色，与昆山市快速发展的经济相比，仍有较大提升空间。从长三角一体化角度来看，难以适应长三角一体化国家战略背景下昆山周边如上海、浙江相邻区域的要求及人民群众日益增长的高质量健康需求。

健康产业是指以医疗卫生和生物技术、生命科学为基础，以维护、改善和促进人民群众健康为目的，为社会公众提供与健康直接或密切相关的产品（货物和服务）的生产活动集合。《健康产业统计分类（2019）》将健康产业范围确定为医疗卫生服务，健康事务、健康环境管理与科研技术服务，健康人才教育与健康知识普及，健康促进服务，健康保障与金融服务，智慧健康技术服务，药品及其他健康产品流通服务，其他与健康相关服务，医疗制造，医疗仪器设备及器械制作，健康用品、器材与智能设备制造，医疗卫生机构设施建设，中药材种植、养殖和采集等13个大类。

目前我国的健康产业链主要有五大基本产业群[2]：

（1）以医疗服务机构为主体的医疗产业，如综合医院、专科医院、社区卫生服务中心。

（2）以药品、医疗器械、医疗耗材产销为主体的医药产业，如药厂、医疗器械公司、医疗耗材企业、经销贸易公司等。

（3）以保健食品、健康产品产销为主体的保健品产业，如保健品生产、销售企业。

（4）以健康监测评估、咨询服务、调理康复和保障促进等为主体的健康管理服务产业，如健康管理公司、中医养生机构、康复机构等。

（5）健康养老产业，如各级各类养老院、护理院、养老公寓、养老社区等。

（二）健康服务缺乏区域特色

一是忽视多层次、多元化的健康需求分析和国内外市场调查研究，导致健康服务内容单一。二是未能有效发挥自身比较优势，品牌竞争优势不明显。在医疗健康服务领域缺少全国知名的服务品牌，在医疗器械领域需要加快发展形成区域特色和优势。三是健康食品、健康保健品产业有待开发。健康管理服务业规模较小，尚未形成品牌效应。

（三）旅游资源开发亟须转型升级，与养老产业结合不紧密

相关资料显示，昆山市具有丰富的资源和江南特色资源，如周庄、系列古镇，目前古镇旅游停留在一日游阶段，游客停留时间短，半天到一天时间，古镇带来的消费不足。旅游的产品单一，商业模式单一，古镇旅游产业附加值提升乏力，高质量发展新动能严重不足。

昆山市的养老产业发展不充分，具有鲜明特色的养老机构品牌数量少，且养老机构与昆山市古镇特色结合紧密度不高，品牌形象不足，功能单一。对长三角特别是上海市老年人养老吸引力不大。需要更新健康产业发展理念，科学规划健康养老产业发展路径，及时结合经济社会发展客观实际做出战略调整，实现健康养老产业的结构性升级，用新理念指导健康养老产业的长期健康发展。[3]

（四）健康产业的投入不足

一是政府投入不足。根据相关统计数据，2021 年昆山市地方财政用于卫生健康的支出规模为 23.6250 亿元，2020 年卫生健康支出为 20.3897 亿元，2021 年为 2020 年的 115.9%。但仍低于北京市、上海市、广东省等省市。二是保险资本投入不足。主要原因：①健康保险业发展滞后。②康养社区在产品创新、功能优化、品牌形象等方面不足。

（五）健康产业人才供给仍需加强

一是高端医疗人才不足，学科能力建设不强，产学研能力薄弱；二是健康产业专业人才存在质量较低、数量较少、流动性较大等问题。健康产业人才队伍建设尚有较大提升空间，各层次专业人才和从业人员存在缺口，高层次专业人才紧缺，人力资源供应不足成为制约产业发展的重要因素。在昆山的专科、本科院校目前尚未开设养老服务管理、老年学、健康管理、医疗器械、医药、医疗类等专业，与健康产业相关专业的开设数量和招生形势不容乐观。高层次管理人才供给不充分，没有定向培养班，养老服务的人员未经过多元化、系统化、专业化的课程培训，服务仅限于整合老龄人的日常基本生活需要。不能满足高净值老年人的养老服务需求。

四、措施建议

（一）优化产业布局，吸引社会力量加入

一是进行产业规划布局时，除了传统医药优势外，关注到发展高质量的医疗服务、养老服务、医疗器械产品；二是注意开发新型保健产品，加大宣传力度。多方吸引社会力量加入健康产业建设行列中。

（二）立足自身优势，实现特色发展

在长三角一体化国家战略下，进一步挖掘紧邻上海市资源优势，重点和优先发展医药、医疗器械、康养、健康旅游、运动健康等领域，打造新的经济增长点。具体如下。

①医疗服务领域，依托上海虹桥国际医学园区，积极对接高端医疗资源，重点开展与虹桥国际医学园区医院、检测中心、健康管理中心等机构，开展合作，提高昆山本地医疗机构服务水平。

②医药、医疗器械领域，依托紧邻上海市地缘优势和原有制药企业基础，积极对接国内外医药及医疗器械领域的相关高校和科研院所，重点开展与上海市、台湾地区在医药研发、医疗器械研发生产等领域的多中心研究和转化

合作，加大昆山康复医疗器械园区的支持力度，打造昆山康复医疗器械知名品牌。

③食品领域，发挥“星巴克咖啡”品牌优势，拓展食品行业特色产品的研发、生产和推广。拓展保健品领域的产品，培育本土知名食品保健品知名机构、产品和服务品牌。打造长三角食品、保健品服务标杆和示范区。

（三）高质量健康旅游养老领域

一是利用昆山市气候、交通、古镇众多的旅游资源优势，提供慢性病康复、健康养老、亚健康调理、抗衰老服务以及休闲疗养一体化综合性服务和高端特色定制服务，吸引上海市、浙江省客户以及台湾地区商人等高收入群体。

二是在目前古镇旅游中植入健康元素（如医疗卫生和健康管理服务等），建设具有江南特点、昆山市特色的康养小镇，提供医疗、健康、养老、文化旅游的一体化服务以及延伸服务，激发国内外消费潜力和潜在需求。

三是差异化路线建设养老服务机构，利用昆山市古镇众多的优势，建设面向上海市中产阶层服务的养老机构，加大宣传力度，推动养老、旅游、健康领域融合，带动全域健康养老护理旅游产业的发展。

（四）加大健康领域的人才培养力度

一是充分利用《昆山市关于加快优秀人才引进与培养的若干政策》《关于引进领军型创新创业人才计划的实施意见》等政策，有针对性地引进高端健康产业人才，助力健康产业转型升级。

二是高端人才培养。如与昆山杜克大学联合培养本地健康管理产业人才，培育建设健康产业重点实验室，建设符合昆山市医疗健康产业发展要求的康养旅游、医药、医疗器械等特殊学科。

三是高素质技能型人才培养[4]。如加大对昆山开发大学的支持，加大养老、健康管理、康复、医药等技术技能型专业的扶持力度。

四是健康产业实训基地。依托职业院校和相关社会服务和培训机构，建设产学研实训基地，开展健康领域从业人员的在职培训和继续教育。

五是加强面向社会的健康管理师、公共营养师、养老护理员职业资格考试和培训工作。培养健康管理和健康养老领域不同层次、不同岗位技能的职业从业人员。

参考文献

［1］昆山市经济社会发展数据中心（昆山市宏观数据库），2022 年 12 月，数据昆山信息平台，地区生产总值 5006.66 亿元 .https://www.kssjzx.com/sjks/login.

［2］陆杰华 . 做优做强健康产业的策略选择［J］. 人民论坛，2023，（1）:56–59.

［3］常宇靖 . 供给侧结构性改革背景下我国健康产业发展路径探究［J］. 改革与战略，2018，34（1）:142–144，152.

［4］武留信 . 中国健康管理与健康产业发展报告（2019）［M］. 北京：社会文献出版社，2019.